揪 出 肥 胖 關 鍵 機 制 · 逆 轉 代 謝 困 境

# 大自然就是
# 要你胖！

作者／**理查・強森**
Richard J. Johnson, MD

譯者／王惟芬

# NATURE WANTS
# US TO BE FAT

The Surprising Science Behind Why We Gain Weight
and How We Can Prevent—and Reverse—It

# 獻詞

僅以此書獻給我的導師與楷模，

包括我的父親理查‧強森（J. Richard Johnson），

以及庫瑟（William Couser）、柯萊巴諾夫（Seymour Klebanoff）、

提舍爾（Craig Tisher）、本納（Tomas Berl）；

還有我的家人，歐嘉、崔西和瑞奇；

暨我的病患，感謝你們給我機會獻上我的照護。

# 目錄

## 名家推薦

這本書介紹了「生存開關」如何讓脂肪加速儲存，除了印證我一再強調的，果糖是造成肥胖的關鍵，也更進一步提出關閉脂肪儲存開關的方法。想避免肥胖，不只必須減少攝取果糖，同時要避免脫水、吃太鹹、吃太多鮮味食物，因為這些狀況都會促使身體自動合成果糖而導致變胖。本書為果糖致胖的機轉提供了有趣的新觀點！

——王姿允，4+2R 代謝飲食法創始人、無齡診所院長

作者結合大量的科學研究以及考古學的證據，發現一個讓我們老祖宗活下來的機制，現在竟成了肥胖症的兇手！到底果糖是如何開啟人類預設的「生存開關」，讓人吃個不停，最後變得又胖又懶呢？看完這本書你會恍然大悟！

——張修修，「張修修的不正常人生」Youtube 頻道主

(依姓氏筆劃排列)

卡路里不只是熱量。強森博士在書中說明，一個簡單的突變如何將看似能量的果糖變成一種代謝毒物，並引發困擾美國乃至世界各地的慢性疾病。

——魯斯提 (Robert Lustig)，《雜食者的詛咒》(Fat chance) 作者

本書對肥胖症的相關科學進行了有趣的觀察，並提供許多實用的減重技巧。強森博士指出，讓我們發胖的並不是目前的文化，而是人類的生物特性，並進一步從演化的角度提供解釋。這是本重要的書。

——方 (Jason Fung)，《肥胖大解密》(*Obesity Code*) 作者

強森在學術生涯中，一直致力於闡明果糖獨特的代謝特性，並澄清了許多問題。他的研究讓我獲益良多，讓我對營養學、胰島素抗性、非酒精性脂肪肝、第二型糖尿病，以及代謝症候群等相關疾病有了不同看法。他以演化理論解釋果糖獨特的代謝作用，讓生物學發聲，以理性處理一個容易導致情緒化的主題。

——阿提亞 (Peter Attia)，《更長壽》(*Outlive*) 作者

這本書引人入勝且深具啟發性，清楚指出果糖在糖尿病、肥胖症和其他慢性疾病發展中所扮演的獨特作用。我們的身體裡是否存有「肥胖開關」？又是否能將它逆轉？強森博士帶領我們踏上一段廣泛、深入又充滿趣味的旅程，檢視過去有關動物和人類的研究以及人類歷史，藉此提供嚴謹的答案。

——泰柯茲 (Nina Teicholz)
《令人大感意外的脂肪》(*The Big Fat Surprise*) 作者

果糖是導致我們發胖和難以減重的共同關鍵點嗎？強森博士在本書中提出令人信服的論點，佐以精心研究的案例，解釋何以大自

然精心設計出這樣一套系統，讓我們的身體在攝取過量果糖時，將它們儲存為脂肪。他同時說明，如何利用這些知識，幫助我們擺脫肥胖這種重大流行性代謝疾病的影響。這本書不僅幫助我們明白果糖如何驅動身體的生存機制（「生存開關」），儲存脂肪，還提供許多驚人的新知與發現，例如脫水、鮮味、甚至維生素 C 濃度降低等，都會直接參與生存開關的作用。代謝功能異常的問題正席捲全球，造成難以估計的生命損失、痛苦和醫療費用。對任何想要減肥、掌控自己健康並了解食物對身體影響的人來說，這本基於科學證據和生命演化的書很值得參考，當中提供了實用說明。

——明斯 (Casey Means)，數位健康監控公司「層級」(*Levels*) 創始人


強森醫師是多產的科學家，在果糖代謝及果糖與健康關係的研究，得到許多驚人發現。在這本新作中，他提出一個相當具有說服力的新理論，解釋為何全世界有愈來愈多人日益變胖，且更容易生病，並就此提出因應措施與辦法。本書將數十年的重要科學研究拆解成易於理解的內容，實屬難能可貴，我認為非常值得研究人員和醫療保健專業人員參考，也很適合普羅大眾閱讀。

——沃萊克 (Jeff Volek)
《低醣生活的藝術與科學》(*The Art and Science of Low Carbohydrate Living*) 作者


強森不僅是頂尖科學家，也是才華橫溢的作家。他一直在人類營養和生理學研究領域的最前線進行研究，並提出新理論，從代謝

層面解釋為什麼我們注定會發胖，以及該如何應對。他在本書中以平易近人、易於理解的詞彙講述有關肥胖的最新研究，並巧妙的將研究與自然和社會文化中的實例相結合，寫成這本引人矚目的讀物，內容豐富又饒富趣味。

——戈蘭 (Michael Goran)，《減醣》(*Sugarproof*) 作者

我對飲食與大腦功能的關聯特別感興趣，所以長期關注強森發表的文章和書籍。他的研究始終位在飲食和健康問題最前線，尤其是果糖所扮演的核心角色。他的新書《大自然就是要你胖！》，對於理解肥胖症和代謝失調的病理學，樹立了新標準，並對疾病背後的病理學進行完整的科學描述，再利用這些資訊，提供革命性的新工具，以逆轉肥胖和代謝失調。這本書是醫界、科學界及公眾的「必讀」書。

——威爾森 (William L. Wilson)，《腦力流失》(*Brain Drain*) 作者

世人對胖子多半抱持刻板印象，認為他們懶惰、愚蠢，而且無法節制飲食，但事實上食物的種類非常重要，會影響體重的增加。強森醫師是果糖對體重增加影響的研究先驅，多年來一直在探索這個主題的最前線。在深入研究後，他意識到肥胖背後的原因不僅僅是果糖的攝取。《大自然就是要你胖！》詳細介紹了人類如何走入這個逆境，及如何一勞永逸的因應這場肥胖流行病。很棒的閱讀經驗！

——摩爾 (Jimmy Moore)，《生酮治病飲食全書》(*Keto Clarity*) 作者

《大自然就是要你胖！》對於肥胖挑戰，提出清晰又具說服力的重要見解。強森是本領域的權威，提出有用的新框架，有助於理解體重增加及減肥困境的原因，並提供保持最佳體重和健康的有效策略。本書提供許多重要見解給健康領域專業人士、患者，以及有興趣了解和解決生活中超重問題和肥胖挑戰的任何人。

——奈特森赫洛維茲 (Barbara Natterson-Horowitz)
《共病時代》（*Zoobiquity*）共同作者

強森教授繼《脂肪開關》一書之後，再度推出饒富趣味的必讀書籍，當中充滿各種有趣的資訊，描述體重增加背後令人驚訝的科學。透過對人類祖先遺傳學的認識和對大自然的研究，作者採用仿生方法來解釋和理解脂肪的力量，以及為什麼肥胖會慢慢成為一種流行病。閱讀本書吧，跟著備受歡迎的科學作家學習為什麼大自然希望我們變胖。

——史坦文克爾 (Peter Stenvinkel)
瑞典卡羅林斯卡醫學院 (Karolinska Institutet) 國際專家

《大自然就是要你胖！》是本必讀的書，當中描述一位知名科學家如何根據動物學、人類學和嚴謹的實驗室觀察，得出以下結論：自然的防禦機制是當今肥胖和其他疾病的根源。這段旅程以流暢而引人入勝的方式敘述，讓人愛不釋卷。

——羅德里格斯伊圖爾貝 (Bernardo Rodriguez-Iturbe)
國際腎臟病學會前主席

身為教授、臨床醫師、肥胖症研究員兼作家，強森博士在本書中對肥胖和慢性病的根本原因進行了獨特的審視。他從演化角度解釋人類如何透過飲食生存——然而在物質過剩的現代世界，環境中滿是精製的加工食品，刺激我們的食慾、讓我們發胖，人類長久演化出來的飲食需求與現代環境並不相符。他解釋果糖和尿酸這兩種觸發因素的作用，如何導致脂肪增加和慢性疾病，以及我們可以採取哪些措施來預防和扭轉這些情況。我強烈向大眾和其他醫療保健專業人士，推薦這本寫作出色且易讀的書籍。

——傑博 (Jeffry N Gerber)
飲食醫師、低醣研討會 (Low Carb Conferences) 聯合主辦人

這是一本令人讚嘆的書，可說是強森穿越迷宮的冒險旅程，說明現代為什麼有許多人罹患肥胖症與第二型糖尿病。他在書中穿插其他動物的精采例子，說明肥胖是在不利環境中求生存的刻意機制。強森認為這種「生存開關」是我們發胖的祕密。今日大多數人生活在物質過剩的世界，但我們的演化背景卻是食物會突然短缺的世界，因此這個內建的生存開關反而傷害了現在的我們。本書講述果糖為什麼會在我們不需要時打開生存開關，導致肥胖。強森和研究夥伴所做的實驗主要是為了證明或反駁理論。這是一本可讀性高又饒富趣味的書。

——麥克格瑞爾 (Graham MacGregor)
英國瑪麗王后學院沃爾夫森研究所心血管醫學教授

# 導讀 以科學為基礎，與健康美好相遇

吳映蓉

　　這本書簡直是讓我看了一部史詩級的人類演化史，作者用各種科學研究讓我明白，為何「大自然就是要你胖！」相當精彩！

　　根據台灣國民健康署公布的健康促進統計年報資料，2017 至 2020 年成人過重及肥胖的比率已高達 50.3%，等於每兩個成人就有一人過重或肥胖。世界衛生組織（WHO）在 2020 年全球肥胖年報中，更指出台灣為東亞地區肥胖盛行率第一名！肥胖是全球健康問題的核心因素，研究顯示，肥胖與多種慢性病，如第二型糖尿病、高血壓和心血管疾病等，存在著密切的關聯，這些疾病不僅降低生活品質，還使得醫療費用與早死風險顯著增加。

　　但當我們大聲疾呼「預防肥胖」是個重要課題時，卻在本書看到一個有趣且衝突的觀點——「堆積脂肪是救命的關鍵！」對大自然中的野生動物如此，對我們人類的祖先也是如此。人類從蠻荒時代一路演化的過程中，「脂肪」有時

真的是救命的重要防線。所以在我們身體中有一個「生存開關」，讓我們的身體往堆積脂肪的方向進行，這個開關是大自然設計來產生脂肪用的，以防哪一天發生饑荒，身體的脂肪就可以派上用場。但現代社會中哪來的饑荒？人體中多餘的脂肪再也不是關鍵的救兵，反而是殺手。很不幸的，我們身體的演化結果，就是容易胖，一不小心脂肪就堆積了！

先來談談本書的中心思想——我們吃下太多「果糖」這件事。可能有些人會說：「沒有呀！我哪有吃果糖？」其實果糖無所不在。有些人怕胖所以不敢吃米飯，把水果當飯吃，但其實米飯是澱粉的主要來源，澱粉由「葡萄糖」組成，而水果中則存在豐富的果糖。當然，水果適量是好的，但大量吃水果取代米飯可就不對了。

再來，台灣人好喝飲料，飲料店隨處可見，根據財政部統計資料，2022 年 4 月全國各類型飲料店數創下歷史新高，達 2 萬 6000 家，比便利商店還多出 1 萬多家，而且店數在過去十年內成長 67.6%。在這些飲料中，含糖飲料占了大部分，而加入飲料的糖不是「蔗糖」，就是「高果糖玉米糖漿」，這些糖的組成至少有一半是果糖。

根據 2004 至 2008 年的國民營養健康狀況變遷調查，當時已有研究顯示：國人喝含糖飲料愈多者，體重愈重，腰圍愈大；而在 2013 至 2016 年的國民營養健康狀況變遷調查中

更發現，國人每週喝一次含糖飲料，更驚人的是，高達四成的人，每週喝七次以上的含糖飲料，換句話說，就是天天在喝含糖飲料，而天天喝這些含糖飲料，當然也就攝取了不少果糖，為何台灣成為東亞地區的肥胖冠軍，這可能是重要的原因之一。

然而，果糖有什麼罪？為何會啟動堆積脂肪的生存開關？主要是因為果糖和葡萄糖在身體的代謝路徑不一樣。

葡萄糖在身體中主要是用來產生能量，這些能量以 ATP 的形式存在；然而，果糖的代謝卻要先消耗能量，也就是讓 ATP 一直耗損，身體會誤以為進入低能量狀態，為了自保，就彷彿在說：「糟了！我可能要面臨饑荒了！我必須打開生存開關來覓食、多吃一點。」這種原始的求生本能，會使身體囤積更多脂肪。

本書對於果糖的詳細代謝路徑寫得相當精彩，仔細閱讀後就會明白，在遠古時代啟動生存開關是為了救命，但是現在的我們在日常生活中吃進這麼多會打開生存開關的果糖，當然不知不覺就變胖了！

本書除了提到果糖的觀點十分精闢之外，還提到許多讓我們肥胖的飲食陷阱。看完此書我才驚覺到，原來我們可能是這樣變胖的呀！

例如，飲食中維生素 C 不足可能造成肥胖！飲食太鹹、

吃太多鹽，可能造成肥胖！喝水不夠，體內缺水，可能造成肥胖！喝啤酒可能比喝其他酒更容易胖！烹調時使用的一些提鮮的調味料，也可能造成我們肥胖！作者一再提出研究，說明為什麼這些我們沒注意到的飲食陷阱，會造成肥胖。其實都跟我們從遠古饑荒時代以來的演化，為了保護自我而啟動生存開關，有一連串關係。

我們要怎麼關閉生存開關，以對抗大自然要我們累積脂肪這件事呢？要用什麼飲食方式來關閉生存開關？作者提出的開關飲食法，和我平日提倡的飲食方法幾乎雷同，我看到之後覺得很興奮！

例如，我也建議飲食中盡量減少「添加糖」的攝取。我自己不喝含糖飲料，也不太吃甜點，水果分量控制在每餐一份以下，這樣一來就能避免果糖啟動我的生存開關。

我的主食盡量都選擇原型的全穀雜糧類，而且會放在蛋白質食物和蔬菜之後才吃，這樣可避免太多葡萄糖一下子「衝」到身體裡面，能減緩啟動生存開關。

至於蛋白質食物，作者提到應該限制高鮮味食物的攝取，如紅肉、帶殼海鮮、內臟，因為高鮮味也會啟動生存開關，而這些蛋白質食物我剛好吃得很少，我大多是吃魚肉、家禽，以及植物性蛋白質，如豆乾、豆腐。

各種顏色的蔬菜每餐至少要吃兩份，這樣能提供抗氧化能力，保護我們能量工廠——粒線體，讓粒線體可以順利產

生 ATP，當我們的身體不覺得 ATP 不夠用，也就不會堆積脂肪了！

　　能量工廠粒線體若能活化起來，對於關閉生存開關很重要，也就是抑制脂肪堆積的重要關鍵。作者提到 Zone2 有氧運動，是活化粒線體最好的運動，剛好，我有每天超慢跑的習慣，正是一種 Zone2 有氧運動。

　　檢視我自己的生活習慣，大概有 90% 符合作者說的開關飲食法，唯一不足的是可能水喝得不夠。還有，作者建議每天要補充維生素 C，我也沒做到！讀這本書的好處，是能藉此好好的檢視自己的生活習慣，你／妳達到幾成呢？

　　這是一本以科學研究為基礎，清楚講述身體代謝奧妙的好書，我樂於推薦！我總是說：「我們不要把減重當作是目的，而應該以建立良好的生活習慣為目標，而健康的瘦下來只是美好的相遇。」

　　祝大家閱讀完這本書後，知道如何關閉生存開關，建立良好生活習慣，早點遇到自己的美好。

（本文作者為台灣大學營養學博士）

# 序 一份培力的禮物

博瑪特（David Perlmutter）

天擇──或者更確切的說，是「遺傳選擇」──指的是一種過程，在這個過程中，環境會對生物的遺傳組成進行汰選，「選擇」出最有利生存的特定遺傳變異，並將這些變異代代相傳下去。因此，基因組成對生物體的健康是否有益，在很大程度上取決於時空脈絡，畢竟這與生物試圖存活的環境息息相關。

在大多數情況下，影響地球生命的環境不大會變動，改變速率相對緩慢。因此，像溫度和食物來源這類不斷增減的變因，會與隨機遺傳變異的選擇產生交互作用，其中有利生存的遺傳編碼，讓生物得以面對環境的新挑戰──這是一個動態過程，是任何生物的基因組不斷改變的關鍵。

正如強森博士在本書中極具說服力指出的，在數百萬年前，我們遙遠的靈長類祖先曾面臨生存交關的環境挑戰。地球有數百萬年的時間處於溫度較低的狀態，導致食物供應量減少，形成環境壓力，而能夠讓生命得以存活的基因，因此留存下來。這份新的基因組成讓我們遠古的祖先更積極的製造和儲存脂肪，在食物短缺時帶來強大且高效的生理優勢，

也因此提升了生存優勢。

　　毫無疑問的，這樣的遺傳變化也為較晚近的人類祖先提供優勢，畢竟靠狩獵和採集維生，並不能確保糧食無虞。事實上，打從人類存在於地球以來，糧食安全幾乎都是不穩固的。然而，大約在 1 萬 4000 到 1 萬 7000 年前，農業開始出現，讓糧食取得的情況突然出現巨大變化，這就是「農業革命」，人類的生理機能因此面臨截然不同的另一種強大環境壓力。在短短幾千年的時間內，人類的主要熱量來源變成富含碳水化合物的農作物，而且農作物產量豐沛，最終主導了人類飲食。

　　這個轉變發生得非常快速，人類身上的適應性遺傳系統根本來不及因應，最後的結果便是環境與演化之間的「錯配」（mismatch），使我們的健康至今仍受威脅。我們的基因組成所做的，是幫我們的身體為食物短缺做準備，所以每當吸收到大量的碳水化合物，特別是果糖，就會走上製造和儲存脂肪的途徑。基本上，我們一直在為一個永遠不會到來的冬天做準備。

　　我們一向將農業革命視為一大成就，是造福人類的豐功偉業。這種看法當然沒錯，正是因為糧食安全獲得改善，人類才有了後來令人難以置信的跳躍性發展。但是，換一個角度來看，這也挑戰了人類基因組保持健康的能力。全球目前有超過 20 億人處於超重或罹患肥胖症的狀態，就是最

好的證明，讓我們有理由質疑，獲得普遍支持的農業其實是人類營養發生災難性轉變的主因。正如哈拉瑞（Yuval Noah Harari）在暢銷書《人類大歷史》（*Sapiens: A Brief History of Humankind*）中所指出的：

現代社會繁榮富庶，我們可能很難理解弊處何在，畢竟這一切的富裕和安全，都是建立在農業革命之上，所以我們也就理所當然的覺得，農業革命真是美妙的進步啊。

問題是我們的基因組生性節儉，致力於調節生理機能，好讓我們在食物短缺時能提高生存機會——大多數已開發國家的人都不知道這件事。而且正如強森博士所解釋的，這種環境與演化錯配的後果，不僅會導致體重增加的可能，還會造成糖尿病和高血壓等許多代謝疾病。

半個世紀前，我曾在《邁阿密先驅報》寫了一篇專欄文章，探討環境與演化錯配對健康的影響，當時我以一個問題作結：「我們這些被過時的保命機制困住的現代人，該怎麼辦呢？」這裡的「機制」是指人類的生理機能，為基因內含訊息的體現，而基因又來自我們祖先的饋贈。人類今日的生理特性，依舊與人類祖先面臨的環境配合得相當好，但對生活在現代世界的我們來說，卻顯得不合時宜，尤其是與食物相關的生理功能。

想活得更健康，就必須努力讓生存環境和遺傳組成更協調。我們不能加速演化過程，也不能啟動特定的基因變化，讓基因組更符合現代世界，但在環境方面，我們絕對使得上力，能夠藉此影響環境和遺傳的關係。

在本書中，強森博士根據過去二十多年來在動物模型和人類的詳細研究，發展出一套計畫，將幫助你和你的 DNA 建立和諧的關係。他揭露果糖的獨特作用，這種關鍵的訊號分子可刺激脂肪的生成和累積，為人類儲備熱量，同時增強胰島素抗性（第二型糖尿病的先兆），提醒身體為食物短缺做好準備。

最後，他深入探討了幾乎完全由他本人發展出來的一套令人著迷的科學理論，凸顯尿酸（果糖代謝的最終下游產物）在全球日益嚴重的各種代謝疾病中所扮演的核心角色。

現代人的選項是以承繼自祖先的遺傳為基礎，了解這件事，等於打開一扇大門，將可透過改變生活方式來實現追求長期健康的目標。這的確是一份培力的禮物。

——於加拿大安大略省亨斯特維爾，2021 年 7 月
（本文作者為美國知名醫生、《無麩質飲食，讓你不生病！》作者）

# 前言 一場流行病的誕生

　　西元 1893 年 5 月 1 日，一個下雨的早晨，美國前總統克利夫蘭（Grover Cleveland, 1837-1908）前來芝加哥世界博覽會開幕，當天的參觀群眾超過 12 萬 9000 人。他在演講結束時，按下一顆金色和象牙色相間的按鈕，新的電燈泡就此取代舊的煤氣燈，頓時照亮面積約有 2.43 平方公里的偌大展場。六個月後博覽會結束時，至少有 2700 萬參觀人次穿過會場的大門，堪稱 19 世紀最盛大的博覽會，甚至是整個人類史上迄今規模最大的活動之一。

　　芝加哥世界博覽會的主題，是慶祝哥倫布首次航行到美洲的 400 週年紀念，正式名稱是「哥倫布博覽會」。的確，慶祝這個歷史事件的展區相當多樣，尼亞號（Niña）、平塔號（Pinta）和聖瑪拉號（Santa María）的全尺寸複製船就停在傑克森公園附近的密西根湖，讓渴望體驗的遊客登船，一覽哥倫布一行人當初駛近美洲時所看到的景色。博覽會旁還有野牛比爾（Buffalo Bill,1846-1917）著名的「狂野西部秀」（Wild West），其中結合了馬術表演、「印第安」舞者、奧克利（Annie Oakley）的神槍射擊，以及災星簡（Calamity

Jane）的口才，呈現水牛比爾的西部冒險。

然而，大多數參觀者對過去的興趣並不大，因為芝加哥世界博覽會也是關於未來的展覽，在那當下，人類歷史從不曾有過如此明亮的未來。除了電燈之外，電話也出現了；幾個月前，第一條電話線已經在紐約市和芝加哥之間鋪設完成。第一家美國汽車公司剛開業，銷售配備新型汽油引擎的汽車。留聲機也才剛剛問世，只要前往留聲機店，就能聆聽音樂會和演奏的錄音。

博覽會裡裡外外充滿了現代奇蹟，包括第一座摩天輪、第一條電動人行道，還有載人穿越運河和水道的電動吊船，以及最早的電動廚房，廚房中展示著新的電烤箱，以及電熱水器和洗碗機。博覽會上還推出新的甜食，例如焦糖爆米花（後來命名為 Cracker Jack）和水果口味的箭牌口香糖，也有新推出的飲料機臺，販賣各式無酒精的軟性飲料。

醫學也與科技和工業領域一樣，在當時經歷了一段黃金時代。過去數百年來，人類生命遭受到的最大威脅一直是傳染病，例如白喉、肺炎、傷寒和霍亂，都造成大量死亡。結核病尤其令人恐懼，因為會引起高燒和慢性咳血，病患在死亡前通常會變得虛弱不已。這項疾病奪走許多生命，其中不乏名人，包括美國前總統傑克森（Andrew Jackson, 1767-1845）、音樂家蕭邦（Frédéric Chopin, 1810-49）、詩人濟慈（John Keats, 1795-1821）和小說家奧斯汀（Jane Austen,

1775-1817）。沒有人能確保自身的安全。

　　但當時醫學界正出現巨大進展。透過洗手等簡單的衛生習慣，以及針對霍亂和狂犬病等疾病推出的早期疫苗，人類終於能夠控制傳染病。貝林（Emil von Behring, 1854-1917）更進一步，針對常見的細菌感染領先發展出治療法。他利用馬匹的免疫反應，製造出可對抗白喉的抗毒素，接著，他很快證明這種抗毒素，可以治療罹患這種可怕感染的兒童。此外，更早十年前，年輕醫師科赫（Robert Koch, 1843-1910）發現結核病的病原菌，令科學界震驚得啞口無言。在確定結核病的病因後，接著就該出現有效的治療方法了。那是一個歡欣鼓舞的時刻，人類終於有機會擊敗傳染病這個大禍害。世人滿懷希望，看來，亞瑟王傳說中繁華的卡美洛世界很快就會降臨，白天有明媚陽光，夜晚是絲絲細雨，我們將過著豐衣足食的生活，長壽而安康。就是在這樣的時代意識中，柯南・道爾（Arthur Conan Doyle, 1859-1930）推出《福爾摩斯探案》（*The Adventures of Sherlock Holmes*），強調透過洞察和觀察，能解決最難解的問題或謎團。

　　然而，當時的人不知道，這世界即將見證一場規模驚人的流行病。這種疾病並非起源於 1890 年代，正如下文提到的，它可以追溯到更早的時期。然而在 19 世紀末，這種病的盛行率進入轉折點，過去罕見的疾病開始在普通人群中明顯擴散。這種流行病不單是一種疾病，而是混合了多種症

狀，時至今日，仍在美國和世界各地肆虐。

過去，黑死病在 1347 至 1350 年導致 4000 萬人死亡，西班牙流感在 1918 至 1920 年造成 4500 萬人喪生，占當時世界人口的 5%，而新出現的流行病，已造成數百萬人死亡，可說與史上大規模的流行病並駕齊驅。但新出現的流行病與早期流行病有所差別，一般來說，它不具有傳染性，不會由一個人感染另一個人，也跟病毒、細菌或寄生蟲無關。它不會引起發燒，甚至不會引起任何類型的急性病症，至少在早期階段是如此。它不會在幾天、幾週或幾個月內奪走人命，而是經過幾十年光陰才會致死。這種流行病現在變得非常普遍，今天的醫師甚至已經把它視為人群中的**常見**疾病。我所說的不只是肥胖症，還包括當今醫院裡充斥的疾病，特別是糖尿病、高血壓、中風和心臟病。有些人將這些病症稱為**非傳染性疾病**（noncommunicable diseases），它們確實不會透過感染傳播，但現在卻普遍出現在世界各地，而且留下相當高的發病率和死亡率。

西元 1890 年的美國，僅有 3% 的成年人患有肥胖症（以今天的定義來看），每 10 萬人中只有二或三個糖尿病患者。65 歲以下的美國人中，不到 5% 的人患有高血壓，而冠狀動脈疾病還只是個假設，醫師推測它是罕見的窒息性胸痛（即心絞痛）的原因。到了 20 世紀，情況徹底改觀。

如今在美國，總人口當中有三至四成的人罹患肥胖症，

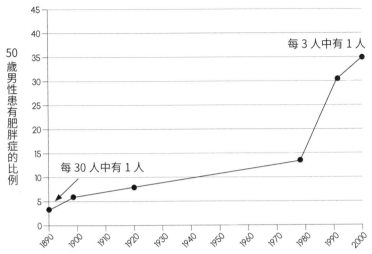

## 肥胖症

50歲男性患有肥胖症的比例

每 3 人中有 1 人

每 30 人中有 1 人

▲ 美國的肥胖症患者在 20 世紀急遽增加。圖為 50 歲男性肥胖症的盛行率,肥胖症的定義為身體質量指數(body mass index,簡稱 BMI)大於 30。

資料來源:Ann Hum Biol 2004; 31174-182

10% 至 12% 患有糖尿病。在世界某些地區,例如南太平洋島國薩摩亞(Samoa),更有高達四至五成的成年人口罹患糖尿病。高血壓也同樣盛行,影響到三分之一的成年人,心臟病則是頭號死因。任何人身邊的親朋好友中,都幾乎免不了有人罹患其中一種疾病。

肥胖、糖尿病、高血壓和冠狀動脈疾病的發生率,從 1890 年代開始全面急劇上升,這不禁讓人想問,是否有什

麼共同因素導致這些疾病。是因為 1890 年代發生什麼特別
的事，導致肥胖和相關疾病出現嗎？還是因為科技的巨大進
步改變了我們的生活方式？是經濟變化促成的嗎？或是因為
我們的飲食出現什麼特定變化？稍後我們會回顧這個時代，
調查主要原因。但很明顯的，當時不論是公眾或醫師，都不
知道即將要出現的狀況。

　　自第一屆世界博覽會以來，醫界投注巨大的力量對抗肥
胖、糖尿病和心臟病的流行，並取得重大進展，至少在糖尿
病和心臟病的治療方面是如此。在糖尿病治療上，出現許多

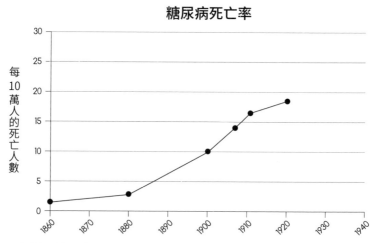

▲ 美國糖尿病死亡率自 1860 年以來的上升趨勢。1920 年代起，
　由於臨床上開始使用胰島素，每 10 萬人的糖尿病死亡率開始
　下降。

資料來源：Ann Hum Biol 2004; 31174-182

新的療法，包括多種類型的胰島素和其他有助於控制血糖濃度的藥物。治療高血壓的藥物和設備也不少，若你患有心臟病，治療的選項更是多元。反觀運動對於減少心臟病發病率有相當的助益，也可以透過藥物降低膽固醇、抑制血小板，使血液不易凝結，還可以將導管插入心臟，疏通冠狀動脈，甚至有換心手術可以選擇。這些醫療干預措施產生很大的作用，尤其是冠狀動脈疾病的死亡率，在過去幾十年中顯著下降。然而儘管有這些醫療進展，心臟病仍然是人類的頭號殺

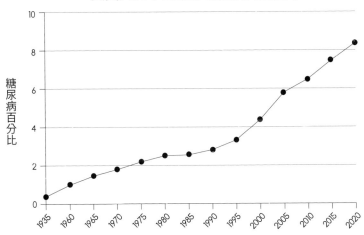

### 美國人口中已確診糖尿病的盛行率

▲ 此圖中，已確診糖尿病的盛行率以成年人口占比表示。若是納入未經診斷的病例，占比應該更高。例如，2020 年，美國已確診和未診斷的糖尿病患總數，估計占總人口的 10.5%。若以 18 歲以上人口來看，占比更會提高到 13%。

資料來源：www.cdc.gov/diabetes/data; Am J Pub Health 1946; 36: 26-33

手，上述的其他流行病也繼續危害世人。

問題是，儘管在疾病的治療和掌控上有所突破，我們仍然不清楚這些流行病的根本原因或驅動因素。能夠有效治療固然很好，但若能知道這些問題的根源，不是更好嗎？我並不怎麼喜歡在自己的心臟裡裝導管。即使醫學取得巨大進步，糖尿病仍然讓人喪失某些能力，而心臟病則像在門外徘徊不去的陰影。我們需要知道，為什麼有這麼多人受到這些疾病的困擾，也需要了解如何預防肥胖症和相關疾病，並找到治療方法。有鑑於肥胖症和糖尿病自 1970 年代以來急遽加速流行，這項任務變得更為重要。

我們必須跳脫框架思考，諮詢不同類型的醫師。

古往今來有很多賢者，我最喜歡的是一位博士。我小時候如飢似渴的閱讀他的著作，至今仍將他的建議奉為圭臬。他就是著名的蘇斯博士（Dr. Seuss），正如他所寫的：「思考時要左思右想，大處小處都不放過。喔，只要你嘗試，就能想出辦法！」

我在威斯康辛大學就讀時遇到一位很棒的數學老師，記得第一天上微積分時，他問我們如何利用數學在沙漠中捕捉獅子。（當然，有同學立刻表示不可能，因為獅子並不生活在沙漠，但老師說這是特殊情況，而且因為這隻獅子生活在沙漠，更加飢餓。）我當時想了一會兒，但想不出該如何回答。當大家都表示不知道答案時，老師說其實很簡單。首先，

製作一道柵欄穿過沙漠中央，讓兩邊等大。然後用雙筒望遠鏡找出獅子所在的一側，在那一側再搭一道柵欄穿過其中。反覆進行同樣的步驟，直到獅子被關在一個用柵欄圍起的小空間裡。這個解法利用的是不斷將空間減半的數學概念，空間永遠不會達到零，但任何一隻具有固定體型的動物，最終一定能被捕獲。我從中學到很寶貴的一課：我們不一定要採取標準方法，選擇「大家少走的路」可能會有所收穫。

本書試著尋找我們為什麼會罹患肥胖症和糖尿病、心臟病、高血壓等相關疾病的原因，我和合作夥伴並沒有按照常規來思考問題，而是另闢蹊徑，以不一樣的角度切入（我們的研究發現，一般視為與肥胖症和糖尿病無關的其他疾病，其實似乎也有所關聯，包括癌症、失智和各種行為障礙。）我們的探討方法是從多個角度切入問題，包括經典的臨床和實驗室研究，並向自然、歷史和演化等研究取經。小時候，我很崇拜福爾摩斯，他總是能憑藉觀察力和推理力來破解懸案。當然，我不像他那樣天賦異稟，但就跟這位虛構英雄的偵探生涯一樣，我的職業生涯也帶領我進行許多調查，在這當中我必須提出問題、尋找線索、拋棄錯誤線索、發現確切證據，並希望自己真的距離真相愈來愈近。我的目標與大學時代那位充滿創意的數學老師並沒有不同，只是我希望圍起來的那頭獅子，是導致肥胖症相關疾病的根本原因。

雖然我是腎臟科醫師，而且持續幫病人看診，但大部分

的時間都花在研究上。就跟大多數科學家一樣，我的研究最初環繞著我的專業主題。然而，這當中的每一個發現都帶我走上獨特的道路，最後常常進入其他領域。我和團隊的研究工作從腎臟病擴展到高血壓、糖尿病，甚至是阿茲海默症和癌症等疾病。我學會不再害怕這種過程，勇於走出自己的舒適圈，去尋找可以合作的其他專家。

當我的研究將我帶進肥胖症的領域時，我發現這種病症的根本原因仍存在許多未知。若肥胖真如過去幾十年來所以為的，只是單純因為吃得太多、動得太少，那應該是很容易導正的狀態。若是如此，理當不會出現那麼多節食計畫和運動方案，也不會有那麼多關於哪種節食方法最好的爭論。事實上，問題的根本不在減重，因為大多數方案都能達成這個目標。問題是很少有人能持之以恆，就好像身體裡存在著某種不知名的機制，促使我們恢復曾經努力減掉的脂肪。一旦超重，多餘的體重就會不顧我們的意願，如影隨形多年。

這讓我好奇，我們是不是錯過某些環節，是否有某種驅動因素依然潛藏在後，或有難以捉摸的故事尚待發掘。看來，要找到原因，需要採取足智多謀的策略，動用各項資源。儘管實驗室研究或臨床實驗能夠帶來重要的見解，但僅能提供這個故事的部分情節。我們必須納入所有相關研究，從古典生理學、遺傳學、運動醫學和營養學等醫學相關的學門，再到醫學之外的歷史、演化和自然研究等領域，才能得到更

完整的圖像。因此，我們的研究涵蓋了自然界的動物（例如冬眠的松鼠和熊），還有歷史（從 19 世紀的歐洲一路回溯到冰河時期的人類）。我很慶幸能夠依循線索左右張望、高處低處都不放過。

我們從研究中，找到一個有助於動物生存的生物過程，這個過程最常由牠們吃的食物觸發。儘管許多食物都能激發這個過程，但其中以**果糖**\*最為重要——果糖是飲食中常見的糖類。我們稱這個過程為**生存開關**，因為它會啟動一系列身體、代謝和行為的變化，好讓自然界的動物能夠在缺乏食物的情況下自我保護。這個開關具有的一項特點是，可以幫助動物儲存脂肪，當食物匱乏時，動物可靠著分解脂肪來提供身體能量。今天有許多人體內的這道開關已經打開，並持續維持打開的狀態，最後的結果就是變得肥胖。換言之，過去保護我們免於餓死的生存開關，如今變成了導致肥胖的**脂肪開關**。更令人擔憂的或許是，近來有些研究顯示，這種轉變不僅會導致肥胖，造成糖尿病等公認與肥胖相關的疾病，在其他疾病中也扮演重要角色，如心臟病、癌症和阿茲海默症。其中一項重大發現是，導致其他疾病的原因**並不是**肥胖，相反的，肥胖跟其他相關疾病都受到同一種潛在的生物過程所驅動，那就是——生存開關。

---

\* 粗體字名詞的定義及英文可參考書末的〈名詞解釋〉。

我最初談到這種開關，是在 2012 年出版的《脂肪開關》（*The Fat Switch*）一書，不過在那之後，我們對這個開關的運作原理、啟動因素及最受關注的關閉方式，已經累積更多認識。儘管添加在食品和飲料中的果糖，是啟動生存開關的罪魁禍首，但我們發現還有其他食物和因素也具有相同作用。我們的研究為疾病防治提供了新見解，有些療法已經普遍受到應用，例如低醣飲食和間歇性斷食。但我們也發現其他解決方案，這些方案不是那麼廣為人知，而且通常不會受到推薦。能在本書中與各位討論這些新方法，讓我感到雀躍不已。

　　儘管科學界尚未完全接納我們的研究，但這種情況在科學發現初期其實屢見不鮮。重要的是，我們的研究具有扎實的科學依據，而且已經發表在知名期刊上，其中大多獲得臨床研究的支持。

　　所以，讓我們跳出框架思考，試著解開史上最嚴重的流行病謎題。但究竟該從哪裡開始？還是可以採納大偵探福爾摩斯的好建議：「在開始調查之前，先試著了解已知的一切，善加利用，並將必要與偶然區分開來。」就從了解肥胖有何益處開始吧！要認識這一點，最好是向大自然學習，因為我們可能從這裡找到最早的線索，解釋為什麼動物會變胖，包括我們在內。

# 第**1**部 大自然為什麼要我們變胖？

# 第1章 脂肪的力量

　　一般認為肥胖——也就是脂肪過多的情況，是不好和不健康的。其中一個原因是肥胖經常伴隨著高血壓、高血糖，和**三酸甘油酯**（血液和肝臟中的一種脂肪）濃度提高。這些臨床特徵與糖尿病前期的症狀一致，事實上，許多肥胖症患者長期下來多半會罹患糖尿病，這種情況稱為**新陳代謝症候群**，通常被視為異常狀態，是一種疾病。

　　然而，在大自然中，肥胖不見得是件壞事，事實上，還往往是大自然刻意的安排。肥胖是動物的救主，可以讓動物度過致命的冬天或乾旱，以及種種自然災害。所以我們現在得面對一個悖論：脂肪是壞的、但也是好的。那麼，該如何理解為什麼脂肪對我們人類來說，會構成問題呢？

　　也許可以換個角度來想，先不要考慮肥胖與糖尿病和心臟病的關聯，而是思考肥胖對身體的好處，以及為何大自然對肥胖的看法與我們截然不同。一旦了解脂肪的益處，也許就可找出引發動物體重增加的原因和方法。這些資訊可能帶來線索，協助我們解開體重增加之謎，以及為什麼體重增加與健康狀況不佳有關，還有為什麼減重如此困難。

讓我們從自然界的肥胖冠軍——我眼中的「肥胖之王」皇帝企鵝開始吧！

## 向自然學習

儘管過去地球上曾經出現過身高超過 180 公分的巨型企鵝（colossus penguin），但如今世界上最大的企鵝，是分布在南極洲的皇帝企鵝。這種身材壯碩的鳥類可以長到約 120 公分高，體重通常為 18 至 23 公斤，生活在南極沿海地區，以魚、磷蝦和魷魚為食。牠們游泳的速度很快，也是出色的潛水員，可以潛入水中 20 分鐘，並下潛到 450 公尺的深處，是鳥類中潛水最深的種類。

皇帝企鵝在南極的冬天育雛，育雛前一兩個月，牠們的體重開始增加，隨著初冬臨近，體型幾乎可增加一倍，全身都堆積著脂肪，看起來很有喜感。然後，這些鳥類會以時速僅兩、三公里的速度，搖搖晃晃向內陸移動，躲避沿海的豹斑海豹和虎鯨等掠食者。牠們在離岸 40 到 64 公里的內陸交配，母企鵝產下一顆蛋後，會返回大海尋找食物。這時，公企鵝會挺身而出，將蛋夾在腳和下腹之間保持溫暖，因為當地氣溫很低，會降至攝氏零下 40 度，甚至更冷。要是風刮得很厲害，企鵝還會彼此擠在一起，保護自身免受寒害。

有長達兩個月的時間，公企鵝會靜靜站著，保護身下的

蛋，完全不進食。但由於之前累積了大量脂肪，現在可以隔絕冰凍的溫度，又能夠為孵蛋時的牠提供生存所需的熱量。公企鵝身上比母企鵝帶有更多脂肪，所以體型更大，在不進食的情況下可以存活更長的時間。不過，要是儲存的脂肪在蛋孵化前就耗盡，牠還是會棄蛋而去，試著返回大海尋找生存所需的食物。所幸在大多數時候，公企鵝身上有足夠的脂肪支撐牠到小企鵝出生，這時母企鵝也回來了，通常帶著可以反芻出來餵給小企鵝的食物。這時便換公企鵝離開去覓食，好恢復昔日體重。

其他動物則是在一年中的特定時節累積脂肪，好度過食物匱乏的日子。比方說，長途遷徙的鳥類通常在遠行前吃得更多。這些鳥會變得相當肥胖，藉由脂肪提供旅程所需的能量。歐洲的園林鶯（garden warbler）一旦儲備足夠的脂肪，就會冒險飛越撒哈拉沙漠，前往熱帶非洲的冬季棲息地。不過，飛行距離紀錄的保持者是斑尾鷸（bar-tailed godwit），這種海濱鳥類會用長喙尋找沙地或泥土中的昆蟲和甲殼類，在晚秋遷徙前，累積大量脂肪在身體和肝臟中。根據文獻記載，曾有斑尾鷸從阿拉斯加飛往紐西蘭，在長達八天的飛行中完全不曾停下來休息，一共飛了將近 1 萬 1300 公里。

**冬眠**的動物也會在秋季增加食物攝取量，累積脂肪，為即將到來的寒冷冬季做準備。為了減少燃燒能量，牠們會降低維持生命的化學反應，也就是新陳代謝。吃得多又消耗得

少，這一來一往之間，有更多食物轉化為脂肪。接著，進入冬眠之後，動物的體溫會降至接近冰點，進一步減慢心跳和新陳代謝，讓牠們看起來幾乎像是死亡。

在我工作的大學裡，有一間冬眠室，室內的溫度和光線可依需求控制，讓我們能夠研究動物在冬天的行為，包括十三條紋地松鼠（thirteen-lined ground squirrel）。這些地松鼠冬眠時，體溫會下降到攝氏四度，摸起來幾乎就跟石頭差不多，但牠們並沒有失去生命，心臟還在跳動，呼吸非常緩慢，正慢慢的燃燒累積的脂肪，這可提供牠們度過漫長冬季所需的能量。

亞馬遜河流域的帕庫魚（pacu），外表看起來像是巨型食人魚，不過少了一口鋒利的牙齒，而且是道道地地的素食者，最喜歡的食物是水果。每年一到氾濫期，大雨淹沒亞馬遜流域時，水位會上升 9 至 12 公尺，蔓延到叢林中，淹沒廣達 7 萬平方公里的森林。河水氾濫期間也正是許多樹木果實成熟的時候，這時果實會落入河中，成為帕庫魚最好的食物。帕庫魚很喜歡水果，會吃個不停，體脂肪含量甚至增加到三倍。之後等洪水退去，亞馬遜河水再度退回河床，帕庫魚的水果來源也就消失了。在沒有食物可吃的情況下，帕庫魚能夠存活長達六個月，在這段時間僅靠累積的脂肪維生，一直到亞馬遜河再次氾濫，水果再度出現。

顯然，在野外生活，體內有脂肪不見得是件壞事。當然，

也不能累積太多，因為太過
肥胖會減慢逃離掠食者的速
度。不過，脂肪在食物匱乏
時能提供重要保護，以此來
看，大自然「適者生存」的

在野外生活，
體內有脂肪不見得是件壞事。

規則或許值得重新思考，在某些情況下，也許該改成「胖者
生存」。

我們通常將人類的肥胖視為缺點，但也許是因為我們不
曾從大自然的角度思考這件事。有鑑於前述的悖論，我們該
重新檢視人類的肥胖問題，就從兩則絕食故事開始吧。

## 關於絕食的故事

印度曾有一位行事低調而謙卑的律師，花了二十多年的
時間領導印度脫離大英帝國的獨立運動，他就是大名鼎鼎的
甘地（Mahatma Gandhi, 1869-1948）。甘地經常穿著窮人的
傳統腰布，是個素食者，因為他認為殺生取得食物並非善
行。他以長途徒步行走表達抗議，據估計，在那二十幾年間，
他平均每天行走 16 或 17 公里，總計起來相當於繞行地球兩
圈。他最有效的抗議方式是絕食，以死明志，前後一共絕食
17 次，最長的一次達 21 天。在抗議活動普遍以暴力形式為
主的世界裡，一個謙卑的人堅信以絕食這種非暴力手段來抵

抗強權，產生了重大的影響。印度能夠在 1947 年 8 月 15 日脫離英國獨立，部分要歸功於他的領導和行動。

然而，印度獨立並不是甘地任務的終點。印度存有多個不同的宗教團體，包括印度教徒、穆斯林和錫克教徒，在這些宗教團體之間，多少存在著摩擦。英國在《印度獨立法》（*Indian Independence Act*）中明文規定，將印度分為兩個國家：印度和巴基斯坦，印度國內多為印度教徒，巴基斯坦則是穆斯林。

不幸的是，宗教立國讓生活在兩國的少數宗教團體處境艱難，獨立後不久，各地就出現抗爭和動亂。印度教徒和錫克教徒在巴基斯坦遭到屠殺，而穆斯林則在印度的加爾各達和德里遭到殺害。甘地呼籲各方承擔道義責任，要求政府和宗教團體停止爭鬥，保護兩國的少數宗教團體。無奈死亡人數還是持續上升。

最後，在 1948 年 1 月，甘地宣布他將絕食至死，除非「德里恢復和平，讓穆斯林即使獨自一人也能在城裡行走」。在喝下羊奶、果汁並食用蔬菜之後，甘地在新德里展開絕食。當時的他已經 77 歲，身高 165 公分，體重只有 45 公斤左右。他面容憔悴，但意志堅定，每晚都用圍巾裹住虛弱的身體，從房間裡走出來祈禱，並向人群講話，但聲音微弱，幾不可聞。到了第三天，他的身體明顯虛弱許多。有位美國記者前往拜訪，發現在小床上休息的他，臉上顯示出痛苦的跡

象。到了第五天，甘地的醫師已非常擔心他的健康，但甘地的意志力仍然堅強。他不惜餓死也要堅持信念的行為撼動了德里，更撼動了全世界。到了第六天，印度教徒、穆斯林和錫克教徒領袖與政府領導人齊聚一堂，簽署甘地要求的承諾書。身體虛弱的甘地獲得勝利，結束絕食。

經過 17 年之後，在千里之外的蘇格蘭，有一位名叫巴比里（Angus Barbieri）的 27 歲男子，來到丹地（Dundee）的一家醫院求診，想要減重。過去幾年，他一直在父親的炸魚薯條店工作，體重逐年增加，在入院當天，他的體重超過 200 公斤。巴比里希望透過數週的禁食來減重，在當時，這算是相對新穎的肥胖症療法，根據前一年發表在《美國醫學會雜誌》（Journal of the American Medical Association）上的研究報告，甚至曾有人禁食長達 100 天。

巴比里在院中可以喝茶、咖啡、水和服用維生素，但不能食用任何含熱量的東西。最初的計畫是「只」禁食幾週，但由於巴比里的狀況非常好，最後竟然一個月又一個月的持續禁食下去，長達一年多沒吃下任何食物。最令人驚訝的是，在此期間他並未出現任何症狀。最後，他一共減重超過 120 公斤，前後體重相去甚大，原本的褲子變得可以塞進三個他。巴比里獲得勝利，最後以一顆水煮蛋搭配一些麵包和奶油結束禁食。在接下來幾年裡，他的體重一直保持在 90 公斤以下，而且成家立業，又活了 25 年。

這兩則故事講述的,都是有關生存和脂肪力量的重要概念。當我們不吃東西,必須依靠儲存在組織中的食物:主要是脂肪,另外還有一些能量來自**肝醣**,這是儲存在肝臟、肌肉等組織中的碳水化合物。原本就瘦弱的甘地身上幾乎沒有脂肪,絕食五天就快要了他的命,而巴比里即使不住院,卻可以禁食 382 天,而且沒有健康問題。諷刺的是,甘地在政治上之所以具有強大的說服力,一項原因正是脂肪少——如果他體型肥胖,也許絕食帶來的衝擊就沒有那麼巨大了。

從這裡可學到一項重要訊息,當沒有食物時,脂肪可以提供我們生存所需的燃料。脂肪愈多,可禁食愈久。當然,對甘地和巴比里來說,禁食是自願的,\* 但如果是別無選擇的情況,又會如何?

## | 微胖的優勢

我還在西雅圖的華盛頓大學醫院工作時,每週會去對街的大學體育館運動兩三次。雖然不是厲害的運動員,但我會花 30 到 45 分鐘做重量訓練。在那裡,我常常見到一位體態健美的朋友,肌肉非常發達,身材精實,完全看不到脂肪堆積。他可能比我大 10 歲,甚至 15 歲,但外表看起來卻年輕

---

\* 如果想透過禁食來減重,請先參考第十章的間歇性斷食,了解其中優缺點。

10 歲。他是我的榜樣，看到他就會激勵我多去幾次健身房。

有一天，這位朋友沒來健身，有人告訴我他得了肺炎住院。我去醫院看他，結果令我非常震驚。沒想到才經過短短幾天，他身上大部分的肌肉都消失了。他看起來蒼老一些，甚至有點虛弱，但笑容如故，離開時，我相信他的病情樂觀。他在接下來幾天裡完全康復，最終也恢復體力，不過卻花上好幾週的時間。

這位朋友的問題，就出在他全身上下都是肌肉，沒有脂肪。在健身房裡，這樣的身材當然是人人稱羨，但生病時，就不是理想狀況了。罹患肺炎時，人會失去食慾，吃得少，但身體需要能量度過發燒時期和抵抗感染。由於沒有進食，又沒有脂肪可以燃燒，他的身體只能分解肌肉來提供所需能量。當肌肉溶解時，他突然看起來像是垂死之人──因為當肌肉分解時，包括肝臟和腎臟等其他系統會開始衰竭，讓身體頓時亂成一團。諷刺的是，要是我這位朋友體態不是那麼好──如果體內有些脂肪供他燃燒，他就可以保住肌肉，病情也不會這麼嚴重。

許多研究都在尋找長壽所需的理想體重或脂肪量。對於癌症、心臟病或腎衰竭等重大疾病的高危險群，以及 70 歲以上的長者來說，輕度超重（BMI 為 27）*其實可能提高生

---

* 一般認為 BMI 在 20 ～ 25 屬於正常範圍，25 ～ 30 為超重，大於 30 就算肥胖症。

> 對於重大疾病的高危險群以及 70 歲以上的長者來說，輕度超重可能提高生存率。

存率。就目前所知，這樣的相關性應該不致讓人太過驚訝。一些研究甚至顯示，輕度超重可能與一般人的長壽有關。

但有些研究指出，限制熱量攝取可以更長壽，這又要如何解釋呢？在大多數研究熱量限制效果的實驗室研究中，小鼠攝取的熱量僅為正常的七成，身體的脂肪含量極低，壽命卻比普通小鼠和肥胖小鼠更長。一些研究更顯示牠們衰老的速度也比普通小鼠慢。

有些證據顯示人類可能也是如此。以全世界百歲人瑞最多而聞名的沖繩島為例，一項針對學童食物攝取的研究顯示，沖繩人吃的食物可能比日本其他地區的人少了大約三分之一。另外有發現指出，搬到日本其他地區的沖繩人，壽命與新鄰居相仿，這更進一步證明飲食習慣可能是沖繩人長壽的原因。

我相信低熱量飲食的動物之所以長壽，是因為儲存脂肪必須付出代價。我們吃進身體的食物，通常會直接分解成三**磷酸腺苷**，簡稱為 **ATP**，這是可供身體使用的能量，再不然就是轉化成儲存的能量，例如脂肪。我們吃進體內的**卡路里**一般會轉化成立即可用的 ATP，若要將熱量儲存起來供日後使用，細胞必須減少 ATP 的產生，將多餘的熱量轉化為

脂肪。我們的研究團隊認為，這個過程是在**粒線體**中進行，粒線體有細胞的「能量工廠」之稱，是大部分 ATP 的生產地。但若粒線體承受**氧化壓力**，會改走儲存脂肪的路徑。因此，儲存脂肪的代價，就是讓我們的能量工廠承受氧化壓力。如果這種壓力持續數十年，可能導致能量工廠的功能減弱，甚至喪失，而它們是負責提供能量，以維持人體全速運作的部位。

但氧化壓力究竟是什麼呢？當我們的身體使用氧氣時，會產生一些有毒的含氧化學物質，損害組織。*一般認為，長期承受低度的氧化壓力（例如長期儲存大量脂肪），是促成老化的根本原因，部分是因為我們的能量工廠經常受損，使我們老得更快。所以減少熱量攝取，會讓人看起來更年輕，並有延年益壽的功效。

然而，這裡有一個伏筆。沒錯，低熱量飲食的確可延長動物壽命，這在實驗室動物身上尤其明顯。但這些動物在實驗室裡每天都能確實的獲得餵食，若是回到野外，牠們的生存就會面臨風險。由於身上儲存的脂肪很少，若發生洪水、乾旱、暴風雪或火災等意外而出現食物短缺，這些動物缺乏脂肪提供的保護，要不了多久就會陷入困境。

那我們呢？減少體內的能量儲備來保護能量工廠，是否

---

* 氧化壓力也可能來自紫外線和抽菸。紫外線會導致曬傷，吸菸可能導致皺紋。

有意義？這對許多人來說可能有意義，因為目前有許多防護措施可確保我們免於飢餓。一般的量販店平均販售 4 萬多種不同的食品，醫院也有很多方法可為病人提供營養。然而，疾病還是可能來得非常快，讓人猝不及防，就像我那位體格健美的朋友一樣。

此外，基於經濟或其他原因，世上還是有許多人無法穩定獲得食物。根據估計，世界上有九分之一的人長期處於飢餓狀態，例如衣索比亞和蘇丹等非洲國家就經常發生饑荒。大多數饑荒由乾旱引起，但有時是因為戰爭造成糧食供應中斷，有時則是因為疾病或洪水造成農作物歉收，或其他因素。1950 年，加拿大就曾因為馴鹿的遷徙狀況發生變動，使得以馴鹿為主要食物來源的因紐特人發生饑荒。饑荒可能導致大量死亡，1943 年的孟加拉饑荒就造成兩百多萬人不幸罹難。

有鑑於上述因素，其實並沒有所謂的體脂理想值，適合一個人的體脂比例，應該與這個人身處的環境有關。如果生活在食物充足的社會中，保持纖細身材和維持較低的熱量攝取，可能是件好事，有助於延年益壽。然而，如果患有慢性病或年齡較大，或不一定容易獲得食物、住在有饑荒風險的地區，那麼最好在身上多累積一些額外的脂肪。

目前為止，我們討論的都是脂肪對個體生存的重要性。然而，對於物種的存續，脂肪也扮演關鍵角色。一個物種要

存續下去，首要條件是具有繁殖能力，而足夠的脂肪儲備，對於繁殖能力具有舉足輕重的影響力。

## 懷孕和充足脂肪的重要性

在懷孕期間，母體必須具備足夠的營養可提供給發育中的胎兒，胎兒出生後，母體更需要營養才能哺育後代。正因為如此，正常體重的女性通常比男性攜帶更多脂肪，女性的體脂平均占體重的 25%，男性的則占體重的 15%。美國知名生物學家弗里希（Rose Frisch）認為，女性體脂必須達到 22% 以上，才能夠順利懷孕。根據弗里希的說法，在沒有食物的情況下，孕婦需要額外增加約 16 公斤的脂肪，才具有足夠的熱量供應胎兒發展到足月出生，之後再以母乳哺育三個月。

在我們的社會中，大多數婦女都能獲得充足的食物，因此懷孕期間不會有胎兒挨餓的問題。不過根據現代饑荒時期留下的醫療紀錄，我們可評估饑荒對孕婦及嬰兒的影響。一個例子是 1944 至 1945 年、二戰期間的荷蘭。荷蘭在 1940 年落入德國手中，到了 1944 年夏天，荷蘭南部大部分地區已被盟軍解放。那年 9 月，德國勢力正在慢慢衰退，逃亡到倫敦的荷蘭領導人呼籲全國鐵路罷工，以減緩納粹的腳步。為了報復，納粹阻斷荷蘭西部占領區的糧食和燃料運送，包

括阿姆斯特丹等城市在內都受到影響。偏偏那年出現嚴冬，造成 450 萬人陷入挨餓的困境。有長達六、七個月的時間，食物供應非常有限，只能採行配給制。一開始，每人每天可以獲得 1000 大卡＊的熱量（約正常攝取量的一半），但隨著饑荒惡化，食物減少到 500 大卡。1945 年的 4 月和 5 月，德國罕見的釋出善意，允許英國皇家空軍、加拿大空軍和美國空軍運送物資給飢餓的群眾。當時至少空投了 1 萬 1000 噸物資，主要是罐頭或乾燥食材以及巧克力。但即使採取這些措施，最後仍有將近 2 萬人死亡。

饑荒對孕期能否順利完成影響甚大。在饑荒高峰期，荷蘭的人口出生率下降了三分之二。而且與前幾年相比，成功分娩的女性在孕期內增加的體重較少。體重增加微小、甚至體重減輕的女性，最終產下的嬰兒比正常嬰兒小得多。這些體型非常小的嬰兒很快、或不久後就出現健康問題，影響發育，甚至成年後發生肥胖和高血壓的風險也比較高。饑荒期間，受孕率大幅下降，反應出九個月後低落的出生率。

一旦女性的體脂肪降到 15% 以下，卵巢釋放卵子的能力就會下降，月經可能會停止。這種月經和排卵停滯的現象，在女性厭食症患者、芭蕾舞者和馬拉松運動員身上也觀

---

＊卡路里是能量單位，定義是可讓水溫提高攝氏一度所需的能量，也稱為「小卡」。在測量食物能量時，常以「大卡」來表示，一大卡等於一千卡路里，即一千個熱量單位。

察得到。飢餓也會減少男性精子的產生。

在現代社會中，多餘的體脂對於生存可能不再那麼重要，但在過去卻非常關鍵。當然，體脂在饑荒期間依然很重要，大多數饑荒會持續數個月或數年。例如在西元前 2200 年（距今大約 4200 年前），曾發生一場持續一個世紀之久的乾旱，影響重大，一般認為古埃及王國和美索不達米亞地區阿卡德帝國（Akkadian Empire）的崩毀，都與這場乾旱脫不了干係。

人類歷史之初也曾出現糧食短缺的時期，雖然狀況不至於那麼嚴重，但仍創下紀錄，整個時期持續超過 1 萬年。當時留下的藝術作品中，常可看見肥胖和懷孕的女性雕像。從這段史前時代，我們能發掘出什麼祕密？

## | 冰河時期神祕的肥胖女雕像

最早的**智人**大約在 7 萬 5000 年前離開非洲，並在 4 萬 5000 年前抵達歐洲。當時正值距今最後一次的冰河時期，人類在短暫的溫暖期間來到歐洲大陸。這些早期人類集結成小群的狩獵隊伍，在開闊的草原和冰河前的苔原上，捕殺漫

步的猛獁象、馬和馴鹿等大型動物。經驗豐富的獵人使用獸骨和燧石製成的長矛，成功狩獵，但他們的狩獵生活很快就受到氣候變遷的挑戰。

大約在 3 萬 8000 年前，冰河再次推進，帶來寒冷的氣候，冬季氣溫低到攝氏零下 10 度，甚至零下 15 度。可能因為過度捕獵的關係，大型獵物數量減少，很快的，這些早期人類開始挨餓。有些群體滅絕，有些向南遷移，前往有森林覆蓋的山谷尋求生路，那裡仍有小型獵物活動。據估計，在長達 4000 到 8000 年的時間裡，全球人口減少三分之二，倖存下來的人平均身高短少七到十公分。

相同一段時期裡，出現了最早的人類藝術，例如繪製大型動物的美麗洞穴壁畫。人類圖像很少出現在洞穴壁畫上，不過在早期雕塑中，小型人像是常見的主題。這些人物雕像由猛獁象牙或石頭製成，偶爾也使用黏土捏製，不過很少見。人物雕像通常很小，能夠握在手中或佩掛在脖子上的繩圈裡。許多雕像表面光滑閃亮，可見經過特別處理，也可能是世代相傳。

大多數雕像的造型都是裸體的肥胖女性——從表面看，這是相當古怪的選擇，因為當時人類正處於挨餓的時期；有些雕像看起來還像是懷有身孕。有些考古學家將這些雕像解釋為美麗或生育力的象徵，因此這批作品得到了「維納斯雕像」（Venus figurines）的稱號，在此簡稱為女性雕像。

我很好奇這些雕像對部落來說，是否具有生存的象徵意義，又或者代表理想的女性，顯示她們有能力在接連數個月缺乏食物的艱難時期孕育下一代。後來，我有幸與阿拉伯聯合大公國沙迦美國大學（American University of Sharjah）的人類學和考古學退休教授福克斯（John W. Fox），以及我的長期研究夥伴分子生物學家拉納斯帕（Miguel Lanaspa）合作，針對這個問題進行研究。我們認為如果我的假設成立，那麼在冰河前進、氣候變得更冷時製作的雕像，應該會更為肥胖；在氣候暖化、冰河後退時製作的雕像，則理當偏瘦一點。我們也推斷，距離冰河較近的地區所出土的雕像，應該會比遠離冰河的雕像顯得更胖。

　　為了驗證這個想法，我們測量了四十多個女性雕像的腰肩比和腰臀比。最後得到的數據支持我們提出的假設：冰河前進期間製作的雕像，比冰河後退時期製作的雕像更為肥胖。此外，距離冰河前緣愈近，雕像愈胖。

　　儘管這段時期的雕像大多是女性，但我們也找到一些男性雕像。這些男性雕像大多身材削瘦，有些還帶有貓的特徵。大型貓科動物是冰河時期最大的掠食者，男性雕像似乎象徵著狩獵成功。同樣的，女性雕像可能代表成功為母，象徵部落的生存。

　　肥胖有益，因為在食物匱乏的情況下，肥胖能增加成功懷孕的可能，這種想法或許一路流傳到現代。英國冒險家斯

皮克（John Speke, 1827-64）在 1820 年代前往尼羅河上游時，發現維多利亞湖附近的卡拉格王國（Karague）有一項習俗，會將王妃關在房裡，不斷供應牛奶和大蕉，鼓勵她們增肥。英國醫師沃德（William Wadd）也指出，18 世紀突尼西亞的新婚夫婦也採行類似的做法。

適度肥胖在某些人眼中可能極具吸引力，因為讓人聯想到生育能力和成功懷孕，就像紅潤的臉頰也被視為一種魅力，因為傳達出健康良好的訊息。冰河時期的女性雕像所描繪的，可能是當時人類認為的美女。

歐洲藝術家魯本斯（Peter Paul Rubens, 1577-1640）以筆下的性感女性聞名，他畫作中的女性，總是展現出令人難以抗拒的美麗和魅力。魯本斯在 17 世紀上半葉生活在安特衛普（Antwerp，位於現今比利時，與荷蘭相近），曾親眼目睹當時的饑荒和瘟疫，他的第一任妻子就是在這段時期逝世於 1626 年。但魯斯本同時見證了阿姆斯特丹的皇室和富人不斷攀升的肥胖率。我猜想飢餓與肥胖的對比，或許讓他把體重視為生病和健康之間的重大差異指標，進而影響到他對美的印象。

總之，體脂肪不僅對野生動物很重要，對早期人類來說，擁有足夠的脂肪也對個人生存和物種存續具有關鍵的影響。脂肪在生存中所扮演的角色，還可能在藝術誕生之際發揮作用，並且影響我們對吸引力的感知。

大自然希望我們儲備足夠的脂肪，以度過艱困時期，生存下去。對自然而言，肥胖並非不自然；這不是疾病。脂肪是強大的、有益的、美麗的——至少在正確的環境之中，確實如此。

# 第2章 肥胖有利生存！

　　現在，我們已掌握生物發胖的第一條線索：脂肪的存在具有龐大的用途。當動物找不到食物，脂肪就是熱量來源。這是度過艱難時期的保障，是救亡圖存的關鍵。本質上，脂肪是好東西，受到生物體的歡迎。過去人們也很欣賞脂肪的力量，但時至今日卻忘了它的重要。我們需要改變對脂肪的看法，不該把它看成沒有價值的組織層，只會造成身體的負擔，而該視為一種可幫助我們度過食物匱乏困境的資源。

　　在利用線索尋找元凶之前，我們必須先對犯罪現場有更好的認識——這正是名偵探福爾摩斯給我們的忠告。如果脂肪的生成是為了幫助生存，發胖的犯罪現場就應該發生在動物為危機做準備的時候。脂肪是儲存熱量、因應食物不足的一種方法，但動物生存還需要其他要素，其中一項就是水。

## ｜被忽略的資源：水

　　關於生存，藉由足夠的脂肪提供所需熱量，只是整個故事的一部分；動物還需要足夠的水分，才能存活下去。在缺

水的情況下，動物如何獲得水分呢？例如肺魚遇到湖泊乾涸時，會躲在湖底穴居，在洞裡頭待上一年或更久，牠們在這段期間如何取得水分？寒冬中，藏身洞穴的熊會冬眠好幾個月，牠們如何取水？斑尾鷸遷徙時，會在海面上不停飛行，長達數千公里，這段期間又該如何獲取水分呢？動物在缺水時有一套生存方式，這和食物短缺時的生存之道，有什麼關聯嗎？

水，常被視為理所當然的存在。我讀大學時曾聽過一個故事，正好反映出我們對水的輕忽。曾有一位亞馬遜叢林部落的酋長，在 1930 年代受邀前往紐約市。初來乍到，首次體驗西方文明的他，看到汽車和地鐵、收音機和電話、電力和燈光、高聳的橋梁和摩天大樓時，肯定感到驚訝不已。幾天後，當他參觀完所有的偉大發明，有位記者問他，覺得最了不起的發明是什麼？這位部落酋長的回答讓所有人都感到不可思議。在他心目中，西方世界最重要的發明竟然相當不起眼，不過是「水龍頭」。

汽車、電梯、電話和燈光帶來舒適和便利，讓生活變得更輕鬆。然而對那些日復一日生活在叢林中、無法確保未來會出什麼差錯的人來說，再也沒有比水更重要的東西了。難怪在這位部落首領眼中，這個只要轉一下就能立即取水的構造，最令人驚嘆。擁有水，就意味著生存，這超越所有其他的慾望。

今日，缺水現象依舊十分普遍，威脅到全球約三分之一到二分之一的人口，特別是在南亞、北非和中東，有些地區的水資源十分匱乏，甚至到了幾乎無法住人的地步。缺水是人類遷徙和戰爭衝突的肇因。由於人口成長、環境汙染和氣候變遷等因素，預料在未來幾十年間，水資源短缺的問題還會進一步惡化。這也使得水再度成為世人心目中極度寶貴的資源。

## | 缺水時的野外求生

要是連坐擁科技的人類，都無法確保擁有足夠的用水，生活在野外的動物又該怎麼辦？在水資源稀少的沙漠中，動物如何生存？如果連續數週遭逢乾旱、一直不下雨，會發生什麼事？動物不像人類，無法儲備用水，也不攜帶水壺。隨著氣候變遷，地球逐漸暖化，熱浪發生得更為頻繁。儘管過去 50 年來全球的平均氣溫僅上升攝氏一度，但極端炎熱的天數卻顯著增加。一些研究顯示，近期的熱浪有四分之三是因為氣候變遷而引起。當氣溫飆升時，動物很容易脫水，又要如何生存下去呢？

許多動物演化出巧妙的生存方式，即使水源枯竭也能存活。當然，有些動物是想辦法尋找稀有的水坑和泉水，有些則祭出各種招數保持體內水分。例如，澳洲沙漠中有一種青

蛙，即使沒有水，仍可以存活五年以上！毫不意外的，牠的名字就叫儲水蛙（water-holding frog），會把水儲存在膀胱裡——有點像是自備行軍水壺。當熱浪襲擊大沙沙漠（Great Sandy Desert），導致僅有的幾個水坑乾涸時，儲水蛙會挖洞藏身自保，並且一直躲在洞中，處於類似冬眠動物的休眠狀態。這樣的休眠期可以維持數個月，甚至數年之久，直到雨水再次降臨。在休眠期間，儲水蛙靠著之前儲存在腳部的脂肪維生（脂肪也能隔絕熱沙的高溫），並慢慢從膀胱中重新吸收身體所需的水分。這些蛙類非常擅長存水，當水坑乾涸時，澳洲提維群島（Tiwi islands）的原住民甚至會把儲水蛙當作水源。他們會把儲水蛙從土裡挖出來，放在嘴邊，然後擠壓，便可喝到牠們釋出的水分。*

海龜和陸龜的膀胱也能儲水，這種能力對生活在厄瓜多海岸附近加拉巴哥群島（Galápagos Islands）的陸龜特別有用。加拉巴哥群島為火山島，因為沒有湧泉，所以島上的淡水很少，唯一的水源是雨水，但當地的年降雨量僅有二十幾公釐。陸龜得從仙人掌和其他植物獲取水分，也會在清晨舔食岩石上的露水。下雨時，牠們會聚集在舊水坑和泥坑附

---

* 從提維人的神話中，可清楚看出儲水蛙做為水源的重要性。相傳有隻名叫提達拉克（Tiddalak）的蛙喝光池塘和水坑裡所有的水，完全沒有留給其他動物，直到後來有隻聰明的老貓頭鷹和一條蛇，想辦法讓提達拉克大笑，笑到水都從嘴裡湧出來了，其他動物才總算有水可喝。

近，盡量喝水。之後，這些陸龜不會排尿，而是將水分全都存在膀胱中，長達數個月。當身體需要水時，若無法從食物中獲得足夠的水分，這些陸龜膀胱中的水分會滲透出來，供身體重新吸收。

加拉巴哥群島的陸龜體型巨大，長度可達 180 公分，重量超過 360 公斤，膀胱可儲存好幾公升的水。對於早期來到加拉巴哥群島的人來說，不管是水手，或是英國皇家海軍船艦「小獵犬號」上的達爾文（Charles Darwin, 1809-82）和船員們，陸龜都是獲取水分的重要來源（也是美味的食物，因為脂肪含量高）。

## 不能存水的動物該怎麼辦？

大多數動物不能利用膀胱儲水，因此需要靠其他方法留住水分。一個方法是減少排尿量，避免體內水分流失。為了達成目標，動物會濃縮尿液，使尿液體積減少，因而呈現深黃色並帶有刺鼻的氣味。沙漠中的老鼠將這種濃縮法發揮到極致，可將尿液濃度濃縮至海水的六倍。

另一種保留水分的方法是減少水分從皮膚流失，例如減少出汗。然而，這意味著同時放棄流汗的一大好處：幫助身體散熱。生活在沙漠中的駱駝就是一個例子，牠們的汗腺比大多數哺乳動物來得少，因此排汗量較少，流失的水分也較

少，不過，這也會讓牠們的體溫在白天升高。（駱駝能忍受較高的體溫，若是人類，就會覺得發燒生病了。）其他沙漠動物則是避免日曬，在一天中最熱的時候躲在洞穴裡，盡量減少出汗，只在晚上天氣涼爽時才外出冒險。

以上所有的技巧，都有助於減少體內水分流失，但無法完全避免失水，因此動物最終還是得補充損失的水分。想要生存，一定需要補水。舉例來說，駱駝如何在沒有水的沙漠中存活數天、甚至數週呢？

小時候，我以為駱駝的駝峰內裝的是水，但我記得有人告訴我那其實是脂肪，於是很好奇，為什麼駱駝沒事要在背上長出一塊肥油呢？答案可能讓你感到驚訝，原來我最初的想法其實算是正解，駝峰中的脂肪是用來「製造」水的。脂肪分解時，不僅能提供生存所需的能量，還會產生水，但不是因為脂肪中含有水，而是因為燃燒脂肪的生化反應會產生水這項副產物。

因此，根據駝峰的外觀，不僅能判斷駱駝攜帶多少脂肪，也能判斷牠體內水分的儲備狀態。當駝峰鬆軟時，就該將駱駝帶到天然或人工噴泉飲水！相同的原則也可用來評估其他動物的體脂：如果一隻動物看起來很瘦弱、飢腸轆轆的樣子，可能不僅代表牠需要食物，也意味著牠無法找到足夠的水，所以不得不燃燒脂肪來補充水分。

脂肪可做為**代謝水**的來源，但醫學文獻中很少討論到這

個現象，大多數研究肥胖的學者肯定都忽略了這項觀察。然而，這其實是很重要的資訊，因為這再一次證明脂肪對於生存而言至關重要。

## 脂肪可成為動物脫水時的水源

自然學家很早以前就知道，許多生活在沙漠中的動物是靠體內儲存的脂肪，在必要時進行代謝以提供水分。但這項身體機能有點兩難，因為脂肪有絕緣保溫的作用，可能導致體溫升高。為了避免這種情況，許多沙漠哺乳動物，包括袋鼠和跳鼠在內，將大部分脂肪儲存在尾巴。駱駝也是基於這項原因，將脂肪囤積在駝背上，而不是分布到全身，以免核心體溫升高。

海洋哺乳動物普遍肥胖的其中一個原因，也是基於對代謝水的需求。鯨魚可說是世界上最肥的動物，牠們厚厚的脂肪層，可在寒冷的海域中發揮隔熱功能，但更重要的是，這些脂肪也是牠們重要的水分來源。鯨魚、海豚和海豹等動物並不會喝海水，而是從攝取的魚類和無脊椎動物（如磷蝦）身上獲取水分，有些鯨魚還可能吃冰，但有高達三分之一的水分需求，都是來自體內脂肪

> 脂肪不僅是熱量來源，
> 也是水分來源。

的燃燒代謝。

看來，生存在缺水環境中的動物似乎都演化出特殊能力，可攜帶額外的脂肪以備不時之需。這就像動物會先行增加脂肪，為即將到來的食物缺乏時期做準備一樣。生活在缺水地區的動物會常備額外的脂肪，有了這些脂肪，就可以在水坑或泉水乾涸時保護自己。這也是加拉巴哥的陸龜如此肥胖的原因；加拉巴哥群島上的淡水常年匱乏，若不下雨，陸龜身上的脂肪就是牠們重要的水源。沙漠螞蟻也一樣，牠們儲存在脂肪體（fat body）中的脂肪，比溫帶或熱帶地區的螞蟻來得更多，以便在需要時提供水分。

大自然中藏有許多祕密。如果大自然設計出這樣一套生物過程，透過增加脂肪來幫助動物生存，這套過程是否與其他有助於生物生存的變化，相互協調運作？脂肪增加會不會只是大自然精心策劃的生存反應的一部分？如果對生存反應有更清楚的認識，是否有助於找出肥胖症的原因？大自然還隱藏了哪些祕密？

可想而知，生存反應不僅需要適應食物和水的短缺，還必須能夠有效尋找食物、防禦掠食者，並在壓力下保持清晰的思考和快速決策的能力；另一方面也必須盡量保存體能，以免在獲得食物前就耗盡所有的脂肪儲備。身體要如何做到這一點？如何在尋找食物的同時，依然確保大腦獲得足夠的營養以運作得宜，帶領你擺脫困境？

# 代謝生存反應

　　當動物預期食物即將短缺，儲存脂肪只是其中一種因應之道，另一種方法是直接減少體能消耗。例如，挨餓的動物會減少休息時使用的能量，以補償覓食耗費的體能，所以總體來說，牠們消耗的能量會比不挨餓的動物來得少。飢餓的動物並不是唯一在休息時減少能量消耗的動物，會冬眠的動物早在冬眠開始前，就已經在減少能量的消耗。換句話說，為了生存，動物不僅會增加脂肪，還會放慢新陳代謝的速率，以保留更多脂肪儲備。如此一來，牠們可依靠更少的能量保持身體和所有器官的運作。這些動物就好像是進入了省電模式。

　　然而有一個器官，身體絕對不會輕易減少對它的能量供給，那就是大腦。生存需要思考，思考需要燃料。以人類為例，我們攝取的熱量中，有六分之一是專門供給大腦。當食物供應不足，為了確保大腦獲得相對較多的卡路里，讓它有足夠的能量維持運作，身體會進入類似糖尿病前期的狀態。這聽起來或許很不可思議，畢竟糖尿病前期這種狀況有可能發展成真正的糖尿病，不論對動物還是對人類而言，都有害健康。然而在生死存亡的關頭，進入糖尿病前期或許可以保住一命。

　　大腦偏好的燃料是**葡萄糖**。在一般情況下，葡萄糖由血

液運送，在血液中的葡萄糖通常稱為「血糖」，之後由肌肉、肝臟和大腦吸收，做為身體運作的燃料。葡萄糖需要**胰島素**這種激素才能進入肌肉和肝臟，但即使缺乏胰島素，葡萄糖還是可以進入大腦的大部分區域。降低胰島素便成為動物應對食物短缺的一種聰明策略，如此一來，可降低葡萄糖轉移到肌肉和肝臟中的效率。當進入這些組織的葡萄糖減少，血液中的葡萄糖濃度會上升，以確保大腦獲得足夠的能量。這種現象稱為**胰島素抗性**。

> 胰島素抗性是
> 動物在食物匱乏或缺水時
> 重要的生存反應。

　　胰島素抗性是動物在食物匱乏或缺水時重要的生存反應。例如，冬眠中的灰熊便具有胰島素抗性，即使身體其他部位僅靠很少的能量維持，大腦仍然正常運作。所以最好不要進入熊的洞穴，牠們會被吵醒的！大多數囤積大量脂肪的野生動物，也會出現短暫的胰島素抗性，包括一些必須長途飛行的鳥類。

　　這種生存反應的另一部分，發生在動物儲存多餘脂肪的地方。脂肪通常儲存在**脂肪組織**——這是體脂肪的醫學術語。脂肪組織分布在動物體內的各個部位，包括腹部、背部或尾巴，因物種而異。動物也會在肝臟和血液中儲存脂肪，如三酸甘油酯和膽固醇等形式。

由此可知，大自然中的動物變得肥胖，其實是在啟動一系列生存反應，包括增加覓食行為、降低新陳代謝、產生胰島素抗性，以及提升脂肪儲存——不僅存在脂肪組織中，也存在肝臟和血液中。這些反應在熊、松鼠和土撥鼠等冬眠動物身上可一再觀察到，並發生在那些準備長途遷移的鳥類身上，顯然有助於動物度過食物短缺的時期。

　　類似的生理變化，也出現在過重或肥胖的**人類**身上，稱為**代謝症候群**。代謝症候群患者通常有大量脂肪集中在腹部周圍，呈現所謂的「中廣型肥胖」，或俗稱的蘋果型身材，同時發展出胰島素抗性。他們血液中的三酸甘油酯常會升高，「好」膽固醇（高密度脂蛋白膽固醇）\* 減少，而且血壓會微幅上升，脂肪肝也很常見。今天，有四分之一的成年人都患有代謝症候群。

　　對野生動物來說，當冬眠或遷徙結束後，代謝症候群的症狀會跟著消失；這時體內多餘的脂肪已燃燒殆盡，體態也恢復正常。然而對人類來說，代謝症候群往往會隨著時間而加劇。胰島素抗性會惡化，血糖持續升高，預示糖尿病即

---

\* 血液中主要有兩類具臨床重要性的膽固醇，一種是低密度脂蛋白膽固醇（LDL cholesterol），另一種是高密度脂蛋白膽固醇（HDL cholesterol）。研究顯示，低密度脂蛋白膽固醇是有害的，與動脈中的斑塊沉積有關，會增加心臟病風險。相較之下，高密度脂蛋白膽固醇則是有益的，可降低心臟病風險。患有代謝症候群的人體內，有益的高密度脂蛋白膽固醇濃度通常較低，有害的低密度脂蛋白膽固醇濃度可能持平或升高。

> 代謝症候群同時代表著
> 大自然的成功與失敗。

將到來；血壓達到高血壓的標準，這是引發中風和心臟病的主要危險因子；肝臟不斷累積脂肪，發展成發炎狀態，最終導致肝硬化與組織損壞。長此以往，甚至連腎臟也會開始喪失功能。

在大自然裡，代謝症候群是一種保險計畫，但對今天的人類來說，卻成為一種病症，是糖尿病、高血壓和心臟病的先兆。原本為了提高生存率的設計，如今卻成為引發疾病的兇手。代謝症候群同時代表著大自然的成功與失敗。

然而，這種二元性其實是好消息。因為如果能找出自然界中觸發生存反應的因素，就可能尋獲線索，協助我們解開肥胖症的謎題。

## 野生動物是按計畫生產脂肪

讓我們先從動物如何調節體重開始討論。你可能以為，既然儲存脂肪具有優勢，動物的自然本能應當是盡量吃，把握可增加脂肪存量的任何機會。然而事實並非如此。

野生動物往往會維持固定的體重，身上保有一些多餘的脂肪，以備不時之需，但不至於變得肥胖。當動物在某一天吃到很多食物，隔天可能會少吃一些，因此體重可以保持在

理想範圍內。實驗室研究顯示，如果動物被迫禁食而造成體重減輕，當禁食停止時，牠們會補充足夠的食物來恢復失去的體重。同樣的，如果強迫餵食使牠們體重增加，牠們之後往往會吃得少一些，直到恢復原本的體重。另一項發現更有趣，在這兩種情況下，動物往往不是恢復到餵食前的體重，而是恢復到一年中那個時節的正常體重。牠們的身體似乎知道自己應該有多重。

可見動物一般會嚴格控制體重，不過一旦感覺到食物或飲水很快會變少，例如冬天即將來臨，或得花長時間來築巢或長途遷徙，牠們就會改變進食行為。在食物短缺期到來前的一兩個月，就可以看到動物行為的變化。牠們不僅會增加覓食時間，食量也會變得比平常大，有時甚至超過兩倍。正如前面討論的，動物這時的生理狀態也會改變。牠們會減少消耗的能量，產生胰島素抗性，並開始囤積脂肪，不僅儲存在脂肪組織中，也儲存在血液和肝臟中，最後發展出代謝症候群。

進入冬眠後，情況會完全逆轉。動物停止進食並依靠體脂生存，由脂肪提供所需的能量和水。動物一開始會保持胰島素抗性，好讓大腦具有足夠的葡萄糖。但當葡萄糖耗盡，導致血糖濃度下降，身體會開始分解脂肪，把產生的酮提供給大腦當作燃料。

在脂肪燃燒階段，動物看起來很平靜，似乎也不太餓。

原雞（jungle fowl）就是很典型的例子。這種野雞築巢時，即使給牠食物，牠也不吃，這樣牠一步也不用離巢。喚醒冬眠中的哺乳動物並提供食物，牠們可能會咬上一兩口，但通常顯得沒什麼食慾，例如冬眠中的松鼠，被喚醒後連水也不喝。就好像這些動物體內裝有某種開關：將開關撥到一邊，牠們會吃下過量的食物並增加脂肪；當撥到另一邊，牠們就失去食慾，燃燒脂肪。

然而，只有當體內還有脂肪可燃燒時，這段平靜期才會持續下去。一旦脂肪供應減少，動物會開始分解肌肉中的蛋白質來獲取能量。這會觸發警報，導致動物從冬眠中醒來，或放棄牠的蛋，想辦法補充能量；遷徙中的候鳥甚至可能昏倒、摔落海中。

動物平常將體重維持在固定範圍內，但面臨威脅生存的挑戰時，便啟動各種可增加脂肪的生物過程——我把這整套機制稱為「**生存開關**」。這個過程可以像開關一樣切換，或像無段調光器那樣調節強弱高低。生存開關並非動物獨有，正如我們會展現出與動物一樣的代謝症候群，這些症狀背後的原因也相同。同樣的生物過程會發生在人類身上，產生相同的結果，也就是增加脂肪。

> 動物平常會維持固定體重，
> 一旦面臨生存威脅，
> 便啟動增加脂肪的過程。

## 生存開關：為什麼人類會發胖？

綜觀人類歷史，我們也像野生動物一樣，有維持體重的傾向。許多人在年輕時，無論吃什麼，體重要維持在一定範圍內都相對容易。然而隨著年齡增長，我注意到自己變得容易發胖，但減重卻變得相當困難，就好像身體變得更願意處在超重的狀態。我相信這個問題不只發生在我身上，今天在世界各地，大多數成年人不是過重，就是已經處在肥胖症的狀態。

為什麼我們的體重會增加呢？在 1920 年代的**經典**答案是，我們之所以超重或罹患糖尿病，是因為食物變得便宜且容易取得，再加上交通和其他科技的進步，導致多數人活動量下降，長期久坐。接著速食、加工食品和垃圾食物出現，讓人更容易過度飲食，而電梯、自動手扶梯、火車和汽車等工具，取代了動用雙腿或騎自行車的需求。網路、電視和智慧型手機讓人更喜歡待在家裡，居家生活變得更愉快。這是簡單的物理學：吃太多卻動得太少。當產生的能量（來自食物）過多，消耗的能量（經由運動和其他代謝活動）太少，剩餘的能量就會以脂肪形式儲存起來。

這套說法正是所謂的「營養過剩」假說，而且有證據佐證，人類的飲食分量確實增加了。在上個世紀，大多數的無酒精飲料，每份容量從大約 210 毫升增加到大約 300 至 360

毫升。餐廳的餐點分量也不斷增加，吃到飽自助餐變得普遍。還有研究顯示，過去幾十年來，每人每天攝取的平均熱量呈現增加的趨勢。

根據聯合國農糧組織的分析，在 1961 至 2013 年間，全球各地人口攝取的熱量平均增加了 24% 以上（從每天約 2900 大卡增加到 3600 大卡），但活動量卻變得較低。肥胖症與看電視或上網時間有關，今天的民眾平均每天大約花 10 到 11 個小時在手機或電腦上，但運動時間只有大約 17 分鐘。難怪我們會愈來愈胖。

然而，營養過剩假說有一個大問題。這個問題不在結論——人類體重增加的確是因為吃更多而消耗得少，問題是它的歸因，認為過胖現象完全是因為人類養成了壞習慣。現今的生活型態確實鼓勵我們多吃少動，這也是導致肥胖症流行的因素。然而，正如生存開關教我們的，這個問題的根源其實發生在**生物**層面。

今天人們之所以吃更多，主要是因為大多數人往往比以前更容易感到飢餓，特別是過重或肥胖的人，而且用餐後並未產生**飽足感**。飯後會感到飽足，是因為人體會分泌一種名為**瘦體素**的激素，通知大腦的下視丘（hypothalamus）發出停止進食的訊號。瘦體素由脂肪細胞分泌，會隨著胰島素濃度和**身體質量指數**（簡稱 BMI）而變化濃度。然而，過重的人對瘦體素訊號的反應會變差，這稱為**瘦體素抗性**，因此

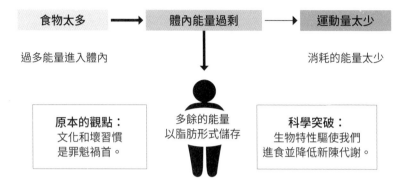

```
食物太多  ──→  體內能量過剩  ──→  運動量太少
過多能量進入體內              消耗的能量太少
```

原本的觀點：
文化和壞習慣
是罪魁禍首。

多餘的能量
以脂肪形式儲存

科學突破：
生物特性驅使我們
進食並降低新陳代謝。

▲ 人們吃得愈來愈多，活動量卻愈來愈少，這導致了肥胖症——
但背後原因不全然是壞習慣。大多數肥胖症患者都對瘦體素產
生抗性，控制飢餓感的能力受損，許多人的新陳代謝速率也較
低，尤其是休息時。

感到飢餓的時間會變長。這也解釋了餐廳現在提供的餐點，
為什麼分量會比幾十年前多，不是因為想讓我們覺得餐點便
宜划算，而是因為餐館人員知道，如果不增量，客人會餓著
肚子離開。

　　過重的人燃燒脂肪的效率，也不如體內沒有過多脂肪的
人（稍後會深入探討原因）。由於燃燒的脂肪較少，脂肪組
織往往容易堆積，同時，只有較少的儲存能量會轉化為可使
用的能量，也就是 ATP。當細胞偵測到 ATP 濃度偏低，會
解讀為低能量狀態，但其實細胞中的總能量（包括脂肪能
量）可能正常，甚至偏高。有證據顯示，這種狀態會導致疲
勞感和飢餓感，再加上瘦體素抗性帶來的影響，就會讓人想

> 人變胖，原因不在文化，而是因為我們的生物特性。

吃更多食物，直到 ATP 濃度最終上升到滿足飢餓感為止。然而這是有代價的，吃下更多食物意味著產生更多脂肪。

這套生物運作原理，與準備進入冬眠的野生動物相同。事實上，動物製造脂肪的生物過程，與大多數掙扎著減重的人類有許多相似之處，由此可見，人類肥胖的根本原因與自然界裡的動物一樣，都是因為啟動了相同的生存開關。如果能知道這個生存開關如何開啟，就能找出肥胖的原因，或許還能找到治癒肥胖症的方法。

有壓倒性的證據指出，人之所以變胖，主要原因不在文化，而是因為我們的生物特性。文化只是**回應**我們的生物特性。我們在不知不覺中啟動了大自然內建的生存開關，正因為如此，儘管透過節食和運動可以暫時減輕體重，卻很難持之以恆。

體內的生存開關一旦啟動，就好像不斷在為冬眠做準備，無止無休。野生動物在禁食或冬眠時，可以將生存開關關閉，但我們人類不同，開關似乎永遠卡在「開」的位置。只要這個開關一直開啟，我們等於在打一場注定失敗的仗，只能持續與肥胖和相關疾病纏鬥。換句話說，生存開關已經變成**肥胖開關**。

幸好，我們的偵探工作有些收穫，讓我們對人類為什麼會發胖的生物過程，有了進一步的認識。在接下來的篇章中，我們必須弄清楚，觸發這個開關的因素到底是什麼，以及它究竟如何運作。

# 第3章 生存開關

　　目前為止，我們已經知道，野生動物有一套嚴格調控體重的機制，因此身上只帶有適量的脂肪。但為了因應可能無法獲得食物的情況，許多動物會經歷生物變化，讓牠們感到極度飢餓，把全部精力投注在尋找食物上，並在休息時降低能量消耗。牠們會一邊增加脂肪產量，一邊減少脂肪燃燒，盡可能累積脂肪，同時會出現胰島素抗性，以確保大腦能獲得足夠的葡萄糖。基本上，這是一種全方位的生存反應，為的是讓動物儲存足夠的脂肪，以度過冬眠期，或遷移到更適合的環境。

　　關鍵在於這種生物反應究竟如何觸發？世界各地的研究人員對這個問題百思不解。動物為什麼會進入大量攝食階段？確切的因素目前尚不可知，更別說是讓牠們停止進食並開始冬眠的機制。有學者推測引發冬眠的原因，可能是外界溫度下降，或日夜長度變化。還有人指出，動物體內累積的脂肪量可能是啟動因子，當脂肪量達到一定程度後就會觸發冬眠。然而大多數研究顯示，刺激動物開始冬眠的主要因素是食物缺乏，有時是因為缺水，尤其是氣溫下降的時候。有

趣的是，另有證據顯示，動物在降低體溫並進入深度睡眠之前，就已經先降低新陳代謝速率。

關於野生動物的生存開關如何啟動和關閉，還有諸多細節有待釐清，不過根據目前累積的研究，關於生存開關的啟動因子，有個合理的推測。說得更明確一點，我相信至少在某些動物的體內，這套生存程式是透過食用特定的食物來啟動，這種食物除了能夠提供熱量，還具有某些獨到的特性。它就是：果糖。

---

### 認識有關糖類的名稱

**果糖**是本書討論的主要糖類，這種碳水化合物的化學性質與另一種常見的糖——**葡萄糖**相似。兩者都是「單糖」，因為它們以單分子形式存在。果糖通常指水果中的糖，它是水果和蜂蜜中的主要糖分，也是這些食物吃起來會甜的原因。葡萄糖存在穀物、豆類和蔬菜中，有時也稱為血糖，因為它是血液中主要的糖分子，也是人體所用的主要燃料。

一般的食糖，也就是**蔗糖**，是一種「雙糖」，由果糖和葡萄糖分子結合而成。這意味著人體在食用這類糖後，必須先將果糖和葡萄糖之間的分子鍵結解開，身體才能吸

---

收個別的單糖分子，而分解工作由小腸中的酵素負責進行。蔗糖中果糖和葡萄糖的比例為 50 比 50。

果糖和葡萄糖也可不形成鍵結而混合在一起，形成**高果糖玉米糖漿**（簡稱 HFCS）。這種糖漿中果糖與葡萄糖的比例可調整，通常與食糖中的比例不同。在飲料中，果糖與葡萄糖的比例可能從 55 比 45 到汽水的 65 比 35 不等。我們吃下肚的果糖多半不是來自水果和蜂蜜，而是來自食物中最常見的兩種添加糖：食糖或高果糖玉米糖漿。

有些糖類並不含果糖，例如牛奶中的**乳糖**，是由葡萄糖和半乳糖這兩種單糖分子組合而成。另外值得注意的是**複合碳水化合物**，由多個糖分子形成的長鏈組合而成。雖然有些複合碳水化合物人體無法消化，如纖維，但有些是可消化的，而且是飲食中的重要成分。在植物中，這類碳水化合物形成了不同種類的**澱粉**，在動物體內則是以**肝醣**的形式存在。澱粉和肝醣這兩種複合碳水化合物都由成鏈的葡萄糖組成，其中並不含有果糖。

「糖」這個字可能令人感到困惑，因為通常用來指食糖或蔗糖，但也可能指更廣泛的糖類。因此當本書中討論到糖時，會具體說明它的類型，尤其是提到實驗研究時。若討論到糖在歷史和流行病學中的角色，可能會以糖來指稱蔗糖，若同時討論蔗糖和高果糖玉米糖漿，則會使用**添加糖**一詞來指稱。至於「醣」類，則是指碳水化合物。

## 果糖讓野生動物體重增加

　　有時，光一個例子就能讓人茅塞頓開，解決問題。對我來說，蜂鳥的故事就是這樣一個例子，因為蜂鳥提供了重要線索，對於找尋觸發生存開關的因素有很大助益。蜂鳥在現生動物中算是新陳代謝率非常快的物種，呼吸頻率高達每分鐘 250 次，心跳每分鐘 1200 次。由於新陳代謝非常快，牠們的正常體溫高達攝氏 39 度，對人類來說已算是發燒了。擁有這麼高的新陳代謝率，蜂鳥似乎不可能發胖。換句話說，除非是非常強大的機制，否則無法擊倒這種新陳代謝極為健康的動物。

　　每天早上，蜂鳥都會外出採蜜，尋找飽含甜美花蜜的花朵，以滿足牠們對花蜜的渴望。蜂鳥偶爾會捕食昆蟲，但花蜜才是主食，而且牠們對花蜜的胃口奇大，每天喝下的量是體重的四倍。這會導致體脂肪顯著增加，每到傍晚時分，牠們有四成的體重可能都來自脂肪，滿是脂肪的肝臟甚至變得閃閃發亮，發出珍珠白的色澤。這時蜂鳥不只變胖，還發展出糖尿病的症狀，血液中的葡萄糖濃度可能飆升到超過 700 毫克／分升 （mg/dL），要是人類血糖達到這種濃度，可能就直接送急診室了。在一天結束的當下，我們印象中體態輕盈且精力充沛的蜂鳥，會變成帶有糖尿病的胖鳥。

　　然而蜂鳥卻不會出現糖尿病的併發症。這是為什麼？因

為牠會在一夜之間燃燒掉體內的脂肪和血糖；到了隔天早上，脂肪和糖尿病會一起消失。蜂鳥的新陳代謝率非常高，在睡眠中需要用到脂肪才能維持生命運作。若在夜間耗盡儲存的脂肪，牠的

在一天結束的當下，我們印象中體態輕盈且精力充沛的蜂鳥，會變成帶有糖尿病的胖鳥。

因應之道是減慢心跳和呼吸，像冬眠的動物一樣。這樣蜂鳥便可撐到日出，再次進食。

花蜜一定有什麼特別之處，才能在一天之內，讓一隻新陳代謝率超高的鳥變胖並罹患糖尿病。花蜜的成分幾乎完全是糖水，有蔗糖（在腸道中會分解為葡萄糖和果糖），以及「游離」（未結合的）的葡萄糖和果糖——這意味著其中一種類型的糖，或全部的糖，會引發體重增加並啟動生存開關的其他特性。

花蜜是自然界中少數含有大量蔗糖的食物來源。野生食材的甜味主要來自果糖，這是水果和蜂蜜中的主要糖類。有些證據顯示，動物偏好食用富含果糖的水果和蜂蜜，這是牠們增加脂肪的管道。

熊就是很好的例子。每到秋季，美洲黑熊和灰熊的食量都會急劇增加，常常每天吃下近 2 萬大卡的熱量，使得體重增加三、四公斤。牠們最喜歡的食物是水果，不過通常會等

到深秋，當水果成熟且糖含量增加時，才會開始食用。一些研究顯示，晨霜過後，水果的含糖量會進一步提高，而愈接近冬季，晨霜就出現得愈頻繁。熊可以在很短的時間內吃掉大量水果。一項研究發現，光是一份熊糞便樣本，就含有超過 6 萬顆奧勒岡葡萄籽，相當於這隻熊在過去 24 到 48 小時內，吃了大約 1 萬顆葡萄。黑熊和灰熊以及其他熊，包括印尼的懶熊和婆羅洲的馬來熊，也會尋找蜂蜜。還記得童書中的小熊維尼嗎？他是住在百畝森林的泰迪熊，長得圓潤可愛，很喜歡蜂蜜。熊確實喜歡蜂蜜，會將蜂蜜當成冬眠前增加體重的食物來源。

其他動物也將吃水果當成冬眠前增加脂肪的方式。在馬達加斯加，有一種粗尾侏儒狐猴（fat-tailed dwarf lemur）會在天氣溫暖時休眠，以度過夏天——嚴格來說，這種行為應該稱為**夏眠**。在馬達加斯加的乾季，可能會出現嚴重的乾旱。為了做好準備，這種狐猴會在雨季吃下大量水果，累積大量脂肪，並儲存在尾巴中。等到乾旱到來，牠便躲在樹洞裡，降低體溫，進入長達六個月的深度睡眠，靠著緩慢燃燒脂肪產生的熱量和水維持生命。

許多候鳥在秋天飛往南方過冬前，食性也會改變，從原本以昆蟲為主，變成專吃水果。實驗研究顯示，伴隨食性轉變出現的現象，包括總攝取熱量急劇增加、休息代謝率下降30%，以及體重顯著增加（主要是脂肪）。之前提過的帕庫

魚也是如此，牠與其他吃水果的魚類一樣，靠著洪水期間落入亞馬遜流域的成熟水果維生。

以上的各種例子都指向一件事：水果中有某種物質可以引發體重增加，刺激脂肪累積。若加上目前對蜂鳥的了解，最可能導致發胖的罪魁禍首似乎就是果糖。但有更直接的證據嗎？

## 早期的果糖研究

野外的直接觀察固然重要，但有許多無法控制的變因。雖然果糖是水果的主要養分，但水果還含有多種其他物質，也可能引發生物效應。為了確定果糖真的會觸發生存開關，必須在可控制變因的實驗室中進行觀察和實驗。

早在 1950 年代，已有研究發現，果糖比葡萄糖更容易誘發實驗動物進入「糖尿病前期」的生理狀態——現在稱為胰島素抗性。到了 1970 和 80 年代，進一步的研究帶來更多證據，顯示果糖似乎還會增加血液中的三酸甘油酯，並刺激體重增加。然而除此之外，幾乎就沒有關於果糖的這類研究了。在進入 21 世紀之前，有關果糖可能引發肥胖的研究，已經不再受到關注。

的確，在 1990 年代後期之前，生醫界對蔗糖或果糖都沒有太大的興趣。這些糖類普遍被視為「空熱量」（empty

calories），意思是除了能提供熱量，毫無營養價值可言，但對健康並沒有壞處。糖是碳水化合物，每公克含有四大卡的熱量，一般認為它不像脂肪那樣容易導致體重增加，因為脂肪含有的熱量是糖的兩倍以上，每公克高達九大卡。

儘管如此，仍有少數研究人員認為，糖對於肥胖症的影響可能比普遍認為的更重要。2004 年，肥胖研究領域的幾位先進發表了一篇頗具爭議的論文，進一步強調糖的影響，文中指出，自從市面上引進高果糖玉米糖漿，肥胖發生率進一步上升。大約同一時期，阿特金斯（Robert Atkins）醫師提出的低碳水化合物飲食減肥法，或稱低醣飲食法，變得愈來愈受歡迎。由於所有的糖類都屬於碳水化合物，阿特金斯的飲食法形同限制了高果糖玉米糖漿和果糖的攝取量。

高果糖玉米糖漿是引發肥胖的潛在原因嗎？世人對這個問題的關注，重新燃起學界對果糖研究的興趣。不久後，有科學報告指稱，果糖不僅會導致實驗動物出現胰島素抗性、造成血液中的三酸甘油酯濃度提高，還會引發代謝症候群的其他特徵，包括肥胖（特別是腹部脂肪增加）、血壓升高和脂肪肝。

大約就是那時，2004 年，我的研究小組（當時在佛羅里達大學）開始研究果糖。會切入這個主題純屬偶然，因為我們原本感興趣的物質其實是**尿酸**。一般認為尿酸是正常的新陳代謝過程產生的廢物，身體主要透過排尿移除尿酸，也

有部分尿酸會在腸道中被細菌分解。然而，血液中的尿酸濃度可能升高，尤其是超重或進入糖尿病前期的人。當尿酸濃度過高，尿酸本身會變得不穩定，可能形成結晶，尤其容易出現在關節之中。這會導致局部發炎，引發令人疼痛的關節炎：**痛風**。

我們團隊發現尿酸不僅是一種廢物，也具有生物活性。其中一個發現是，當尿酸濃度升高，血壓也會升高。因此我懷疑尿酸可能與高血壓的出現有關，那麼，到底是什麼因素導致高尿酸？尤其是有證據顯示，在整個 20 世紀中，人類的尿酸濃度一直呈現升高的走向，而高血壓和肥胖症患者也同步增加。一個合乎邏輯的推論是，可能與飲食有關。眾所周知，酒精和紅肉都會造成尿酸濃度升高，然而在這段時期，紅肉攝取量並未增加太多，這樣看來，罪魁禍首可能是另一種食物。

其中一種可能是糖。自 1800 年代以來，醫師已知食糖和水果也會引發痛風。到了 1970 年代，還有研究發現，在所有糖類中，果糖最容易導致尿酸提高。這讓我懷疑，在攝取果糖後，是否可能因為尿酸濃度提高而導致血壓升高。

為了找出解答，我們研究團隊的中川隆彥（Takahiko Nakagawa）以實驗室大鼠進行測試，將果糖與阻止尿酸生成的藥物異嘌呤醇餵給其中一半的大鼠；另一半大鼠只餵食果糖。結果顯示，只攝取果糖的大鼠除了體重增加，還出現

胰島素抗性，血液中的三酸甘油酯和尿酸濃度也都升高，並且出現高血壓。同時服用異嘌呤醇的大鼠則如預期，並未出現尿酸升高或高血壓的情況。這個實驗還帶來意外的轉折：異嘌呤醇不僅阻斷高血壓的發展，還同時減緩體重增加、胰島素抗性和血液三酸甘油酯升高等現象。

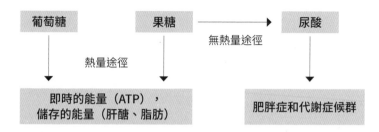

▲ 謎團：尿酸並未參與果糖產生能量的過程，為什麼會與肥胖症有關？

尿酸竟然與果糖導致肥胖的過程有關，這項觀察確實令人驚訝，因為過去一直認為尿酸只是果糖代謝的副產物，和肥胖沒什麼相關。的確，過去普遍認為果糖的代謝跟葡萄糖差不多，分解後的產物可用來產生能量，供身體立即使用，或儲存成脂肪（或肝醣。肝醣是碳水化合物的短期儲存形式）。換句話說，許多科學家認為果糖導致脂肪增加，是因為含有熱量，但這個理論無法解釋，為什麼阻止尿酸產生，可以避免動物發展出肥胖症和胰島素抗性。

我意識到我們對果糖在代謝症候群中的作用，了解得還

不夠全面。大偵探福爾摩斯可能會說，這當中還有謎團。過去 20 年來，我們研究小組及其他學者一直在尋找解答，想弄清楚果糖如何活化生存開關，以及尿酸在這個過程中的作用。為了把研究解釋得更清楚，接下來我會先回顧我們曾提出的許多問題，以及為了解開謎團而進行的種種實驗。

## 果糖會導致代謝症候群嗎？

研究初期，我們希望先確認，動物在實驗室中攝取果糖的行為，是否真的能模擬野生動物準備冬眠前的行為。在實驗中我們發現，小鼠和大鼠對果糖的反應不一，但誘發肥胖最有效的方法，是透過飲水提供果糖，而不是將果糖添加到食物中。在水中添加果糖還有另一個優點：可以分開計算食物攝取量與果糖攝取量。換句話說，可以觀察動物在飲用果糖後，對於無果糖食物的攝取，會受到什麼影響。

在一般情況下，提供動物高熱量飲料之後，牠們會減少食量，保持攝取的總熱量不變。在實驗室小鼠的飲水中加入果糖，牠們一開始確實會減少食量，以抵消果糖提供的熱量。然而幾週後，這種模式發生了變化。牠們不僅繼續喝下等量、甚至更多的含果糖飲水，食物攝取量也增加，最後牠們攝取的總熱量，遠高於喝白開水的對照組。基本上，牠們表現出持續飢餓的狀態，而且活動量降低（可透過雷射偵測

運動來進行測量），開始隨處躺下。幾個月後，與對照組小鼠相比，飲用果糖水的小鼠脂肪大量增加，尤其是腹部脂肪，並出現了脂肪肝和胰島素抗性。相較之下，對照組小鼠依舊保持健康與苗條的身型。進一步的分析顯示，飲水中添加果糖的小鼠不僅攝取的總熱量更多，休息時的代謝率也降低了。牠們開始累積脂肪，一方面是因為身體製造更多脂肪，另一方面則因為燃燒掉的脂肪變少。

在其他以實驗室大鼠為對象的研究中，我們也證實高果糖飲食會導致體重增加、脂肪堆積、脂肪肝和胰島素抗性。我們小組和其他研究人員發現，攝取大量果糖會導致血壓和三酸甘油酯升高，並出現發炎現象。此外，其他幾個研究團隊發現，攝取大量果糖會降低高密度脂蛋白膽固醇（好膽固醇）。簡言之，攝取果糖可能導致代謝症候群的所有病徵。

加州大學戴維斯分校的營養學家史坦霍普（Kimber Stanhope）和哈維爾（Peter Havel）也觀察到類似的結果。他們招募一群超重的志願者參加實驗，讓受試者隨機飲用含果糖或含葡萄糖的飲料各十週。兩組受試者吃的食物都超過身體所需的熱量，最後增加的體重也很類似，大約是 1.4 公斤。然而，相較於葡萄糖組，果糖組受試者出現了更嚴重的代謝症候群病徵，包括更多的腹部脂肪、更高的胰島素抗性，休息時的代謝率較低，而且血液中的三酸甘油酯和尿酸濃度都偏高，甚至連肝功能檢查也出現異常，顯示脂肪肝的

跡象。其中許多病徵在餐後更為明顯，例如三酸甘油酯和尿酸濃度升高，以及代謝率降低。

研究結果很明確，過量攝取果糖會刺激動物和人類大量進食，並且引發代謝症候群。動物在秋季大量增加水果和蜂蜜的攝取，可能不是因為這些食物提供的熱量，而是因為其中含有的果糖，這可能解除正常的體重調節機制，是觸發生存開關的關鍵要素。

> 動物在秋季
> 大量增加水果和蜂蜜的攝取，
> 可能不是因為這些食物提供的熱量，
> 而是因為這些食物
> 是觸發生存開關的關鍵要素。

## | 果糖如何引發代謝症候群？

正如前面提的，在我們的研究中，飲用果糖水的實驗動物最初會減少食量，抵消攝取到的額外果糖，但幾週後，動物卻開始吃得愈來愈多，好像一直處於飢餓狀態。此外，牠們休息時的代謝率也下降了。這與人類社會在過去幾十年中的變化頗為類似：我們吃得更多，消耗的能量卻變少。這是果糖導致代謝症候群的原因嗎？既讓我們時時感到飢餓，以致吃下超過正常食量的食物，同時降低新陳代謝的速率？

要測試果糖是否真的會導致代謝症候群，一種方法是限制熱量，看看會導致什麼情況。換句話說，就是限制果糖組實驗動物的食物，即使飢餓感刺激牠們的食慾，也不提供額外的食物。我們設計了好幾種實驗方式，為兩組大鼠提供等量的卡路里，但一組給予果糖，另一組不給。研究結果相當一致：果糖主要是透過刺激熱量攝取來增加體重。也就是說，在不增加食物攝取量的情況下，體重只會少量增加。*

雖然餵食相同熱量的兩組動物，體重增加的現象沒有顯著差異，但其他方面的差異卻相當驚人。果糖組大鼠出現胰島素抗性、血液三酸甘油酯升高和血壓升高等代謝症候群特徵，但對照組大鼠則沒有這些問題。

我們多次用果糖當作膳食中的糖分來證明這一點。我實驗室的另一位研究員朗卡爾（Carlos Roncal）改用蔗糖進行試驗，也就是一般的食糖，為果糖和葡萄糖的組合，結果提供了很好的佐證。卡洛斯提供其中一組大鼠的飲食中有40%為蔗糖，另一組大鼠也攝取相同的飲食，但把蔗糖換成澱粉（不含果糖的複合碳水化合物）。為了確保所有動物吃下等量的食物，朗卡爾每天都會測量動物吃下多少食物，然後以最小的食量當作第二天的餵食量。

---

* 雖然刺激食物攝取是果糖導致體重增加的主因，但我們確實觀察到新陳代謝率降低導致體重增加的現象，只是增加量不顯著。這可能是因為大多數試驗為期短暫，只有幾週或幾個月。若延長試驗，很可能出現更顯著的體重差異。

朗卡爾和我在進行這個實驗時，沒注意到有一隻大鼠吃得特別少，因此在四個月的實驗期間，所有動物吃的食物量都跟這隻食慾不佳的大鼠一樣。最後我們發現這隻大鼠患有癌症，因此實驗中其他大鼠都經歷了一場特別嚴酷的節食。結果這是個幸運的意外，讓我們無意中進行一次理想的研究，確定了蔗糖在食物短缺時是否會影響代謝。

實驗結束時，我們得到驚人的發現。儘管攝取的熱量受到限制，但餵食蔗糖的大鼠全都罹患糖尿病，而且肝臟中充滿脂肪。相較之下，餵食澱粉的大鼠不僅肝臟外觀正常，也沒有糖尿病。就體重而言，蔗糖組大鼠多半比澱粉組大鼠重，不過差異不顯著。這樣的結果很合理，跟我們其他實驗的發現一致，顯示高糖飲食導致體重增加，主要是因為熱量攝取（儘管有一小部分是因為燃燒的能量減少）。

高果糖玉米糖漿的業者聲稱，消費大眾之所以發胖，是因為好吃懶做的習性，與吃下肚的東西無關，當然也跟攝取大量添加糖不相干。他們贊助的研究得出的結論是，不管是高果糖飲食或受控制的飲食，只要攝取相同的熱量，個體間的體重增加量就沒有差異。這種說法意味著高果糖玉米糖漿和蔗糖並不是導致肥胖流行的罪魁禍首。然而他們沒有考慮到，蔗糖和高果糖玉米糖漿導致體重增加的**方式**，是透過活化生物過程，讓人持續感到飢餓，以致吃下更多食物。他們的研究也沒有將代謝症候群的其他病徵納入評估，如腹部脂

肪堆積、胰島素抗性、脂肪肝等，這些全是由果糖所驅動，與攝取的熱量無關。

這些發現帶來一個新問題：果糖到底是透過什麼途徑增加我們的食慾？

## | 果糖如何刺激食慾？

動物控制體重的方式，主要是透過一種名為「瘦體素」的激素來調節。前面提過，脂肪細胞會釋放瘦體素，告訴大腦我們吃飽了。然而研究顯示，當熊在秋季為冬眠做準備而不斷增加體重時，對瘦體素的作用會產生抵抗力。超重或肥胖的人通常也有瘦體素抗性，導致他們持續感到飢餓，不論是熊或是人，有瘦體素抗性時都會吃得比身體所需的熱量還多，導致體重增加。

我們研究小組與生理學家斯卡佩斯（Philip Scarpace）合作，證明實驗室動物在攝取高果糖飲食後，會產生瘦體素抗性，儘管這可能需要幾週到幾個月的時間。一旦動物對瘦體素產生抗性，會變得更加飢餓，吃下的食物也會超出身體所需，導致體重增加。值得注意的是，在移除飲食中的果糖**之後**，瘦體素抗性還會持續數週的時間。

這裡特別強調兩件事。首先，發展出瘦體素抗性並不代表體重一定會增加。就算產生瘦體素抗性，無論是因為

沒食物可吃，或因為能克制吃東西的生理衝動（這很困難！），若沒有吸收過多熱量，就不會增加體重，只會一直處於飢餓狀態。其次，因為瘦體素抗性而增加的體重多寡，取決於所吃的食物類型。例如，如果你吃的食物熱量高（如高脂食物），就會比攝取低熱量食物更容易增重。

> 果糖會導致瘦體素抗性，
> 讓我們更加飢餓，
> 吃得更多，
> 造成體重增加。

　　瘦體素抗性的現象可以解釋，為什麼用高脂食物餵養果糖組動物，會讓動物的體重急劇增加。這也解釋了為什麼無果糖高脂飲食，不會造成體重增加，這是因為動物仍然對瘦體素敏感，會相應的調節攝食量。*這或許也可以解釋，為什麼時下流行的高脂低醣飲食，不會導致肥胖症。

　　果糖會導致瘦體素抗性，讓我們更加飢餓，吃得更多。但果糖在體重增加的過程中，只具有這個作用嗎？大多數人都喜歡甜食，許多人更表示對甜食具有渴望。這種對甜食的熱愛和渴望，會對我們的食物攝取產生影響嗎？

---

\* 我們之前的研究顯示，實驗室動物的飲食中如果不含果糖，即使富含豬油，也不會導致體重增加。但富含奶油的飲食似乎會讓體重增加一些，儘管奶油並不會活化生存開關。其中的機制目前尚未解開，但可能與奶油中的其他成分或封閉效應有關（見第九章）。

# 我們對甜食的熱愛和渴望，是否與果糖導致肥胖有關？

人類對糖或許天生難以抗拒，因為吃下甜食之際，會觸發大腦釋放**多巴胺**，提供愉悅感。甚至有證據顯示，人對糖的熱愛可能發展成類似成癮的渴望（第七章將進一步討論這個主題）。例如，小鼠攝取蔗糖水後，只要再提供糖水，牠們會很快的分次喝光，當停止供應糖水後，小鼠還會顯現出焦慮和戒斷的跡象。

這帶來一個新問題：除了會造成瘦體素抗性之外，我們對糖的喜愛，是否也是致胖的原因？

為了揭開這個謎題，我們團隊研究與科羅拉多大學的研究人員芬格（Tom Finger）和金納蒙（Sue Kinnamon）合作，以無味覺的小鼠進行研究，觀察果糖是否也會讓牠們肥胖。這些小鼠即所謂的**基因剔除**小鼠，事先以基因工程去除DNA中的味覺基因。有趣的是，與純水相比，「味盲」的小鼠仍然偏好含果糖飲料，以及含蔗糖和高果糖玉米糖漿的飲料，而且也會出現代謝症候群的所有特徵。這樣的結果完全在意料之中，因為這與瘦體素抗性的發展有關。

至於小鼠會攝取多少果糖，我們也對味盲小鼠和正常小鼠進行了比較。雖然味盲小鼠和正常小鼠都偏好果糖水，而不是純水，但正常小鼠喝下的果糖水確實**更多**，這代表甜味

的主要作用是鼓勵攝取甜味食物。*兩組小鼠都變胖，但出乎意料的是，正常小鼠雖然攝取更多果糖，但增加的體重卻比味盲小鼠少。（後來發現，這是因為味盲小鼠的瘦體素抗性更為強烈，但原因至今不明。）由此可知，對糖的愛好確實會鼓勵我們吃下更多糖，但即使嚐不出甜味，糖仍然會使我們發胖。

雖然甜味是我們喜歡糖和高果糖玉米糖漿（及果糖）的主因，但味盲小鼠仍然偏好果糖，而不是水，就這點來看，我們對果糖的喜愛可能還涉及味覺以外的機制。

這個結論因為另一個團隊的研究而獲得進一步支持，這項研究選擇基因改造鼠進行實驗，這些小鼠無法嚐到甜味，但其他味覺完好無損。實驗發現，這些改造小鼠仍然喜歡蔗糖，食用蔗糖時大腦也會釋放多巴胺，產生愉悅感。提供的若是人工甜味劑，如三氯蔗糖（sucralose），正常小鼠仍會出現多巴胺反應，但嚐不出甜味的小鼠則沒有多巴胺反應，也不像正常小鼠那樣偏好人工甜味水勝過普通水。這樣的實驗結果意味著蔗糖有一種特性，即使嚐不出它的甜味，仍可帶來愉悅感。

為什麼嚐不到含果糖糖類的甜味，依舊會產生渴望？一

---

*關於人工甜味劑，或稱代糖，也能刺激舌頭上的甜味受體，而且正如預期，會讓人產生想吃甜食的慾望。然而與果糖不同的是，代糖本身不會導致肥胖。更多內容請參考第八章。

種可能是，這種渴望與果糖的代謝方式有關，也就是它在動物體內分解的方式。如本章前面所提的，果糖和葡萄糖的代謝大致相同，但也存在一些差異。例如，果糖分解後會形成尿酸。

因此，我們的研究小組想確定果糖的代謝方式是否有特殊之處，可用來解釋為什麼我們會對含果糖糖類產生渴望。這個特殊之處，又是否與果糖引發代謝症候群的方式有關。

果糖進入動物體內後，一開始會先被一種名為**果糖激酶**的特殊酵素分解。我們設法取得一批基因工程改造的小鼠，這些小鼠不能產生果糖激酶，但仍然嚐得到糖的甜味，並使用葡萄糖代謝途徑中的酵素來代謝果糖。原本僅用於代謝果糖的特殊系統，也就是可分解大多數果糖的主要系統，則完全阻斷。接下來，我們準備了普通水與不同類型的糖水，供小鼠選擇。實驗結果非常令人振奮。這些特殊的小鼠並未對果糖水產生偏好，但確實更喜歡葡萄糖水。此外，即使被迫飲用大量果糖水，牠們也完全沒有肥胖症和代謝症候群的跡象。這些小鼠對攝食量可控制自如，衰老後身型依舊苗條（我們後來發現，這是因為牠們對瘦體素仍然敏感）。

果糖激酶的一大特點是它在體內的位置：主要集中在肝臟、腸道和腎臟，也有少量分布在大腦。這讓我們懷疑，果糖導致肥胖症和代謝症候群的作用，是不是受到這些器官中的某一個果糖代謝過程所驅動。

為了研究這個題目，我們研究小組中的拉納斯帕進行了一系列實驗，讓我們對動物為何渴望果糖，以及果糖如何導致肥胖症和代謝症候群，產生新的想法。他在實驗中分別阻斷小鼠特定器官中的果糖代謝過程，但同時保持果糖在其他器官中的代謝，最後發現罪魁禍首是肝臟。就是肝臟中的代謝過程，導致肥胖症和代謝症候群。現在回頭看，這項發現並不令人意外，畢竟肝臟是負責代謝我們所吃食物的重要器官。阻斷肝臟中的果糖代謝過程之後，小鼠便可維持身型，大腦也能正常接收瘦體素的訊號。

有趣的是，肝臟無法代謝果糖的小鼠仍然喜歡果糖、蔗糖和高果糖玉米糖漿，而且會過度飲用含有這些糖類的水。相較之下，腸道無法代謝果糖的小鼠，飲用的果糖水最少，這表示腸道和腦之間的某種連結，可能與我們對果糖的偏好有關。值得注意的是，腸道無法代謝果糖的小鼠如果被迫攝取果糖，最後仍會發展出肥胖症和代謝症候群。

> 果糖的代謝過程
> 掌控我們對糖的偏好，
> 以及果糖如何導致
> 肥胖和胰島素抗性。

這些研究顯示，果糖激酶這種特殊酵素對果糖的代謝，不僅可解釋我們對糖的偏好，**以及**果糖如何導致肥胖症和代謝症候群，也意味著這兩件事其實發生在身體的不同區域。

對糖的偏好取決於果糖在腸道中的代謝，而果糖導致肥胖和胰島素抗性的能力，則源自於肝臟中的代謝。

## 關鍵問題：果糖如何啟動生存開關？

那麼，最後一個問題來了：果糖代謝到底如何活化生存開關？答案原來與能量有關。

回想一下，我們進食後，食物中的卡路里通常會轉化為可用的能量，不然就是儲存起來供日後使用。可用的能量形式稱為 **ATP**，是**三磷酸腺苷**的英文縮寫，而我們體內大部分的 ATP，是由素有「能量工廠」之稱的粒線體所產生。能量也可轉化為脂肪或肝醣（碳水化合物的儲存形式）儲存；在缺少食物時，脂肪與肝醣則可轉化為 ATP，供身體使用。無論是從食物代謝中獲取 ATP，還是從脂肪或肝醣中獲取，身體都必須保持一定的 ATP 濃度，才可能快速回應各種活動的能量需求，例如跑步、思考，甚至是睡眠。

食物代謝也需要使用 ATP。但為此消耗能量是很划算的，因為食物產生的 ATP 遠多於代謝食物所消耗的能量。然而，由於食物代謝確實會用到一些 ATP，因此在代謝完成並產生更多 ATP 之前，細胞中的 ATP 濃度理論上有可能低於身體偏好的濃度，尤其是在肝臟內。所幸，在代謝大多數食物時，有制衡系統可預防這種情況。就拿葡萄糖來說，如

果在代謝葡萄糖時，ATP 濃度開始下降，整個系統的運作會減慢或停止，直到 ATP 得到補充。因此，ATP 濃度永遠不會出現顯著的下降，而會保持平衡。果糖的代謝就不同了。當 ATP 濃度

果糖代謝
對生存開關的活化，
與能量有關。

下降時，並沒有任何制衡系統可保護肝臟或其他器官。果糖激酶分解果糖的速度非常快，在過程中會很快耗盡 ATP，因此體內若有大量果糖需要代謝，ATP 濃度可能急劇下降。

在果糖代謝過程中，初期發生的 ATP 濃度下降會導致一連串的連鎖反應，讓能量濃度始終偏低。ATP 釋放能量時，會釋出一個磷酸基，變成二磷酸腺苷，即 ADP。在葡萄糖和其他養分的代謝過程中，ADP 一般會轉化回 ATP。然而在果糖代謝時，ADP 會進一步分解為**單磷酸腺苷**，即 **AMP**，然後繼續代謝，產生尿酸。當 ADP 和 AMP 生成尿酸而消耗掉之後，細胞重新製造 ATP 的能力就會受損。

然而，這並不是果糖代謝影響能量濃度的唯一途徑。你可能還記得本章一開始曾提到，降低尿酸濃度可緩解部分的代謝症候群，我也是在那時開始對果糖產生興趣，只是當時並不清楚背後確切的運作方式。

後來我們得知，AMP 形成的尿酸本身也會影響 ATP 的濃度。具體來說，尿酸會對粒線體造成氧化壓力，從而減弱

粒線體製造 ATP 的能力，並刺激脂肪產生。尿酸構成的氧化壓力，也會阻止體內的脂肪釋放脂肪酸並燃燒釋放能量。最後的淨效應是，不僅粒線體的 ATP 產量減少，原本可用來製造 ATP 的熱量，則成為體內儲備的脂肪。

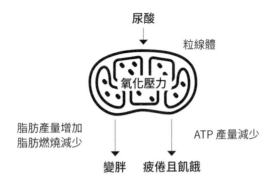

▲ 尿酸會對粒線體造成氧化壓力，減少能量產生，妨礙脂肪燃燒並刺激脂肪產生。

當細胞內 ATP 濃度下降，身體會視為緊急情況，立即產生飢餓感。*這會導致食量增加，以恢復 ATP 濃度及其他生物機能。然而，由於粒線體持續處在氧化壓力之下，大部分的卡路里最終都轉化為脂肪，如果攝取的食物中含有果糖，更是雪上加霜，這會進一步降低 ATP 濃度，產生更大

_____

* 值得注意的是，雖然 ATP 急劇下降確實會刺激食慾，但長時間發展出的瘦體素抗性，仍是刺激進食、導致體重增加更主要的因素。

的氧化壓力。最終，ATP 濃度總算恢復正常，但我們吃下肚的大部分食物，這時其實都轉化為脂肪了。

## 果糖觸發生存開關的各種效應

簡言之，果糖會讓細胞進入低能量狀態，藉此模擬飢餓，向身體發出能量危機的求助訊號。在這種效應下，生存開關會切換到「開」的位置。

愈是深入研究果糖造成的這種生物反應，愈能看出果糖代謝途徑其實是為了幫助動物生存。下面列出目前已知的果糖主要效應，其中大多源自果糖代謝所造成的能量減少和尿酸生成。稍後會更詳細的討論其中多數內容。

| 生存開關 ||
|---|---|
| 飢餓 | 由低 ATP 濃度驅動，這會模擬飢餓狀態；另外也由瘦體素抗性驅動，這會使我們失去飽足感。 |
| 渴望 | 由腸道、也可能包括大腦內的果糖代謝過程驅動。 |
| 覓食行為 | 有助於在陌生環境中尋找食物。包括冒險、衝動、快速決策和攻擊性等行為。 |
| 食量增加 | 由飢餓和渴望驅動，透過覓食行為達成目標。 |
| 休息代謝率降低 | 允許身體在不需覓食時保存能量。可能是透過影響粒線體的功能來達成。 |
| 脂肪堆積 | 增加脂肪生成和減少脂肪燃燒所造成的結果。主要由粒線體的氧化壓力引起，尤其是在肝臟。提供儲存能量和代謝水的來源。 |

| | |
|---|---|
| 肝醣累積 | 當生存開關啟動時,在肝臟中與脂肪一起產生。是儲存能量和代謝水的另一個途徑,與脂肪類似。和脂肪不同的是,除了在代謝時會產生水,肝醣還夾帶著從血液中獲得的水分。 |
| 口渴 | 可能因為肝醣產量增加而發生。肝醣生成會從血液中移除水分,造成脫水。 |
| 胰島素抗性 | 為大腦提供更多葡萄糖,以便在攸關存活的覓食行為上快速決策。與粒線體的氧化壓力有關。 |
| 血壓升高 | 在脫水或鹽利用率低的情況下保持血液循環。部分由尿酸作用驅動。 |
| 鹽分滯留 | 支持血液循環。由果糖對腎臟的效應所驅動。 |
| 低度發炎 | 有助於防禦感染,如瘧疾,可能部分由尿酸作用驅動。 |
| 減少氧氣需求 | 幫助動物在低氧環境生存。果糖代謝會抑制粒線體功能,改由更原始的系統生產能量,也就是糖解。糖解不需要氧氣,和粒線體不同。 |

　　大自然相當精明。攝取果糖可欺騙動物,讓牠們忽略身上早已累積大量脂肪,且擁有許多未使用的能量,而誤以為自身的能量儲備很低。這會促使動物增加脂肪儲存,並引發一系列代謝反應,幫助牠們度過生存危機。這是一套充滿巧思的精明系統,讓動物在陷入困境**之前**就先行增加脂肪,而不是等到沒食物或缺水時才想要救亡圖存。

　　在自然界中動植物相互依存,而果糖是這個廣大系統的一部分,對動植物的生存都有助益。花會產生含糖花蜜,吸引蜂鳥前來拜訪,蜂鳥則成為載體,將花粉傳播到其他花朵

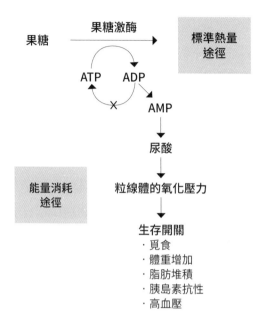

果糖 —— 果糖激酶 ——→ 標準熱量途徑

ATP ⇄ ADP

ADP → AMP

AMP ↓

尿酸 ↓

能量消耗途徑　粒線體的氧化壓力 ↓

生存開關
・覓食
・體重增加
・脂肪堆積
・胰島素抗性
・高血壓

▲ 果糖主要是透過名為「果糖激酶」的酵素進行代謝。這種酵素
　會使用 ATP，並生成 ADP。在一般代謝途徑中，ADP 會重新
　轉化為 ATP，但由於果糖代謝會刺激其他化學反應，導致 ADP
　分解為 AMP，再轉化為尿酸，因此 ATP 的再生數量減少。接
　下來，尿酸又會對粒線體造成氧化壓力，從而觸發生存開關。
　這種狀況與一般碳水化合物代謝過程中果糖的逐步分解不同。

上，協助植物繁殖。亞馬遜叢林中的果實，每年都在洪水期
同步成熟，不僅可提供食物給帕庫魚，樹木也透過魚的排泄
物傳播種子，因此受惠。同樣的，在夏末和秋季成熟的果實，
為候鳥和冬眠動物提供了富含果糖的成熟果實，幫助牠們在
冬天降臨之前增加脂肪的儲存，而動物則幫助這些果樹在春

果糖會欺騙動物先行增加脂肪，
這套精明的系統
讓動物在困境出現之前
就開始儲存脂肪。

天之前傳播種子。人類找出全年享用果糖的辦法，卻破壞大自然美好的平衡。大自然設計的這套夢幻系統，在人類身上似乎破功了。但它是如何破功的？對人體又有什麼影響？在詳細探討其中細節之前，最好先停下來思考一下原因。這套系統在人類身上不管用，單純是因為我們攝取過多果糖，且攝取頻率太高嗎？雖然這是重要原因，不過下一章會介紹另一個主因，而且這個因素可能會讓你感到很驚訝。因為，與大多數哺乳動物不同，人類對果糖非常敏感。要了解個中原因，必須回溯到數百萬年前，去探究生物學中的另一個謎團。

# 第4章 為什麼人會發胖？

　　在所有動物中，就屬人類及人類的靈長類表親，最為熱愛水果的主要糖分，也就是果糖。對猿類來說，水果不僅是牠們最喜歡的食物，更是心之所繫的渴望。印尼有項研究發現，生活在熱帶雨林的紅毛猩猩，會在水果成熟的幾個月裡大吃特吃，而且只吃水果。在這段期間，牠們攝取的熱量是平常的兩倍，體脂肪明顯增加。到了其他時節，牠們則主要靠樹皮和樹葉維生，基本上是燃燒水果季節累積的脂肪來生存。其他猿類也是食用成熟的果實，來獲取寶貴的卡路里。例如黑猩猩，特別喜歡無花果，這種水果終年可得。

　　我們對果糖的熱愛根深蒂固，因為果糖不只一次拯救我們的共同祖先逃過滅絕的命運。歷史上至少有兩次，是果糖把我們從生死存亡的關頭救出來。當然，拯救我們的不僅是果糖，還得搭配上基因突變。這帶給我們致勝的組合：能夠依靠**更少**的果糖，儲存**更多**的脂肪。這些突變提供我們免於滅絕的關鍵生存優勢，可說是隨機事件帶來的奇蹟。然而諷刺的是，這些奇蹟後來卻出現轉折，同樣的突變成為現代人類發胖的重要因素。

## 小行星、滅絕與奇蹟

　　天文學家認為，數千萬年前，位在火星和木星間的小行星發生碰撞，噴射出許多岩石碎片，其中一塊落到地球，導致有史以來最嚴重的滅絕事件。這顆落石進入地球大氣層時成了燃燒的隕石，並撞擊在地球上。後人以撞擊地點附近的馬雅城鎮為名，稱這顆隕石為「希克蘇魯伯」（Chicxulub）。一般認為這顆火球約莫在 6500 萬年前撞上中美洲北部的猶加敦半島（Yucatán），當時正值白堊紀末期，地球仍然由恐龍稱霸。希克蘇魯伯隕石非常巨大，直徑至少有 10 公里，以每小時約 8 萬公里的速度撞上地球，最後形成一個直徑約 100 公里、深度約 30 公里的隕石坑。

　　這場撞擊引發了巨大海嘯和 10 級以上的地震，釋放出的能量超過原子彈爆炸的 10 億倍。灰塵、泥土和岩石全被炸到大氣層高處，遮擋陽光長達一年以上的時間。撞擊初期發生了大規模的野火，帶來高溫，但由於大氣塵埃的影響，接著很快出現漫長的夜晚，也就是所謂的「撞擊冬天」（impact winter），地球氣溫平均下降了攝氏七度。由於穿透到地表的陽光極少，植物逐漸死亡，食物變得很稀少。

　　那是地球生命的絕望期，有將近 75% 的動物物種就此滅絕，包括恐龍在內。剩下的物種也遭到可怕的摧殘，倖存下來的並不多。

這些倖存物種包括一些小型哺乳動物，包括最早的靈長類。遺傳研究顯示，這些早期靈長類動物在撞擊事件發生之前，已經存在地球上約 500 萬年，主要分成兩類：一類是狐猴的祖先，生活在馬達加斯加，長得可愛嬌小，有一顆濕鼻子和一雙大眼睛；另一類則是乾鼻子靈長類，也就是猴、猿和人類的祖先。一般相信這些身手靈活的動物以水果做為主食，但當時水果稀少，牠們一定會遇上生存困境。這些靈長類動物究竟是如何活下來的？

我之所以對這場大規模滅絕事件感興趣，是因為我知道現代的乾鼻子靈長類動物，基因中帶有某種突變，讓這類動物無法自行合成維生素 C。這個突變出現的確切時間尚不清楚，但就現有證據來看，約莫是在小行星撞擊事件前後。所有的乾鼻靈長類動物都帶有這個突變，意味著這項突變一定帶來了某種生存優勢。但這個優勢是什麼？

維生素 C 是一種抗氧化劑，可避免身體受到氧化壓力，而且在許多生物功能中都扮演重要的角色。如果沒有攝取足夠的維生素 C，可能罹患壞血病，讓人感到疲倦、牙齦出血和關節疼痛。壞血病曾好發在水手身上，直到一位名叫林德（James Lind）的英國船醫發現吃水果可以治療壞血病——後來海上的水手都會吃酸橙和檸檬，也因為如此，英國水手又被稱為「檸檬佬」（limey）。

既然維生素 C 那麼重要，為什麼失去合成維生素 C 的

能力會帶來生存優勢？這個基因突變有什麼好處？尤其在隕石撞擊地球後，富含維生素 C 的水果肯定變得稀少，在這麼嚴重的災難中，失去對抗氧化壓力的能力，怎麼想都不是一件好事。除非氧化壓力在這個時候正好派上用場！

前面提過，攝取果糖後會產生尿酸，而尿酸會對細胞內的能量工廠粒線體造成氧化壓力，導致 ATP 產量減少，並讓熱量轉化為脂肪，還會降低脂肪燃燒量，進一步減緩新陳代謝。由此可見，氧化壓力對於果糖增加體脂肪的效能，具有非常重要的作用，能幫助動物在缺少食物的情況下生存。而維生素 C 會對抗氧化壓力，若攝取過多，會抑制生存開關的切換，導致脂肪產量減少。

水果含有維生素 C，但隨著果實成熟度增加，維生素 C 含量會不斷下降，果糖含量則會增加。當水果完全成熟，種子準備好要落地發芽時，果糖含量會達到最高峰，而維生素 C 含量則降到最低。這樣的高果糖濃度可能是動物偏好成熟水果的原因，因為提供了驅動脂肪儲存的最佳原料。

然而，要是動物本身能製造維生素 C，可能阻礙成熟水果刺激脂肪產生的效果。當然，這取決於動物體內的維生素 C 濃度。如果動物處於飢餓狀態，低維生素 C 濃度將是理想的選擇，可讓果糖刺激脂肪囤積的效果達到最大。因此拉納斯帕和我不免揣測，在難以找到足夠食物的時期，無法製造維生素 C 有可能為我們的靈長類祖先帶來生存優勢，讓

牠們得以強化果糖增加體脂肪的效果。

為了研究維生素 C 對於脂肪形成的影響，我們再度使用基因改造小鼠進行實驗。這些小鼠經過遺傳工程的操作，已失去自行合成維生素 C 的能力，就跟今天的人類一樣。這些基改動物也像我們一樣，必須透過飲食取得維生素 C，否則會生重病。以這些小鼠進行實驗，可控制每隻小鼠攝取的維生素 C 量。我們將小鼠分成兩組，分別接受低劑量和高劑量的維生素 C，然後讓牠們飲用添加高果糖玉米糖漿的水，當中的含糖量與市售飲料相近。我們發現所有的小鼠都喜歡加糖的水，而且兩組小鼠都喝了相同的量。然而，低劑量維生素 C 組的小鼠變得比高劑量組小鼠更胖。

喪失製造維生素 C 的能力，對於早期靈長類動物來說是有益的，因為儘管水果數量減少，這項突變卻讓牠們產生更多脂肪，幫助這些動物在導致恐龍消失的大滅絕事件中生存下來。然而，失去合成維生素 C 的能力，卻讓今天的我們更容易受到果糖的影響而增加脂肪。事實上，許多研究證實，超重者血液中的維生素 C 濃度通常比較低。還有許多有趣的先導研究顯示，服用維生素 C 可改善動物和人類的

> 喪失製造維生素 C 的能力，
> 讓今天的我們
> 對果糖效應更敏感，
> 更容易發胖。

代謝症候群。（第九和第十章會進一步討論維生素 C 在肥胖症預防和治療上的作用。）

我們的祖先過去所承受的威脅，並不只有小行星撞擊事件。在另一次滅絕事件中，我們也僥倖逃脫。諷刺的是，這同樣增加了今天人類罹患肥胖症的風險。

## 無花果和榕果小蜂如何影響我們變胖的風險？

大約在 2400 萬年前，第一隻猿類出現在東非。與近親猴子相比，猿類具有更大的頭部和身體，但沒有尾巴，可說是重大的演化突破。早期猿類生活在雨林，住在樹冠，主要以水果為食。

中新世早期的非洲可說是熱帶天堂，一年四季都有水果，天敵也相對較少。在短短幾百萬年間，猿類就演化出十多個不同的物種。然後大約在 1700 萬年前，全球氣溫開始緩慢下降，可能是受到東非大裂谷的火山活動影響。南北兩極開始積聚大量冰層，海平面逐漸下降。現今的撒哈拉沙漠地區原本被水淹沒，但在當時變成了沼澤，之前被海洋分隔的歐亞大陸與非洲，也透過陸橋彼此相連。

這好比在非洲大陸和歐亞大陸間鋪設了一條高速公路，大象、犀牛、長頸鹿，甚至是食蟻獸等許多動物，開始遷移到現今的中東和小亞細亞地區。有幾種猿類也加入遷移行

列，牠們發現新環境的林地和森林非常適合居住。要不了多久，在今天的中東和歐洲地區已經出現猿類群落。

世界繼續變冷，為歐洲帶來季節性的季風及溫和的冬季氣候。接著棲地出現改變，森林縮小，形成開闊的草原。水果變得愈來愈少，而且在接下來的幾百萬年間，氣候持續惡化，歐洲的猿類必須更懂得應變。這意味著牠們需要走出樹林，尋找替代食物，例如根和塊莖。當無花果在歐洲停止生長時，決定性的時刻到來了，因為在所有水果中，猿類最喜歡無花果。這些水果不僅果糖含量特別高，而且全年結果，主要是因為榕果小蜂全年為無花果授粉。沒有人知道是無花果先消失，還是小蜂先消失，但由於兩者彼此依存，缺一不可，最後全都消失。

失去無花果導致每年有數週、甚至數個月的時間無法取得水果。在這段期間，猿類被迫尋找其他食物充飢。隨著天氣持續變冷，季節性飢餓日益嚴重，猿類群落一個一個慢慢消失。到了 800 至 1000 萬年前，歐洲失去最後的猿類。但對氣候變遷適應不良的，並不只有猿類，這段期間大約有三成的物種死亡。

這似乎是悲傷的故事，歐洲猿類就此成為演化樹上的枯枝。然而，倫敦自然歷史博物館的人類學家安德魯斯（Peter Andrews）和多倫多大學的畢剛（David Begun）分別發現了化石證據，顯示並非所有的史前歐洲猿類都走上滅絕。有些

似乎存活足夠長的時間，成功返回非洲，並演化成非洲猿，以及你我的祖先；還有一些則前往南亞，在那裡演化成紅毛猩猩。

這個故事很重要，因為人類和所有類人猿身上都帶有一種突變，這項突變讓我們這些物種體內的尿酸濃度，比其他哺乳動物更高。前面提過，果糖代謝過程會產生尿酸，對身體的能量工廠造成氧化壓力，並驅動生存開關的切換。所有類人猿和人類身上都帶有這個突變，意味著這個基因來自我們的共同祖先，而歐洲那些挨餓的猿類，也更可能是這項突變的起源。為了確認這個想法，我們的研究合作夥伴高徹（Eric Gaucher）利用分子生物學的方法來解答。高徹是一名演化生物學家，試圖追溯這個突變第一次出現的時間。根據他的計算，這個基因的活性在數百萬年間持續下降，到了大約 1500 萬年前完全失去作用，也就是猿類處於最嚴重饑荒的時期。

為了弄清楚這個突變的作用，我飛往倫敦會見安德魯斯。安德魯斯不僅發現有關史前歐洲猿類的化石證據，也是中新世猿類的世界級專家。安德魯斯同意，若突變可強化水果促成脂肪形成的效應，可能幫助生物度過浩劫。他還解釋，非洲的氣溫在這段時期仍然足夠溫暖，儘管猿類的棲地縮小，仍然全年都能找到水果，所以生存壓力比歐洲小。因此，這個突變若出現在歐洲或小亞細亞，也就是猿類面臨最

大滅絕威脅的區域，產生的影響最為重大。

影響尿酸濃度的基因突變讓**尿酸酶**失去活性。在正常狀態下，這種酵素可分解尿酸，使血液中的尿酸濃度保持在較低的狀態。缺少尿酸酶，會加劇果糖代謝引起的尿酸升高現象。理論上，較高的尿酸濃度會對能量工廠造成較大的氧化壓力，更容易活化生存開關，即使攝取等量的果糖，卻可產生更多的脂肪。換句話說，尿酸濃度升高與失去製造維生素 C 的能力具有相同的效果。

我們決定驗證這個假設，首先是了解高尿酸濃度對果糖代謝的影響。我的研究夥伴桑契斯洛薩達（Gaby Sanchez-Lozada）使用抑制劑，阻斷實驗室大鼠生成尿酸酶。大鼠的尿酸濃度果然上升了。接著，她將等量的果糖餵給正常大鼠和尿酸酶受抑制的大鼠，結果相當驚人。與正常大鼠相比，尿酸酶抑制組的大鼠對果糖的反應顯得相當劇烈，不僅尿酸濃度變高，而且形成更大的氧化壓力，有更高的血壓、更高的三酸甘油酯和血糖濃度，肝臟中也累積更多的脂肪。牠們的體重也有增加的趨勢，儘管增加量在統計上並不顯著，但可能是因為實驗只持續八週。

接著，我們又與高徹合作，他利用最先進的分子生物技術重建古老的尿酸酶基因，將此基因植入培養的人類肝細胞，並在培養皿中加入果糖，結果出現一些尿酸和脂肪。若以缺少尿酸酶基因的正常人類肝細胞進行相同的處理，加入

> 人類祖先能先後
> 逃過兩次大滅絕，
> 倖免於難的苟活下來，
> 必須感謝基因突變
> 提高了我們
> 對果糖效應的敏感度。

等量的果糖後，正常肝細胞會產生更多的尿酸，以及兩倍的脂肪。換句話說，存有古老尿酸酶基因的肝臟仍會利用果糖製造脂肪，但當這個基因發生突變而失去活性後，提供等量的果糖能讓肝臟製造出更多脂肪。

這些研究顯示，人類祖先過去能先後逃過兩次大滅絕，倖免於難的苟活下來，必須感謝基因突變提高我們對果糖的敏感度，勝過其他大多數動物，因此能更有效的儲存脂肪。這在食物匱乏的艱困時期帶來決定性的優勢。然而，果糖敏感度增加也是一把雙面刃。

## 節儉基因與肥胖症的增加

在 60 年前，有位名為尼爾（James Neel）的遺傳學家提出一項假設，解釋西方社會為什麼有這麼多人罹患肥胖症和糖尿病。這項理論的基礎源自於他對原住民文化的研究，他發現在原住民族群中，糖尿病並不常見，於是認為，在過去，當饑荒或其他災難威脅到人類存活時，一些有利生存的基因突變，例如強化儲存脂肪的能力，可能在我們身上留存

下來。儘管這些突變在食物匱乏時期有助於生存，但在食物容易取得的環境中，卻可能適得其反，增加肥胖症和糖尿病的風險。

這便是所謂的「**節儉基因**」假說。不過許多科學家對這個假說提出挑戰，因為從未有人發現任何新基因可能導致肥胖，也有人認為，如果我們全都帶有這種新基因，理當全都變得肥胖並且罹患糖尿病，但事實卻不然。

不過，我們實驗室的研究結果支持尼爾的假說。儘管我們的研究顯示人類並不是得到新基因，而是失去兩個舊基因，但概念是相通的。那麼如何測試這個假設呢？要怎麼設計實驗？

我首先想到的，是有關尿酸的突變。我們並非假設有關尿酸的突變可讓中新世猿類變得肥胖，而是認為這項突變避免牠們餓死。也許在大多數情況下，尿酸突變所導致的尿酸濃度上升，只足以維持脂肪儲存，而且需要富含果糖的西方飲食，尿酸濃度上升的程度才足以導致明顯的肥胖。大多數肥胖症成年患者血液中的尿酸濃度都超過六毫克／分升，而偏瘦的人大多介於四至五毫克／分升。

既然這種突變發生在人類和類人猿的祖先身上，我推想如果測量大猩猩或黑猩猩的尿酸濃度，能更清楚看出這種突變在西方飲食出現之前，對尿酸濃度的影響。（大猩猩和黑猩猩是這個突變發生後演化出來的物種。）所以我前往聖地

牙哥動物園拜訪賴德奧特（Bruce Rideout），他在那裡主管一間研究實驗室。我們測量了多種猴子和猿類的尿酸濃度，發現尿酸酶基因有活性的靈長類動物，尿酸濃度較低（1-2 mg/dL），但缺乏尿酸酶基因活性的類人猿，尿酸濃度略高（3-4 mg/dL）。

我還想知道不採行西方飲食的人，尿酸濃度是多少。閱讀尼爾的作品時，我得知他曾前往亞馬遜叢林探險，對那裡的亞諾馬米人（Yanomami）有所研究。亞諾馬米人還過著狩獵採集的生活，飲食包括大蕉和塊莖等植物，以及狩獵獲得的野味。尼爾和同事奧利弗（William Oliver）在研究報告中指出，儘管亞諾馬米人的生活壓力很大，包括必須面對地方部落間的戰爭，但他們的血壓往往偏低或正常，而且沒有人罹患肥胖症或糖尿病。

我認為這個群體會是很棒的研究對象，於是聯繫上奧利弗，取得他們最初探險時採集的血液樣本。測試後發現，亞諾馬米人的尿酸濃度在三毫克／分升左右，尼爾探險隊的成員，包括尼爾本人在內，尿酸濃度則在五毫克／分升以上。換句話說，我們的理論似乎是正確的：基因突變僅略微提高了人類的尿酸濃度，可製造尿酸酶的靈長類動物尿酸濃度為一至二毫克／分升，但到了亞諾馬米人身上，則增加為三毫克／分升。（尼爾探險隊成員的尿酸濃度較高，與現代社會中的人類相仿，可能是受到西方飲食的影響。）尿酸的微幅

上升，可保護我們避免餓死，但又不致於導致肥胖。然而，如果攝取大量的果糖，尿酸酶突變可能導致個體容易罹患肥胖症。

　　破壞維生素 C 合成能力的基因突變也是如此：當飲食中含有大量果糖時，這種突變可能容易導致肥胖症。現代人體內的維生素 C 濃度差異很大，主要取決於水果攝取量。許多研究顯示，超重或患有代謝症候群的人，血液中的維生素 C 濃度往往偏低。還有研究顯示，增加維生素 C 的攝取量可降低罹患代謝症候群的風險。尤其有幾項研究顯示，每日攝取 500 毫克維生素 C 可改善血壓、降低血液中的三酸甘油酯、增加高密度膽固醇（好膽固醇），並降低 BMI。有趣的是，喝果汁的效果似乎不如服用維生素 C 補充劑，這是有道理的，因為果汁也富含果糖。

　　我們在數百萬年前，變得對果糖作用特別敏感，但在人類歷史的大部分時間裡，還是能夠保持苗條的體型，這主要是因為攝取的果糖有限。這種情況什麼時候改變的？我們能從歷史中學到什麼？


## ｜肥胖的最早證據

　　拯救生命的基因突變，儘管會影響我們體內的尿酸和維生素 C 濃度，但並未帶來肥胖問題。因為過去我們吃的果

糖主要來自水果和蜂蜜，都是季節性的食物，相應的，肥胖症在過去也相當罕見。

為什麼我能如此自信的描述久遠前的人類呢？因為古代遺骸透露了跡象。

是否食用果糖，最好的證明就是蛀牙。蛀牙由口腔中特定的細菌引起，而這些細菌以果糖為食，在代謝果糖後會釋放酸，以及其他有害牙齒和組織的物質，進而導致蛀牙和牙齦疾病。因此，古人留下的牙齒中若有蛀牙，幾乎可推測牙齒的主人都曾食用果糖。偶爾幾顆蛀牙，可能是有時會吃些水果，大量蛀牙通常表示牙齒主人攝取了大量果糖。*

骨骼也能提供古人是否罹患肥胖症的線索。超重或肥胖會對背部造成壓力，使附著在脊椎上的韌帶和肌腱變硬，造成脊椎骨融合，並導致異常的骨質增生。肥胖者出現骨質增生的位置，通常是沿著脊椎右側。這種不尋常的增生簡稱為DISH，是「特發性瀰漫性骨質增生症」（diffuse idiopathic skeletal hyperostosis）英文名稱的縮寫。如果在骨骼上發現DISH和大量蛀牙，就強烈暗示骨骼的主人曾攝取大量果糖，並有肥胖症。

在人類大部分歷史中，蛀牙和DISH骨質增生現象似乎

---

* 如今，牙膏和飲水中添加了氟化物，可殺死細菌並預防蛀牙，因此現代人消耗的果糖量雖然增加了，卻不像過去那樣反映在牙齒上

都很罕見，表示大量攝取果糖和肥胖症並不常見。正如第一章提到的，歐洲舊石器時代末期曾出現一批象徵生育能力的豐腴雕像，就此來看，當時可能已出現肥胖現象，同時期的骨骼樣本也顯示蛀牙數量增加了一倍，但總體來說，在舊石器時代，肥胖症應該還是很罕見。

沿著時間軸向前推進，來到 4000 年前的古埃及，有證據顯示這個時期已經出現肥胖症和糖尿病，可能與食用蜂蜜有關。埃及人相當看重蜂蜜，將它當成創傷藥膏，也用在木乃伊製作過程中，更常用在食品和飲料裡，例如蜂蜜蛋糕和蜂蜜啤酒。蜂蜜的價值就跟黃金白銀一樣，而且經常做為稅收或戰利品。舉例來說，圖特摩斯三世（Thutmose III）在入侵迦南（今天的以色列和巴勒斯坦）時，就從這個「牛奶與蜂蜜之邦」搜刮了超過 470 罐蜂蜜。

這樣看來，在木乃伊研究中發現古埃及皇室和富人都有蛀牙、DISH 骨質增生、過多的皮膚皺褶與肥胖症，也就不足為奇了。最著名的例子是哈特謝普蘇特（Hatshepsut），她是古埃及最早的女法老之一，在西元前 15 世紀統治古埃及達二十多年。研究人員檢查她的木乃伊時，發現她有嚴重蛀牙，還找到肥胖症與糖尿病的證據。

雖然過去早已出現肥胖症，例如存在古埃及富人階級中，但盛行率遠不如今天。要找出當今肥胖症流行的真正根源，必須審視人類史上一項偉大的發現，看它如何出現與傳

播。這個發現是一種白色物質，主宰了人類歷史，成為史上最受歡迎的食物之一，那就是：食糖。

## | 糖的崛起

肥胖症這種流行病的起源，大約可追溯到 2500 年前的印度恆河沿岸。當地農民發現了生長在恆河沿岸的甘蔗，將它煮沸並壓碎，就可取得甜美的汁液。印度醫師蘇什魯塔（Sushruta）曾指出，飲用甘蔗汁的人常常容易發胖並罹患糖尿病，但由於甘蔗汁的甜味太過誘人，讓他們愛不忍釋。關於這種迷人物質的消息，後來隨著四處建立戰功的大流士（Darius）軍隊傳到波斯，也跟著亞歷山大大帝的遠征士兵傳到希臘。

此後不久，人們開發出讓糖結晶的技術，在中世紀前，糖已傳入中國、波斯和埃及，隨後又傳入塞浦勒斯和北非。北非的氣候相當適合種植甘蔗。然而，進口到歐洲的糖卻很少。12 世紀的猶太醫師邁蒙尼德（Moses Maimonides）表示，他住在西班牙時從不曾遇到糖尿病患者，但搬到埃及後，卻看了二十多個病患。他不明白為什麼會有這種差異，但現在我們已經知道原因：當時糖還未傳入西班牙。

這種看起來「像雪或白鹽」的食物，味道比蜂蜜更好，這樣的消息在 12 至 13 世紀期間，隨著東征的十字軍從聖地

返回，傳入歐洲。英國國王愛德華一世當時也是十字軍的一員，並且徹底愛上了糖。糖價在當時非常高昂，而且很難買到，但威尼斯共和國早已從埃及、塞浦勒斯和阿拉伯南部進口蔗糖。熱愛糖的愛德華不惜血本，在 1287 年為王室購買了八百多公斤的糖，隔年的購買量更是超過三倍。

在那個時期，並不只有王室成員沉迷於甜食，宗教領袖也嗜糖如命，還因此變胖。阿奎那（St. Thomas Aquinas, 1225-1274）就非常喜歡糖，甚至宣稱它是一種藥物，即使在禁食期間也可毫無罣礙的服用。教宗利奧十世（Pope Leo X, 1475-1521）也是甜食愛好者，曾有人送他一尊等身大小的紅衣主教糖雕像，世人稱他為胖子利奧教皇。

由於糖價高昂，雖然富人買得起，但對一般人來說仍然太過昂貴，這種狀況持續很長一段時間。例如在 14 世紀時，1 磅糖的價格相當於 28 磅的起司，或 34 打雞蛋。

後來甘蔗被引入美洲，促使糖經濟發生變化。在 1600 年代，來自美洲的糖大多受英國控制，導致惡名昭彰的「三角貿易」（triangle trade）。糖由美洲進口到英國，英國把銷售糖所得到的收益用來製造火藥、鉛和鹽，然後交換非洲的奴隸；被奴役的非洲人再被送往美洲，成為甘蔗和棉花田的勞動者。

來自美洲的糖大都進口到英國，之後很少再出口到其他地方。很快的，倫敦各地出現了糖廠，民眾也在咖啡、茶和

酒中添加糖。蘭姆酒就是當時流行的一種含糖飲料，以甘蔗蒸餾而成，另一種含糖酒類稱為「沙卡與糖」（sack and sugar，沙卡就是後來所稱的雪利酒），裡面添加了以葡萄、甘蔗或甜菜製成的烈酒，最後再灑上一些結晶糖。（莎士比亞的許多戲劇中都會出現福斯塔夫爵士一角，是個肥胖的酒鬼，他的綽號「沙卡與糖」指的正是這種酒。）其他受歡迎的飲料還包括香料藥酒（hippocras）和潘趣酒（punch），香料藥酒是一種加入肉桂、肉荳蔻和糖的葡萄酒，潘趣酒則混合了柑橘類果汁、香料、烈酒，最後再加入糖。

儘管英國在接下來的幾百年間繼續霸占進口糖，向歐洲其他國家的出口量愈來愈少，但荷蘭逐漸嶄露頭角，成為歐洲糖業的主要貿易成員。在 1600 年代中期，荷蘭開始從南美洲的蘇利南、東印度群島的爪哇和其他島嶼進口糖。阿姆斯特丹和安特衛普等地建立起許多糖廠，當時歐洲有將近一半的精製糖，都是由荷蘭供應。

毫不意外的，肥胖率也正是從荷蘭和英國這兩個國家率先上升。早在西元 1685 年，荷蘭的醫師布蘭卡特（Steven Blankaart）已指出，荷蘭的蛀牙、肥胖和痛風患者之所以快速增加，糖扮演著推波助瀾的角色。（如前所述，痛風是尿酸引發的關節炎，攝取過多糖分是原因之一。）另一位著名的荷蘭醫師博爾哈夫（Hermann Boerhaave）也曾寫道，他有位病人因為體型過於肥胖，甚至得用一條腰帶繫在脖子

上，以托住他的便便大腹，還得把餐桌切掉一部分，坐下時才碰得到食物。

到了 17 世紀末，荷蘭的黃金時代結束，英國在英荷戰爭期間扣押荷蘭船隻，導致荷蘭的進口糖受到嚴重限制。與此同時，英國的人均食糖消費量持續上升，1700 年時每年還不到兩公斤，但 1800 年時已超過八公斤。英國雜貨商蘭伯特（Daniel Lambert）的體重打破當時的世界紀錄，達到 332 公斤，他的背心「可以輕鬆塞進七個普通身材的人」。到了 1800 年初，英國醫師沃德曾有感而發：「法國或西班牙每出現 1 個胖子，英國就會出現 100 個。」

然而，法國也急起直追。英國人大量囤積糖，再加上拿破崙戰爭期間，來自東印度群島和西印度群島的船隻，全遭到英國封鎖而無法將糖送到歐洲大陸，迫使拿破崙另闢蹊徑，尋找其他獲取糖的方式。最後，他在甜菜中找到了糖。

其實，德國化學家馬格拉夫（Andreas Marggraf）早在 1747 年，就成功研發出從甜菜中萃取糖的方法，不過一直要等到 1800 年代初期，才首次應用在製糖上。1811 至 1815 年，拿破崙在法國建造了 40 家甜菜工廠。不久後，法國和其他歐洲國家已經製造出足夠的糖，可供應歐陸大部分地區的需求。美國人則是碰巧躬逢其盛，在 18 世紀末脫離英國獨立，對蔗糖貿易取得更大的控制權，也因此為自己的國民保留更多糖。

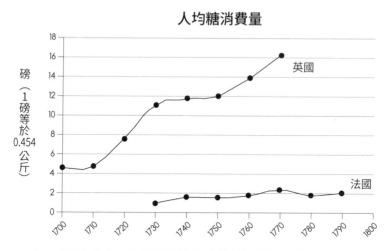

人均糖消費量

▲ 在 18 世紀，英國消耗的糖遠高於歐洲其他國家（以法國為例），肥胖症也是從英國流行起來。

資料來源：Social Science History 14: 95–115

　　過去除了英國，其他地方的糖價全都居高不下，但有了更多可取得糖的管道，糖價開始變得比較親民。世界各地的糖攝取量持續上升，到 1900 年，英國的人均糖消費量已增加到每年約 40 公斤，在一個世紀內增加了大約五倍。

## ｜臨界點：二十世紀盛行的肥胖症和糖尿病

　　前言中曾提過肥胖症的歷史。我認為肥胖症（還有糖尿病和心臟病等其他流行病）開始在人口之中流行起來的時間，大約是 1893 年芝加哥世界博覽會前後。根據已知的一

切，現在我們可以用全新的眼光來看待這些流行病的出現。我認為主因並不是科技進步帶來的影響。科技進步的確導致快速工業化和大規模的商品生產，同時減少大量勞力的需求；汽車、火車和其他交通工具的改進，也讓商店可以儲備來自遙遠市場的食品，總是能夠供應足夠的食物。

然而，我認為肥胖症等流行病出現的真正原因，是糖變得便宜且普遍，促使攝取量增加。1800 年，英國每人每年的糖攝取量僅有八公斤左右，部分是因為當時的糖稅很高。但隨著糖的產量增加，以及糖稅逐步降低，糖的消費量漸漸上升。1874 年，英國前首相格萊斯頓（William Gladstone）取消糖稅後，糖的攝取量更是從每年大約 20 公斤開始節節上升，直到芝加哥博覽會期間，已經上升到每年約 40 公斤。美國人的糖攝取量起初落後英國，在 1893 年，每人每年對糖的平均攝取量約為 27 公斤，但到了第一次世界大戰開始時（1914 年）已經增加到大約 38 公斤。此外，可口可樂、胡椒博士和百事可樂等軟性飲料品牌在這段時期問世，冷飲櫃也開始大行其道。在 20 世紀，人類的糖攝取量與肥胖症和糖尿病的盛行率同步攀升。

大量證據顯示糖是導致肥胖的原因。 很多研究指出，將糖引進某個社群後，肥胖症和糖尿病幾乎不可避免都會跟著增加。這種情況在世界各地都觀察得到，通常發生在偏遠或孤立的族群中。舉例來說，當波利尼西亞人、毛利人、提

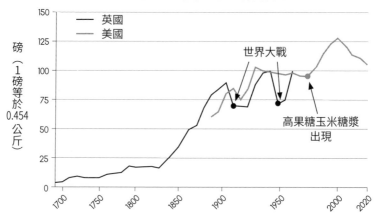

美國和英國的添加糖攝取量

▲ 英國（1700 至 1930 年）和美國（1890 至 2020 年）每年的人均用糖量（蔗糖）都呈現上升趨勢。英國的用糖量隨著糖稅降低而加速上升，但在世界大戰期間呈現下降趨勢。1975 年起，高果糖玉米糖漿也納入糖攝取量總額之中。

資料來源：Noël Deer, The History of Sugar、Nature 239: 197、
Arch Int Medicine 1924; 34: 585–630、美國人口普查局

維人和美洲原住民部落引入糖之後，肥胖症和糖尿病的罹患率都隨著迅速增加。

　　諾魯（Nauru）是位於太平洋的小島國，居民主要以魚、麵包果和椰子維生。然而在 1900 年代初期，歐洲人發現這座島富含磷酸鹽，於是開始前往採礦，主要由英國磷酸鹽委員會（British Phosphate Commission）掌控。

　　諾魯人因為出租土地供人採礦而變得富裕，飲食也跟著發生變化。外來者帶來許多食物，糖也包含在內，到了

1925 年，許多諾魯人每天吃下大約半公斤的糖。1920 年代末期，這座島上出現第一批糖尿病病例，從此以後，肥胖症和糖尿病的盛行率迅速增加。如今，超過九成的諾魯人都有超重或肥胖問題。

在 20 世紀大半的時間裡，人類飲食中主要的添加糖是食糖，也就是蔗糖。但在 1970 年代，出現了一種玉米製成的新型甜味劑，讓更多人開始加速採用含果糖的糖類。玉米內含的糖主要是葡萄糖，在製造過程中可轉化為甜度更高的果糖，因此可將葡萄糖和果糖混合，製作成高果糖玉米糖漿。蔗糖中含有相同比例的果糖與葡萄糖，因為這兩種分子在蔗糖裡會鍵結在一起，但製作高果糖玉米糖漿時，可以隨意調配果糖與葡萄糖的比例，有些產品內果糖與葡萄糖的比例是 55 比 45，有些甚至提高到 65 比 35，這些糖漿的甜味都比標準食糖更高，受到許多人偏愛。

從此之後，高果糖玉米糖漿成為加工食品中流行的添加物。由於它是液體，容易混合，食品製造商可以把它添加到通常不含蔗糖或只含有少量蔗糖的食物中。在長期儲存時，食品中的蔗糖常常容易結晶，但高果糖玉

肥胖症和糖尿病會成為流行病，真正的原因是糖變得便宜且普遍，促使攝取量增加。

米糖漿沒有這種缺點。玉米糖漿原本是為了取代食品中的蔗糖才發明出來，但蔗糖仍然繼續受到使用，結果，這兩種添加糖的總攝取量在 1970 年代末期急劇上升：1970 年時，每年的人均糖攝取量大約為 43 公斤，到了 2000 年，上升到每

## 糖經濟，以及肥胖症和糖尿病風險

過去幾世紀以來，罹患肥胖症和糖尿病的風險一直與糖攝取量的變化緊密連動。研究人員甚至能透過糖的相對價格，預測出患病風險最高的族群。1800 年代初期的錫蘭（現為斯里蘭卡的一部分）就是很好的例子，當時那裡的糖尿病主要好發於窮人階級。與錫蘭的富人階級不同，窮人會食用大量棕櫚糖，以及大蕉、菠蘿蜜和甘薯等富含果糖的食物。

1900 年代初期，糖價在美國仍然相當高昂，根據紐約市的一項研究，當時肥胖症和糖尿病很少發生在美國黑人社群，但相對好發於富人階級。如今，糖和高果糖玉米糖漿變得便宜，流行病學的統計也發生逆轉。少數族裔和窮人等弱勢群體成為肥胖症和糖尿病的受害者，主要是基於經濟因素，因為這些族群對添加糖的消耗量最高。少數族裔的肥胖症和糖尿病發生率，在本質上並不特別高，而是反映了糖經濟的變動。

年將近 60 公斤。隨之而來的，就是肥胖症和糖尿病盛行率進一步攀升。

## | 臨床證據：添加糖正推動肥胖症和糖尿病流行

如今，蔗糖和高果糖玉米糖漿在我們攝取的總熱量中，占了 15% 至 20%，有些人攝取的總熱量，甚至有高達 25% 以上來自這兩種添加糖。蔗糖和高果糖玉米糖漿都含有果糖，增加這兩種糖的攝取量自然也增加了果糖攝取量。我們今天食用的果糖大都不是來自水果和蜂蜜，而是來自蔗糖和高果糖玉米糖漿。換句話說，這兩種糖的攝取量可做為果糖攝取量的替代指標。

流行病學很直接了當。正如前面提過的，蔗糖和高果糖玉米糖漿攝取量的增加趨勢，與肥胖症和糖尿病的盛行率增加趨勢一致。將這些糖引入特定族群後，這個族群內肥胖症和糖尿病的發生率就會跟著上升。在人口之中，攝取添加糖最多的人，罹患這些疾病的風險往往也最高。如果觀察軟性飲料的攝取量，會發現這個趨勢尤其明顯。

蔗糖和高果糖玉米糖漿的消費量在 2000 年左右達到高峰，之後開始緩慢下降。從 2005 年開始，軟性飲料的消費量也開始下降（但含有高糖或高果糖玉米糖漿的「能量飲料」消費量上升，部分抵消了下降的果糖攝取量）。一如預

期，肥胖症和糖尿病的流行速度跟著放緩；糖尿病的新發病例數量首次下降。然而，蔗糖和高果糖玉米糖漿的整體攝取量仍然很高，特別是青少年和弱勢族群，肥胖症和糖尿病的盛行率也依然居高不下。

儘管流行病學強烈暗示，蔗糖和高果糖玉米糖漿與肥胖症和糖尿病等流行病有關，但相關性不等於因果。需要透過臨床研究進一步釐清，才能確定添加糖與肥胖症和糖尿病之間為什麼會有關聯。或許可讓人服用果糖、蔗糖或高果糖玉米糖漿，然後觀察結果。

目前已找到證據，可證明果糖在代謝症候群中扮演關鍵角色。第三章曾提過，加州大學戴維斯分校的史坦霍普和哈維爾，對超重者進行為期十週的試驗，這項實驗提供了絕佳的證據。

在他們的研究中，受試者必須每天飲用添加果糖或葡萄糖的水。結果發現果糖組的受試者體重增加、休息代謝率下降、腹部脂肪堆積、血液三酸甘油酯升高，血液發炎指數和尿酸也都上升，而且出現胰島素抗性、肝功能惡化。相較之下，葡萄糖組雖然體重也增加，而且幅度雷同，但代謝症狀明顯少了很多。這項研究顯示，果糖具有某種特性，會誘發代謝症候群出現。

我們也與臨床醫師培瑞茲波索（Enrique Perez-Pozo）進行類似的研究，為超重男性受試者提供果糖飲料，讓他們每

日飲用，為期兩週。這種飲料相當於四或五杯的 600 毫升軟性飲料，裝在兩個一公升容量的瓶子裡，讓受試者全天飲用。毫無爭議的，這比普通人飲用的果糖更多（倒是一些青少年和年輕人，每天差不多也是喝下這麼多果糖，令人感到不可思議）。不過，我們對這個試驗最感關切的是，短期（兩週）持續給予高劑量果糖所產生的代謝效應，是否和為期數月或數年所累積的結果一樣。

受試者飲用果糖飲料兩週後，血壓明顯升高、血脂增加、胰島素抗性惡化。這些效應非常顯著，在試驗結束時，有四分之一的受試者已經達到代謝症候群的標準，但在試驗前，他們都尚未發展出病情。果糖帶來的變化竟然發生得如此之快，這項觀察令人感到不安，我認為我們無法再次進行這樣的研究——如果還有良心的話。幸好，一旦停止攝取果糖，這些效應在接下來的幾週內會出現逆轉。

在現實生活中，大多數人並不會單獨飲用果糖水，而是飲用果糖和葡萄糖的混合溶液，不論添加的是蔗糖，還是高果糖玉米糖漿，而且飲用的通常是軟性飲料。正因為如此，評估軟性飲料對人體代謝健康的影響非常重要，是值得探討的研究。

丹麥奧胡斯大學醫院（Aarhus University Hospital）的馬士基（Maria Maersk）和同事就進行過這類研究。他們將超重的受試者隨機分為四組，每組分配不同的飲料，每天各飲

用一公升的軟性飲料、低卡軟性飲料、牛奶或水，一共持續六個月。在這段期間，受試者可任意飲用水、茶、咖啡或酒。六個月後，受試者接受各種測試，包括各個器官的脂肪量。研究結果令人震驚：軟性飲料組的腹部脂肪、肝臟脂肪、血液三酸甘油酯和總膽固醇全都顯著增加，血壓也高於牛奶組和無糖軟性飲料組（奇怪的是，並未高於純水組）。這項研究顯示，添加糖可能導致人類罹患代謝症候群。

還有另一種方法可研究果糖的代謝效應，就是採取限制果糖的飲食法，觀察人體所受的影響。加州大學舊金山分校的魯斯提（Robert Lustig）和許瓦茲（Jean-Marc Schwarz）正是從這個方向切入。他們將青少年飲食中的果糖攝取量從28% 減少到 10%，不足的熱量以澱粉代替，以保持總熱量固定。九天後，青少年的體重、體脂、血液三酸甘油酯、低密度脂蛋白膽固醇（壞膽固醇）和舒張壓全都明顯下降，胰島素抗性也得到改善。

亞特蘭大艾默里大學（Emory University）的小兒科醫師沃斯（Miriam Vos）也進行了類似的研究。她將患有脂肪肝的青春期男孩隨機分為兩組，一組的飲食減少添加糖，另一組則吃一般飲食，一共為期八週。結果發現降低添加糖確實有益，受試者的脂肪肝症狀明顯改善。

蔗糖和高果糖玉米糖漿都含有果糖，對肥胖症的流行和代謝健康的惡化有重要影響。針對果糖的研究顯示，主要的

罪魁禍首是果糖，而不是葡萄糖。審判結束，判決出來了。果糖有罪（儘管受刑的其實是我們）。然而案子還沒結束，前方還有轉折，一個大意外即將登場。

# 第5章 令人不快的意外：不只果糖有罪

　　隨著研究的進展，我愈來愈確信，攝取果糖是代謝症候群和肥胖症的主要原因，而預防方法就是減少攝取果糖。我開始向朋友、鄰居和病患推薦低果糖飲食，當作治療肥胖症的第一步。第一批接受這種飲食治療的患者中，有一位是我研究助理的兒子，他被診斷出脂肪肝腫大問題。但戒掉軟性飲料後，短短幾個月內，他肝臟中的脂肪就消失了，肝臟也恢復正常大小。

　　根據早期的成功案例，我開始相信低醣飲食法之所以具有減重效果，是因為限制了果糖攝取量。我認為減少澱粉含量高的食物（例如米飯和馬鈴薯）並不重要，因為這些食材儘管含有大量葡萄糖，果糖含量卻不高。這樣看來，似乎有可能設計一套和低醣飲食法一樣有效、但仍可食用碳水化合物的飲食法——只要這些碳水化合物不含果糖。於是在2008年，我寫了《糖修復》（The Sugar Fix）這本書，這是將果糖定位成肥胖症流行禍首的早期書籍之一。在書中，我

介紹了低果糖飲食，做為肥胖症流行的解決方案。當時的我正覺得鴻運當頭，相當篤定！

很多人告訴我這套飲食法很有效，但也有人表示無法減掉太多體重。在接受摩爾（Jimmy Moore）採訪時，我特別感到不安。摩爾是播客節目「低醣新人生」（Livin'La Vida Low-Carb）的主持人，為人風趣親切。他靠著低醣飲食減重八十幾公斤，而且告訴我，他最後是靠著限制所有的碳水化合物，才終於減肥成功。這件事讓我感到很困擾，我自己也注意到某些食物即使果糖含量低，似乎還是會讓人發胖，例如麵包。

我也知道果糖無法解釋某些動物如何變胖增肥，例如鯨魚和駱駝。畢竟這些動物的食物中，並沒有水果和蜂蜜等富含果糖的食物。我意識到我們似乎錯過某些重要的環節。也許果糖只是整個故事的一部分，也或許，只是或許，還有我沒考慮到的果糖來源。

## ｜果糖的祕密來源

不論是我們，還是世界各地的其他研究團隊，都抱持著一種假設：對健康和疾病有所影響的果糖，是我們吃進體內的果糖。但後來出現一個重大發現，果糖還有**另一個**重要的來源，而且也可以觸發生存開關，並導致肥胖症和代謝症候

群，這個來源就是**人體自行合成**的果糖。

人體可製造果糖並不是新鮮事，科學家已經知道幾十年了。人體內有一

果糖還有另一個重要來源，就是人體自行合成。

種特殊的生物過程稱為**多元醇途徑**，可將葡萄糖轉化為一種稱為**山梨糖醇**\*的物質，再將山梨糖醇轉化為果糖。儘管多元醇途徑的存在早已為人所知，但一般認為大多數人體內很少會走上這條途徑，因此產生的果糖也微不足道。

在懷孕早期及腎臟中，多元醇途徑會發揮一定的作用，有助於脫水時重新吸收腎臟中的水分。不過這條途徑最為人熟知的特性是，會受到糖尿病活化，高血糖濃度會引發山梨糖醇和果糖產生。甚至有證據顯示，糖尿病患者產生的山梨糖醇，可能導致白內障和神經損傷等相關併發症。然而在研究文獻中，很少提及這條途徑也會產生果糖。

當分子生物學家拉納斯帕†於 2010 年加入我的實驗室，狀況徹底改變。巧合的是，拉納斯帕曾跟著他之前的指導教

---

\* 你可能聽過山梨糖醇，一般是當作人工甜味劑，添加在「無糖」糖漿中。只可惜山梨糖醇在人體內會轉化為糖，而且還是轉化成果糖。

† 本書中多次提到拉納斯帕，他是我重要的長期合作夥伴，對我們的研究有重大而深遠的影響。我原本擔任他的導師，但漸漸成為研究夥伴，一同剖析果糖在健康和疾病中的作用。

授研究過多元醇途徑。他也曾和我多次討論，多元醇途徑產生的果糖是否會導致糖尿病的某些併發症，如體重增加、胰島素抗性惡化、脂肪肝和腎臟病——可說是內容相當豐富的研究主題。

一天，我跟拉納斯帕提到自己的疑問，指出有證據顯示，即使飲食中的碳水化合物都不含果糖，還是可能導致肥胖症和代謝症候群。拉納斯帕聽了之後提出一個令人倍感興奮的想法：當人體攝取某些碳水化合物並消化之後，可能分解出大量葡萄糖，產生類似糖尿病的狀態，這會不會活化多元醇途徑，並產生果糖呢？

身體吸收的葡萄糖，必須先通過肝臟，在肝臟進行大部分的代謝之後才進入血液。因此，肝臟是全身葡萄糖濃度最高的地方，也是產生最多果糖的部位。前面提過，肝臟也是果糖代謝驅動生存開關的關鍵器官。即使沒有攝取果糖，若是高濃度葡萄糖所驅動生成的果糖夠多，也可能觸發生存開關。這解釋了為什麼摩爾必須減少所有碳水化合物的攝取量，才能達到減重目標。

這是很棒的假設，當然還需要驗證。我們決定在實驗室小鼠的飲水中添加純葡萄糖，進行測試。這種做法可確保腸道中的葡萄糖濃度變高，而這樣的高濃度葡萄糖會到達肝臟，然後進入血液。我們首先觀察到，實驗室小鼠非常喜歡葡萄糖水。相較於飲用相同濃度蔗糖水、高果糖玉米糖漿水

或果糖水的實驗室小鼠，
葡萄糖組的小鼠可以喝下
相同分量、甚至更多的葡
萄糖水。牠們也會吃下更
多食物，開始變胖，並發
展出胰島素抗性。我曾認

導致肥胖的
不僅是我們吃下肚的果糖，
還有在我們體內合成的果糖。

為果糖是唯一可能導致代謝症候群的碳水化合物，對我來
說，這次的實驗是個令人沮喪的起點。

　　接下來幾個月，這批小鼠變得超級胖，圓滾滾的，甚至
連走路都搖搖晃晃。牠們也發展出胰島素抗性和脂肪肝。整
個實驗的關鍵落在最後的肝臟檢查，結果顯示這批小鼠肝臟
中的果糖濃度非常高，儘管牠們根本沒攝取任何果糖。我們
也發現多元醇途徑活化的證據，因為這條途徑內的一種酵素
濃度變高了。拉納斯帕是對的！

　　為了釐清人體自行產生的果糖，如何影響肥胖症和代謝
症候群的發展，我們另找了一批無法代謝果糖的基因工程改
造小鼠，提供葡萄糖給牠們。這些小鼠能夠正常代謝葡萄
糖，也飲用與之前等量的葡萄糖水，除此之外就沒有相同點
了。牠們與最初那批飲用葡萄糖水的小鼠不同，肥胖程度明
顯較低，而且幾乎都沒有脂肪肝和胰島素抗性的徵兆。

　　我們又進行另一項試驗，這次使用另一種基改小鼠。這
批小鼠被移除一個基因，因此無法製造多元醇途徑中的某個

關鍵酵素，所以也無法**自體合成**果糖。實驗結果發現，這一批小鼠同樣喜歡飲用葡萄糖水，而且也不會罹患肥胖症和代謝症候群。

這是重大的突破，讓人既興奮又沮喪。顯然，導致肥胖的不僅是我們吃下肚的果糖，還有在我們體內合成的果糖。更重要的是，我們飲食中碳水化合物的主要成分葡萄糖，也會在人體內轉化為果糖。沒錯，確實有證據顯示，葡萄糖本身也有導致肥胖的部分效果，因為飲用葡萄糖水的基因改造小鼠，雖然製造果糖和代謝果糖的能力都已經阻斷，但與正常飲食的小鼠相較，體重仍有部分增加。然而，大量攝取葡萄糖後出現的體重增加現象，大都得歸因於葡萄糖代謝為果糖，而胰島素抗性和脂肪肝的出現，也幾乎全得歸因於同一個因素。

## 高升糖碳水化合物：啟動生存開關的另一方式

既然葡萄糖會轉化為果糖，然後導致肥胖和代謝症候群，其他碳水化合物是否也有同樣的作用呢？這倒是不用太擔心，因為不同的碳水化合物產生果糖的能力並不一樣。由於多元醇途徑只有在高葡萄糖濃度下才會活化，只有容易快速分解為葡萄糖的碳水化合物，才會觸發這個過程。

碳水化合物升高血糖的能力，以**升糖指數**表示。升糖指

數是一項數值，代表特定食物在餐後兩小時造成血糖升高的能力。純葡萄糖的升糖指數為 100，完全不造成血糖升高的食物，升糖指數為 0。升糖指數大於 70 的食物稱為**高升糖食物**，在消化後會迅速釋放葡萄糖。常見的高升糖食物有：麵包（尤其是白麵包）、米飯（尤其是白米飯）、馬鈴薯（普通馬鈴薯和甜馬鈴薯）、麥片、薯條和餅乾。

你可能早就聽過「高升糖食物」一詞，一般公認這類食物與肥胖症和代謝症候群有所關聯，這種觀念已存在幾十年，大多數的低醣飲食法，都是要求減少攝取這類碳水化合物。我們的研究顯示，高升糖食物之所以導致肥胖，可能是透過刺激果糖合成，但這個論點與過去研究文獻中的觀點並不一致。大多數專家認為，高升糖碳水化合物會導致肥胖，是因為刺激胰島素釋放，進而加強各種組織對葡萄糖的吸收。這些額外的葡萄糖會轉化為能量（ATP），或者以肝醣或脂肪的形式儲存起來，長期下來就會導致肥胖。的確，許多肥胖症患者的胰島素濃度確實長期偏高。

這種胰島素假說，一向被視為軟性飲料導致肥胖症和代謝症候群的原因。軟性飲料的升糖指數很高，因為含有蔗糖或高果糖玉米糖漿，而這兩種糖除了含有果糖、也含有葡萄糖。攝取果糖本身並不會導致血糖大幅上升，因為果糖的升糖指數偏低，只有 19 左右，而且果糖也不會直接造成胰島素濃度上升。這意味著飲用軟性飲料後，葡萄糖濃度和胰島

素會快速升高，主要是因為軟性飲料中的葡萄糖，而不是果糖。因此，根據胰島素假說的經典觀點，一定是軟性飲料中的葡萄糖成分導致了肥胖。

拉納斯帕和我認為可透過實驗來證明，到底是葡萄糖還是果糖造成肥胖。我們找來兩組小鼠，一組正常，另一組不能代謝果糖，兩組都提供添加高果糖玉米糖漿的飲水。（因為不能代謝果糖的小鼠，不像正常小鼠那樣喜歡高果糖玉米糖漿，所以這些小鼠飲水中的高果糖玉米糖漿濃度較高，以確保兩組小鼠的攝取量相等。）果然不出所料，喝下糖水的正常小鼠開始發胖，並發展出代謝症候群的所有特徵。相較之下，無法代謝果糖的小鼠雖然攝取了等量的高果糖玉米糖漿，但體重僅增加一些，仍保持健康。特別值得注意的是，牠們雖然從高果糖玉米糖漿中攝取了大量葡萄糖，但並未出現胰島素抗性或脂肪肝。

由此可知，軟性飲料導致肥胖的原因是果糖，包括飲料本身內含的果糖，和葡萄糖轉化成的果糖。雖然果糖本身不會刺激胰島素生成，但果糖的代謝會啟動生存開關，長期下來會導致胰島素抗性，進而造成葡萄糖和胰島素濃度慢性升高。因此最

> 碳水化合物
> 會引發肥胖症和代謝症候群，
> 主要是因為它們能
> 刺激身體合成果糖。

後的結果是一樣的：飲用高升糖軟性飲料會導致血糖和胰島素濃度升高及肥胖症，而高升糖碳水化合物（即葡萄糖）對代謝症候群的發生也有一定的作用。然而這些症狀的發生，並不是因為葡萄糖直接刺激胰島素生成所引起，而是因為葡萄糖轉化，變成果糖。代謝症候群的病因是果糖。

### 為什麼麵包讓人發胖？都要怪人類文明的誕生

還記得尼爾的節儉基因理論嗎？在古老的過去，曾有兩個基因發生突變，幫助人類祖先度過食物匱乏的生存難關，但卻增加我們今天變胖的風險。但可能還有第三個「節儉基因」存在，造成肥胖症的流行。

大約在 1 萬至 1 萬 2000 年前，黑海附近和中東地區出現最早的農業社會。考古證據顯示，人類馴化的第一種農作物可能是無花果（果糖含量很高的食物），隨後很快出現了大麥和小麥。對許多早期農民來說，大麥和小麥很難食用，因為它們的澱粉含量高，難以消化。當時人類的唾液中僅含有少量的**澱粉酶**\*，澱粉酶是將澱粉分解為葡萄糖的主要酵素。然而，大約就在那個時期，讓人類能夠製造更多澱粉酶的基因突變出現了。

---

\* 餅乾入口一分鐘後會產生甜味，原因就在澱粉酶。甜味代表澱粉被轉化為葡萄糖了。

這個基因突變，讓人類唾液中的澱粉酶增加為二至三倍，甚至更多。澱粉酶濃度升高，使得澱粉的分解變得更容易、更快速。澱粉酶的增加，也意味著口腔中可分解出更多的葡萄糖，這會刺激舌頭上的甜味味蕾，讓高澱粉食物嚐起來的味道變好。

由於這種突變，農業區大多數人（約七成）的唾液中都含有高濃度的澱粉酶，相較之下，狩獵採集群體中帶有這種突變的人數較少（約三成）。理論上，澱粉酶濃度較高的人，較容易因為高升糖碳水化合物而罹患肥胖症，但這尚未獲得證實，有待更多研究釐清。

## ｜身體合成果糖是一種生存策略

我們的身體可自行合成果糖，而且產量足以讓人發胖，這項發現帶來重大的啟示，過去從來沒有人思考過這件事。拉納斯帕和我立即想進一步了解，多元醇途徑是如何啟動。我們意識到，其他食物也可能在人體內轉化為果糖。我們和其他研究糖的科學家，過去可能只注意到這個方程式的其中一半：果糖的攝取量。但有哪些因素會誘發我們自體合成果糖，又合成多少，釐清這件事也可能同樣重要。

多元醇途徑要啟動，最為人熟知的例子就是糖尿病患者

的高血糖濃度，但還有其他狀況也可能刺激果糖合成。令我震驚的是，這些狀況全都能啟動生存開關，有利生物生存。

舉例來說，當水源不足時，動物的脫水狀態會活化多元醇途徑。大自然的設計自有道理，因為果糖會刺激脂肪累積，可成為代謝水的來源。同樣的，血壓下降也會活化多元醇途徑。血壓下降會減少血液流向器官和組織（可能使器官無法獲得足夠的養分以發揮功能），這時體內若產生果糖，有助於保留鹽分，可提高血壓並改善血液循環。心臟病發時心臟組織的血液供應受損，或氧氣濃度較低，這時多元醇途徑也會活化，這時身體產生果糖可能帶來好處，因為可抑制細胞能量工廠的作用，而能量工廠的運作需要氧氣，因此可降低身體對氧氣的需求。

> 找不到富含果糖的食物時，
> 自體合成果糖的能力
> 可成為求生備案。

我們的研究團隊還發現，多元醇途徑也會受到果糖本身的刺激，或者說得更明確一點，是受到果糖代謝產生的尿酸所刺激，這樣的過程等於放大了對生存有益的機制。

換句話說，刺激我們身體產生果糖的條件，與啟動生存開關的條件相同。這顯示多元醇途徑可能是一種求生備案，它合成果糖的獨特能力，可以幫助我們在找不到富含果糖的

食物時啟動生存開關。

就此看來，身體合成果糖是一種有助於生存的抗壓反應。不過在進一步討論之前，先回顧一下大自然的情況。在自然界，毫無準備絕對不是面對災難的最佳策略，而必須在災難發生之前預先做好準備。這正是動物在冬眠或長距離遷徙前啟動生存開關的原因。

如果攝取富含果糖的水果和蜂蜜可啟動生存開關，那麼觸發果糖合成，是否也能達成相同的目的？例如，或許有食物可模擬危機，讓身體活化多元醇途徑並產生果糖，保護我們不受即將到來的冬天威脅？

---

### 承受壓力時，身體會合成果糖

在下列情況中，身體會透過多元醇途徑產生果糖：

- 血糖濃度過高（例如，未控制的糖尿病）。
- 身體脫水。
- 血壓過低。
- 血液供應受損（例如，心臟病發作期間）。
- 氧氣含量過低（例如，在高海拔地區）。
- 尿酸濃度過高。
- 攝取果糖時。

---

## 鹽：讓人發胖的無熱量物質

自然界中有一種有趣的現象，許多動物，尤其是有蹄類哺乳動物，都喜歡舔鹽。野外有些地方的礦物質和鹽分含量很高，這些天然鹽磚對鹿特別有吸引力，牠們會長途跋涉去尋找這些地方。一些研究顯示，雖然這些舔鹽處含有許多礦物質，但動物真正要找的其實是鹽。

為什麼鹿和其他動物喜歡舔鹽？原因尚不清楚。鹽的味道雖然可能不錯，但也會讓動物口渴，並不是特別討喜的感覺。然而一些研究發現，舔鹽與體重增加有關。例如，1970年代的紐西蘭研究發現，以苜蓿為主食的牛隻若增加鹽分攝取，可讓牠們的體重顯著提升。這帶來有趣的可能性：舔鹽是否為啟動生存開關的一種方式？

前面提過，脫水會刺激多元醇途徑活化，讓身體合成果糖。脫水通常與飲水不足或水分流失有關，例如出汗或腹瀉，會導致血液中的水分下降，鹽的濃度相對升高，於是造成口渴的感覺，刺激喝水的慾望。然而，食用含鹽食物也能「造成」脫水狀態，因為這也會增加血液中的鹽濃度，並刺激口渴的感覺。

動物會渴望舔鹽，是因為能讓身體進入脫水狀態，刺激果糖合成嗎？就鹿這類吃草的動物來說，草含有的熱量相對較低，若能活化生存開關，會是幫助牠們製造和儲存脂肪的

寶貴方法。透過脫水狀態刺激脂肪累積，對其他動物來說也可能很重要，例如駱駝和鯨魚所處的環境中含水量很低（對鯨魚來說是**淡水**含量低），可利用脂肪提供代謝水。

拉納斯帕和我想到，可提供實驗室小鼠含鹽飲食來檢驗假設，看看輕度脫水是否會導致肥胖。因此我們讓實驗室小鼠接受高鹽飲食，再與常規飲食的小鼠進行比較。在最初幾個月內，儘管高鹽飲食組的小鼠吃得較多，但體重並沒有改變。然而五、六個月後，與正常鹽量飲食組的小鼠相比，高鹽飲食組的小鼠變得異常肥胖，並且出現代謝症候群的大部分特徵，包括脂肪肝和糖尿病前期現象。正如預期，數個月的高鹽飲食讓小鼠的血壓升高，心臟增厚（肥大）。但最令我們興奮的發現是，儘管飲食中的果糖含量控制在極低的狀態，牠們的肝臟和大腦中，果糖濃度都很高。

進行這個實驗的同時，我們也提供高鹽飲食給另一組基因工程改造小鼠，這些基改小鼠無法代謝果糖，攝取的鹽量與高鹽飲食組的正常小鼠一樣，但這些小鼠的體態一直保持苗條，完全沒有脂肪肝、胰島素抗性和其他代謝症候群的跡象。牠們的血壓也完全沒有升高，心臟增厚的程度微小。

換句話說，鹽對健康

高鹽飲食
會刺激身體製造果糖，
因此導致肥胖症和代謝症候群。

具有的負面效應，幾乎全是因為鹽會刺激身體製造果糖。即使是鹽對血壓眾所周知的影響，似乎也是由果糖造成。顯然，鹽與糖之間的關係，遠遠超過我們的想像。

從營養學的角度來看，這項觀察令人驚訝，高鹽飲食竟然會導致肥胖，畢竟鹽不具有熱量。然而在我們的研究中，高鹽飲食造成肥胖的關鍵，並不在鹽本身，而是因為血液中的高鹽濃度活化了多元醇系統。在小鼠體內，這套系統一經啟動，會將吃下的大部分葡萄糖轉化為果糖，而果糖代謝之後，會啟動生存開關。

在實驗動物身上觀察到的現象，是否也會出現在人類身上？高鹽食物會不會讓人發胖？關於鹽對人體的影響，大多數研究都集中在鹽與血壓和心臟病的關係上，但高鹽飲食其實也與肥胖症和糖尿病有關。早在 1990 年代初期，一項研究已檢驗過鹽與肥胖症和糖尿病的關係。這項研究讓健康個體接受極低鹽飲食（每天只攝取 0.5 公克鹽）或高鹽飲食（每天 12 公克鹽），為期五天。五天後，高鹽飲食組的受試者顯現出胰島素抗性的早期跡象。

一些小型的流行病學研究也發現類似的關係，患有肥胖症或代謝症候群的受試者具有高鹽飲食的傾向。德國、芬蘭和丹麥都有研究報告指出，高鹽飲食的兒童和成人，日後罹患肥胖症和代謝症候群的風險比較高。

日本心臟病專家桑原政成（Masanari Kuwabara）與我

們的研究團隊在 2018 年合作，根據日本醫院醫療保健計畫的成人資料，探討成人鹽攝取量與肥胖症和代謝症候群的關係。與美國等西方國家相比，日本算是鹽攝取量偏高、但糖攝取量較低的國家，在桑原的研究對象中，平均的鹽攝取量為每天 11 公克。桑原依照鹽攝取量將參與者分為兩組：一組每天攝取量少於 11 公克，一組高於 11 公克。

五年後，高鹽飲食組的人罹患糖尿病和脂肪肝的風險增加。兩組的肥胖風險並沒有差異，但這可能是因為追蹤期太短，尚未出現統計差異。雖然鹽攝取量較高的組別具有較高的總攝取熱量，但總攝取熱量偏低的高鹽飲食受試者，罹患脂肪肝的風險仍然較高，而且有罹患糖尿病的強烈傾向。這項研究帶來更多證據，顯示高鹽飲食與日後的代謝症候群和糖尿病有關。

另外還有強力證據顯示，肥胖者有慢性脫水的問題，這與高鹽飲食和肥胖症之間的相關性一致。肥胖症患者的飲水量通常偏低，血液中的鹽濃度往往較高，並且經常感到口渴。營養師史杜基（Jodi Stookey）所主持的一項研究發現，超重者出現脫水的可能性（根據血液中的鹽濃度判定），比生理條件相同、但較瘦的人高出約 30%，若是肥胖症患者，脫水的可能性更是高達兩倍。

如何評估脫水？一種方法是測量血液中的**血管加壓素**，這是一種荷爾蒙，又稱抗利尿激素。血管加壓素的主要作

用是防止動物脫水，可協助身體保持水分，它主要的作用方式是刺激腎臟重新吸收尿液中的水分。一些研究顯示，血管加壓素也可以減少肺部流失水分。*難怪沙漠哺乳動物體內

肥胖症患者脫水的機率，
是生理條件相同、
但較瘦的人的兩倍。

的血管加壓素濃度非常高，因為對這些在乾旱地區生活的動物來說，節水尤其重要。

超重或肥胖症患者的血液中，血管加壓素的濃度也很高。瑞典營養師伊恩荷尼（Sofia Enhörning）和梅朗德（Olle Melander）共同領導了一項研究，測量血管加壓素的前驅物，也就是和肽素（copeptin），結果不僅發現肥胖症和代謝症候群患者的血管加壓素濃度很高，即使是身材苗條的人，如果體內的和肽素濃度高，將來罹患肥胖症和糖尿病的風險也會偏高。

我們的偵探工作有斬獲了。鹽似乎是觸發生存開關的另一種方式，特別是它促成的輕度脫水狀態。攝取富含果糖的水果和蜂蜜會導致不實的飢餓感，促進脂肪產生，讓動物增加能量和水分的儲存，為冬眠做好準備。同樣的，攝取鹽分造成的脫水狀態，也會增加脂肪儲存，間接協助動物保有額

---

*我們呼氣時，除了排出二氧化碳，也會失去一點水氣。

外的水分。這兩種方式都是動物儲存重要資源的方式，是動物在陷入困境**之前**尋求自保的手段。

大自然是天才。只可惜，對野外生存致關重的美事，在當今社會，每張餐桌上幾乎都擺著糖罐和鹽罐的現況裡，卻成了一樁壞事。

## | 血管加壓素：肥胖荷爾蒙

身體處於輕度脫水狀態，會刺激肥胖症的發展；肥胖症的患者則顯現脫水跡象。高鹽飲食會引發脫水，而我們的研究指出，脫水會刺激果糖合成與脂肪形成。這表示身體會因應脫水而製造果糖，就如同釋放血管加壓素來因應脫水一樣。的確，這兩種物質似乎都具有保護作用，血管加壓素能夠減少腎臟流失的水分，果糖可刺激脂肪堆積，也是儲存水分的一種方法。這樣看來，血管加壓素和果糖都可以避免脫水，但它們兩者在預防脫水上的關係，其實比我們想像的更緊密得多。

原來，果糖會直接刺激血管加壓素生成。果糖生成和血管加壓素生成這兩個生物反應，並不是彼此毫無關係的獨立事件。事實上，身體因應脫水而形成血管加壓素的過程，有部分取決於自體合成的果糖。我實驗室的生理學家朗卡爾和宋志林（Zhilin Song）的研究顯示，脫水會活化大腦中的多

元醇途徑，刺激果糖產生，再刺激血管加壓素生成。如果是缺乏果糖代謝能力的基改小鼠處於脫水狀態，產生的血管加壓素相對較少。換句話說，我們在脫水時產生的果糖，不僅會刺激脂肪生成以儲存水分，還可以增加血管加壓素，幫助我們減少排尿以免流失水分。

我們攝取的果糖不論來自食物還是飲料，都會刺激血管加壓素的產生。我們的研究團隊發現，餵食果糖的小鼠甚至早在發展出肥胖症之前，體內的血管加壓素濃度就已經提高，而不能代謝果糖的基改小鼠，並未顯示血管加壓素濃度升高的現象。

同樣的，生理學家施拉德（Zachary Schlader）和他的同事發現，軟性飲料會提高血液中的血管加壓素濃度。我們與伊斯坦堡科曲大學（Koç University）的坎貝（Mehmet Kanbay）合作的臨床研究也指出，飲用富含果糖的蘋果汁，會明顯提高血管加壓素的濃度。

這一切讓我們不禁猜想，血管加壓素本身是否也能驅動生存開關。畢竟，血管加壓素的作用是幫助身體保留水分，而刺激脂肪累積，是達成這個目標的好方法。這與沙漠動物和超重者的狀況一致，沙漠動物具有偏高的血管加壓素濃度、過量的脂肪，超重者的血管加壓素濃度也比較高。許多研究也顯示，血管加壓素可能讓血糖上升，導致脂肪生成，特別是法國生理學家彭基赫（Lise Bankir）和布比（Nadine

Bouby）以肥胖大鼠進行的試驗。他們的研究結果顯示，血管加壓素可能導致胰島素抗性和脂肪肝。

為了更進一步了解血管加壓素的角色，拉納斯帕和我以**缺乏血管加壓素受體**的基改小鼠為對象，設計一系列試驗。荷爾蒙要發揮作用，必須與細胞上的受體結合。如果血管加壓素在果糖導致肥胖的過程中具有作用，若阻斷血管加壓素與受體結合的能力，理論上小鼠就不會出現肥胖症和代謝症候群。

血管加壓素是一種很複雜的荷爾蒙，能夠與三種不同的受體結合，其中名為 V1b 的受體，功能尚未釐清。我們實驗室的內分泌學家傑森（Thomas Jensen）和生理學家安綴斯荷南杜（Ana Andres-Hernando）共同領導一項研究，最後發現小鼠若是缺乏血管加壓素 V1b 受體（但仍具有其他受體），完全不會發展出肥胖症和新陳代謝症候群。雖然血管加壓素與 V1b 受體結合而導致肥胖的機制，目前還未徹底釐清，但很有可能是透過刺激其他荷爾蒙的作用，間接影響肝臟中的果糖代謝過程。實際上，血管加壓素似乎放大了這個開關。

我們的發現可總結成一句話：血管加壓素就是肥胖荷爾蒙，它是果糖導致肥胖症的原因。測量它在血液中的濃度，可有效預測我們未來罹患肥胖症的風險。

在繼續深入這個主題前，先分享一下我們在研究中觀察

到的有趣結果：飲用含有果糖的飲料，對於解決脫水問題毫無幫助，儘管果糖會促進水分攝取，以及形成脂肪以囤積額外的水源。這是因為果糖會將水分從血液轉移到細胞（可能是透過增加肝醣儲存，因為肝醣生成時會吸收水分），提高血液中的鹽濃度，讓人感到口渴。因此軟性飲料非但不能解渴，反而讓我們想要喝更多。

### 喝水可以關閉這道開關嗎？

如果身體對脫水狀態的反應，是肥胖的起源，並由血管加壓素所驅動，那麼補充水分是否可以預防、甚或治療肥胖症？

一般認為，為了保持健康，每天應該喝八杯水，許多人更是隨身攜帶水壺，以便時時補充水分。我還在醫學院念書時，曾認為這種做法並沒有必要，因為腎臟的工作就是避免身體脫水，所以我們只需要攝取少量的水（例如每天幾杯）。如果開始感到口渴，腎臟會釋放血管加壓素來幫助我們保留水分。但知道血管加壓素所有的作用後，我就不這麼想了。這種激素不僅會減少腎臟流失水分，還會透過增加脂肪來幫助我們儲存水分。

桑原政成和安綴斯荷南杜是我們的血管加壓素研究

夥伴，為了知道補充水分是否可以治療肥胖症，他們決定給高糖、高脂飲食的實驗小鼠補充額外的水分。（做法是增加食物中的水分，所以食物看起來比較像凝膠，而不是顆粒。）結果效果十分顯著，實驗動物攝取的水量增加一倍後，可以阻止肥胖症和胰島素抗性的發展。即使這些實驗動物是在變胖之後才增加水的攝取量，並繼續食用高糖、高脂飲食，仍可以預防體重進一步增加。

以人類為對象的研究，也曾探討多喝水是否有助於預防肥胖。最好的例子是在中小學安裝飲水機，鼓勵孩童多喝水，並經常宣導攝取充足的水分有多麼重要。三項不同的研究（分別在美國、德國和英國）都顯示，鼓勵兒童多喝水可以減少肥胖發生。

在德國的研究中，自從學校引進飲水機，學童的飲水量每天增加一杯，與未配備飲水機的學童相比，他們超重的風險降低了三成。截至本文撰寫時，瑞典正在進行一項大型研究，希望能確定增加飲水量，是否也能減少成年人的肥胖症。

保持充足的水分，一向被視為重要的事項，但它對於預防和治療肥胖症的影響，才剛剛展現出重要性。*

---

* 在改變飲水習慣之前，請務必先閱讀第九章的建議。喝太多水也可能危害健康。

## 鮮味：安全的味道？

　　現在回頭看，會覺得糖和鹽對生存開關的活化作用，並沒有那麼令人意外，原因很簡單，我們天生就會被甜食和鹹食吸引，大自然讓我們想吃這些食物是有道理的。這些食物不是直接提供果糖，就是刺激身體合成果糖（鹽和膳食中的果糖都有這種作用），從而幫助我們儲存必要的脂肪，以因應缺乏食物的季節。就好比我們會演化出可品嘗苦味和酸味的味蕾，可能是為了避免中毒，因為這類食物較可能有毒。

　　除了能品嘗鹹、甜、酸、苦等味道，我們還有第五種味覺：會對**鮮味**食物產生反應。鮮味最初由日本化學家池田菊苗（Kikunae Ikeda）於 1907 年發現，是海帶（昆布）內含的一種風味，主要來自**麩胺酸**這種胺基酸。我們舌頭上的鮮味味蕾偵測到食物中的麩胺酸後，會向大腦發出訊號，使大腦釋放多巴胺，讓我們像吃到甜食一樣產生愉悅感。

　　胺基酸是蛋白質的組成單元，當含有蛋白質的食物熟成、乾燥，或被醃製、烹調時，會釋放出麩胺酸。大豆、魚或酵母等的萃取物，以及番茄中的麩胺酸含量都很高，尤其是番茄乾（所以我們才會如此喜歡義大利麵醬和血腥瑪麗調酒）。食品業掌握人類對鮮味的喜好後，當然是投其所好，在食品中添加帶有鮮味的麩胺酸鹽，尤其是加工肉類和薯片等零食。食品業者常用的是**麩胺酸鈉**，也稱味精。一般認為

麩胺酸沒有安全疑慮，儘管大量攝取可能會導致頭痛。

談到鮮味，就不能不提另一組物質，這組物質可讓鮮味大幅提升，發現者也是日本研究人員。這位研究人員很好奇為什麼乾燥鰹魚[*]片可讓湯和其他食物變得更美味，進而發現單磷酸腺苷 AMP 和**單磷酸肌苷**（簡稱 IMP）可大幅加強我們對麩胺酸味道的感受。龍蝦和其他帶殼海鮮、深色魚類（鯖魚、鰹魚和金槍魚）、肝臟等內臟，以及含有酵母的食品（包括幾種起司）等等，都含有大量的 AMP 和 IMP。啤酒的鮮味特別好，並不是因為含有酒精，而是因為啤酒酵母富含麩胺酸，以及 AMP 和 IMP。

大多數的鮮味食物都富含這三種物質：麩胺酸、AMP 或 IMP。[†]有關鮮味食物的研究，主要集中在不需添加糖和鹽就能增強食物風味的特性上，一般不會聯想到鮮味與肥胖有關。然而有些研究發現，麩胺酸會導致小鼠和貓發展出肥胖症。更令人擔憂的是，一項針對 1 萬名中國成年人的研究發現，攝取大量麩胺酸的人罹患肥胖症的風險顯著增加。

拉納斯帕和我懷疑，鮮味食物也可能參與生存開關的啟動，並提供另一種增加脂肪儲存的途徑，進而引發代謝症候

---

[*] 鮪魚的一種。

[†] 有人認為鮮味只來自麩胺酸，但我們的研究顯示，這三種物質都是味覺增強劑，能夠單獨作用，也能共同作用，所以提到「鮮味」一詞時，指的其中任何一種。重點是，同一種食物中常同時存有這三種物質。

群。我們的推理是，雖然麩胺酸具有許多功能，包括建構和修復蛋白質，但也可以用來製造尿酸。此外，痛風患者的麩胺酸濃度也很高。前面章節中曾經提過 AMP，這是 ATP 分解過程中生成的關鍵物質，在果糖驅動肥胖症和代謝症候群的過程中扮演了重要角色。此外，IMP 也與生存開關有關，因為在尿酸生成之前，AMP 會分解為 IMP。

以上的種種觀察，帶來一個很有意思的可能：人之所以喜歡麩胺酸、AMP 和 IMP 帶來的鮮味，莫非是因為這些物質都與生存開關有關！因此我們推測，含有麩胺酸、AMP 和 IMP 的食物可能取代果糖，直接參與果糖活化生存開關的化學反應。這意味著它們能在果糖缺席的狀況下，直接導致肥胖症和代謝症候群。此外，我們知道尿酸本身可經由多元醇途徑刺激身體生成果糖，由於麩胺酸、AMP 和 IMP 都可以生成尿酸，因此鮮味食物或許能夠刺激身體合成果糖。

拉納斯帕和我在實驗室進行了一系列實驗進行測試，在小鼠的飲水中添加味精，有的還加入 AMP 或 IMP。結果相當令人興奮。飲水中添加味精（麩胺酸鈉）的小鼠很快開始食量失控，體重迅速增加，隨後出現腹部脂肪堆積及胰島素抗性。在隨後的實驗中，小鼠飲水中只添加 AMP 或 IMP，結果也出現類似的狀況。不過，讓小鼠變胖的最佳方法，是同時給予味精和 AMP 或 IMP。

當然，這帶來另一個問題：小鼠的食量增加和出現肥胖

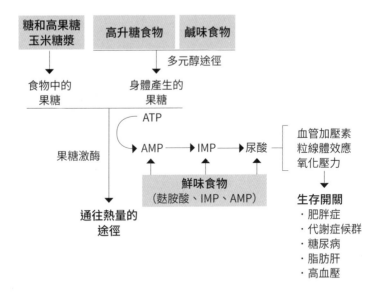

▲ 雖然糖和高果糖玉米糖漿是打開生存開關的主要食物，但高升糖碳水化合物、鹹味食物和鮮味食物也能活化生存開關。這些食物全都會參與能量消耗途徑，觸發生存開關，並且導致肥胖症和代謝症候群。

症，是因為生存開關被啟動嗎？進一步的研究顯示確實是如此。我們發現，如果阻止麩胺酸轉化為尿酸，就能避免體重增加。如果阻止 AMP 和 IMP 轉化為尿酸，也有同樣的效果。鮮味導致肥胖的方式是透過啟動生存開關——具體來說，是**直接參與能量消耗途徑**。

麩胺酸不僅會導致肥胖症，事實上，根據小鼠研究，麩胺酸的作用比糖或鹽更強。只是在美國，民眾攝取的麩胺酸遠低於糖。美國人平均每天攝取的含果糖糖類約有 75 公克，

但麩胺酸只有半公克。但有些人，尤其在中國，每人每天會從大豆和其他食物中攝取到超過 10 公克的麩胺酸，這樣高的攝取量可能導致體重增加。

## 喜歡的食物全都有害健康：該怎麼辦？

現在我們知道，含有人類最喜歡的三種味道的食物，也就是甜味、鹹味和鮮味，都會啟動生存開關。人類對這些口味的偏好可能是演化的結果，大自然鼓勵我們去尋找、識別和食用這些食物，希望我們吃下的食物能夠促進脂肪儲存。我們的生物機制造就了這樣的行為，這是大自然賦予我們的本能。拉蘭（Jack LaLanne）* 有句名言：「如果味道好，就趕緊吐出來。」我不知道你怎麼想，但發現我們喜歡的食物都會讓人發胖，令我沮喪不已。

不過還是有些好消息，我們是有選擇的。應用所學，根據科學發現，可以研擬出一套有效的肥胖症預防及治療方法。但在深入探討之前，我們先仔細看看，生存開關對肥胖症和糖尿病以外的疾病會造成什麼影響，包括一些令人意想不到的病症。

---

* 拉蘭聲稱自己年輕時有「糖癮」，他對糖的癮頭，就像有些人對酒上癮一樣。第七章對於糖和酒精之間的有趣關係，會有更多討論。

# 第2部 脂肪開關
## 與疾病

# 第6章 從生存到生病

　　約莫從上個世紀開始，或更準確的說，自 1893 年的世界博覽會以來，原本已經攀高的糖攝取量，在世界各地更是節節上升。肥胖症、代謝症候群以及糖尿病、高血壓、中風和心臟病的盛行率，也一如預期，跟著急劇增加。此外，與肥胖相關的癌症，例如乳癌、結腸癌和胰臟癌等，發病率也有攀升的趨勢。

　　同時上升的，是一般媒體報導和醫學文獻對這些疾病的關注，而且這些病症之間也展現出密切的相關性。當然，這些病症有共同的風險因素，當中許多都與西方文化和西方飲食有關。然而，要從眾多因素中分辨出真正的罪魁禍首，卻相當困難且複雜。是單純因為運動太少？吃得太多？或是因為特定食物而造成這種現象？社經地位、遺傳條件、環境毒素，或是胎兒在母體子宮中的遭遇，在其中又扮演怎樣的角色？若給予上述的所有因素適當的權重，或許可以寫出一條方程式，正確總結出一個人罹患疾病的風險。或者，還有更簡單的方法？這整件事的背後是否有某種主要的潛在機制在作祟？

14 世紀的方濟會修士兼神學家「奧坎的威廉」（William of Ockham, 約 1285-1347）曾指出，在解決問題時，最簡單的答案往往就是正解。這項教誨正是眾所周知的「奧坎剃刀」，也是醫學界常用的哲學原則。這把奧坎剃刀是否可用來尋找肥胖症、代謝症候群和糖尿病的根本原因？並連帶找出導致高血壓、中風、心臟病、肝腎等等疾病的因素？

說得更具體一點，新近發現的生存開關持續活化的現象，會不會就是肥胖症、糖尿病，以及相關非傳染性疾病的源頭？是否有證據支持這個假設？如果真的有證據，又是否會改變我們對這些疾病的看法，以及預防或管理這些疾病的做法？

當然，把問題過度簡化是有風險的。主張生存開關可能是當今許多重要疾病的主因，或許太過狂妄，甚至是偏執。然而在生物學和其他學科中，簡潔的理論一向深具吸引力，因此進一步探索這個主張絕對合情合理。但或許最重要的，並不是證明生存開關為**主要**（primary）原因，而是確定它為**促成**（contributory）原因。若是促成原因，更容易為人接受，而且依舊很重要，因為只要這個開關確實在致病過程中扮演一定的角色，那麼擬定一套可阻止生存開關活化的策略，就可能為疾病的預防、管理和治療帶來新的洞見。

先從與肥胖症和代謝症候群相關的疾病著手，看看它們是否與生存開關有關。

# 痛風：生存開關活化的典型病症

再也沒有其他疾病，比痛風更能反映生存開關持續活化的問題了。第三章曾提過，痛風是一種讓患者倍感疼痛的關節炎*，好發在大腳趾、腳踝或膝蓋。當痛風發作，關節會變得又熱又紅，疼痛難耐，甚至光是在腳上蓋一層薄被也會引起不適。痛風是全世界最常見的關節炎，在美國受影響的人多達 900 萬。

痛風的病因是血液中的尿酸濃度升高，通常高於七毫克／分升。由於尿酸的溶解度低，若在血液中的濃度過高，就會形成結晶，沉積在關節，導致發炎並引發疼痛。另一種較不常見的症狀，是在皮下形成尿酸晶體，這往往會形成無痛的小型結節，稱為「痛風石」。典型的痛風多半在深夜或清晨發作，再不然就是在享用一頓豐盛的餐點之後來訪，餐點內通常包括酒和紅肉，都是富含麩胺酸，以及 AMP、IMP 等**核苷酸**的食物，另外就是含有糖。睡眠呼吸中止症患者尤其常罹患痛風，因為他們睡眠時的血氧濃度會下降，刺激體內產生更多尿酸。

痛風發作大多會持續五到十天，可透過抗發炎藥物緩解症狀，但這種疾病經常復發，也可能導致關節變形。由於痛

---

*關節炎的英文為 arthritis，在拉丁文中的意思正是「關節發炎」。

風對非處方藥的反應良好，因此醫師和患者通常將它視為一種麻煩的小毛病，而不是疾病，結果使得這種疾病並未得到應有的關注。

雖然痛風發作造成的刺痛，只要服用抗發炎藥物布洛芬（ibuprofen）就可以壓制下來，但它可不僅僅是惱人的關節炎。在大多數情況下，痛風堪稱是生存開關持續活化的典型代表。

第四章曾提過，由於數百萬年前發生尿酸酶基因突變，人類的尿酸濃度比大多數哺乳動物來得高。最初，這種突變僅導致尿酸濃度略微提升，從一至二毫克／分升增加到三至四毫克／分升，但還在正常範圍內。然而，當西方飲食普及，尤其是酒精飲品和富含糖及鮮味的食物變得普遍，人類體內的尿酸濃度就進一步升高了，今天的平均值已達到五至六毫克／分升。在美國，甚至有多達 2000 萬人的尿酸濃度更高。當人體血液中出現這麼高濃度的尿酸（女性為超過六毫克／分升，男性為超過七毫克／分升），稱為**高尿酸血症**，這些人最可能發展出痛風。

雖然造成尿酸濃度變高的原因可能很多，包括遺傳和腎衰竭，但高尿酸濃度和（或）痛風的存在，強烈暗示飲食中具有活化生存開關的成分，因為尿酸是果糖代謝的一項主要產物。因此毫不意外的，痛風患者是世界上最容易罹患肥胖症和代謝症候群的一群人。有將近四分之三的痛風患者患有

高血壓，一半以上有肥胖症，一半以上有慢性腎臟病，而且大多有脂肪肝，四分之一有第二型糖尿病。痛風患者的心臟病發生率也是最高的。

這意味著痛風，或尿酸升高（即高尿酸血症），也是生存開關過度開啟的另一種後果。然而，我們的實驗數據還透露出一個有趣的轉折：尿酸不僅是生存開關啟動的副產品，更是主動觸發生存開關的因子。尿酸會對能量工廠構成氧化壓力，除此之外，還可能產生其他生物效應，包括刺激脂肪產生、發炎反應和血管收縮。來自實驗動物的證據強烈暗示，尿酸會導致高血壓、胰島素抗性、脂肪肝和肥胖症。事實上，我們最初會對果糖感興趣，就是因為餵食大鼠果糖的實驗顯示，尿酸濃度降低可改善大鼠的代謝症候群。觀察結果指出一件事：尿酸對於體重增加、血壓升高、胰島素抗性和代謝症候群的其他病徵，可能具有一定的作用。

這個觀點代表尿酸是代謝疾病的促成原因，但目前還頗具爭議，因為多年來，我們一直認為尿酸升高是肥胖症、胰島素抗性和高血壓造成的結果，或是因為治療這些疾病的用藥而引發（尤其是控制血壓的利尿劑）。然而，有許多論點傾向支持尿酸促成這些疾病。首先，有充分證據顯示，早在肥胖症、代謝症候群和相關病症出現前，高尿酸的情況已經發生，既然比病症更早出現，就不能說尿酸升高是代謝病症造成的結果。例如，我們曾追蹤過健康的日本成年人，其中

有些人只出現尿酸偏高這一項異常，與尿酸濃度正常的人對照後發現，尿酸偏高的人五年後罹患高血壓、糖尿病、肥胖症和慢性腎臟病的風險，比正常人多出一倍。針對一般人口進行的十幾項研究也顯示，高尿酸可單獨做為指標，用來預測代謝症狀和心臟病的發生風險。

另外有證據顯示，降低尿酸可預防或逆轉代謝症候群的狀況。一些最有力的證據顯示，這與血壓有關。我們與兒科腎臟病專家菲格（Daniel Feig）合作，檢視新近診斷出罹患高血壓的青少年，並調查降低尿酸對他們的影響。

我們團隊之前曾以實驗動物進行研究，發現罹患高血壓初期，降低尿酸具有很好的療效。但久病之後，高尿酸會導致腎臟受損和發炎，最後變成由病變的腎臟直接導致高血壓；一旦病情發展到這個地步，降低尿酸的效果就會減弱。因此，我們認為初罹患高血壓的年輕患者，會是理想的測試對象，因為他們的腎臟並未病變。菲格測量了這批患者的尿酸，結果相當令人驚訝，絕大多數（九成）患者的尿酸濃度都很高。菲格接著把患者隨機分組，其中一組服用有效的降尿酸藥物安樂普利諾錠，即異嘌呤醇，另一組服用安慰劑。結果，服用降尿酸藥物的受試者完全逆轉高血壓，服用安慰劑的受試者毫無變化。菲格也對罹患臨界性高血壓（borderline hypertension）的超重青少年進行類似療程，再次發現降低尿酸可使血壓恢復正常，而安慰劑則沒有療效。

我們與其他合作者的研究，也發現降低尿酸對血壓的益處，如墨西哥腎臟科醫師暨臨床研究員馬德羅（Magdalena Madero）、土耳其腎臟科醫師坎貝等。坎貝還發現，降低尿酸可改善高尿酸受試者的胰島素抗性，這與其他研究人員的發現一樣。此外，降低尿酸似乎對體重控制也有助益，尤其可防止體重增加。例如，在菲格的另一項研究中，服用安慰劑的青少年在研究期間體重大約增加兩公斤，但服用異嘌呤醇的青少年反倒瘦了近半公斤。

儘管以上和其他許多研究全都顯示，降低尿酸濃度有助於改善代謝症候群的病情，但還是有研究顯示這樣的效果並不存在。然而，這些負面結果通常可歸因於兩項因素。首先，許多研究選用尿酸濃度原本就正常的受試者，觀察他們的尿酸是否進一步降低。其他一些研究想探討降低尿酸是否可治療高血壓，但卻選擇血壓正常的人進行測試。這類研究在我看來並沒有太大意義，因為是在不需要治療的人身上測試治療方法。

尿酸除了可能影響代謝症候群，還可能直接引發心臟病，尤其是在痛風患者身上。最近的研究顯示，尿酸晶體不僅會沉積在痛風患者的關節中，還可能悄無聲息的對身體其他部位造成傷害。例如有研究發現，近八成痛風患者的心臟和血管中，都有尿酸晶體，腎臟中一般也有。由於晶體會引起局部發炎，這很可能就是生存開關過度活化，因而導致心

> 痛風是全面影響身體的疾病，
> 充分顯示生存開關
> 過度活化對健康的危害。

臟病和腎臟疾病的途徑（更多細節請參閱後面章節）。顯然，我們需要更多的臨床試驗，以了解高尿酸濃度和痛風的全部效應。[*]

痛風不只是小毛病，而是全面影響身體的疾病，充分顯示生存開關過度活化對健康的危害。但今天如此普遍的糖尿病等疾病，又是如何？促成這些疾病的原因，是否也是導致脂肪累積的生存開關？

## ▎第二型糖尿病：胰島素抗性的最後階段

糖尿病是血糖（葡萄糖）濃度異常升高的疾病，有兩種類型：**第一型**是胰臟失去製造胰島素的能力，通常在兒童時期就會病發；第二型則與肥胖症和代謝症候群有關。目前，**第二型**糖尿病更為常見，它與生存開關的主要特徵有關，也就是：胰島素抗性。

第二型糖尿病患者在全面發展出糖尿病之前，通常會先顯現胰島素抗性。胰島素抗性指的是，肌肉對正常濃度的胰

---

[*] 目前有許多試驗正在評估降低尿酸對心臟病的潛在益處。有些還在進行當中，有些會在第九章詳細介紹。

島素反應不足，胰臟只好製造更多胰島素做為補償，讓胰島素濃度上升，直到肌肉產生足夠的反應。這樣能讓血糖降低，但會造成另一項後果，就是血液裡得持續保持高濃度的胰島素。胰臟只好不斷工作，長期下來會呈現低度發炎的狀態，並造成疤痕，損害胰臟製造胰島素的能力。隨著胰島素濃度下降，血糖不再受控，最後就發展成糖尿病。

儘管胰島素抗性確切的發展機制目前尚未釐清，但從我們和其他人的研究中可清楚看出，胰島素抗性與果糖代謝有關，是生存開關活化的後果，而背後的機制，可能牽涉到尿酸的作用。我們的研究小組發現，餵食大鼠蔗糖會導致糖尿病前期症狀，損害牠們胰臟中製造胰島素的細胞。換句話說，第二型糖尿病的發生，似乎是果糖代謝的直接結果。果糖代謝不僅會導致胰島素抗性並損傷胰臟，最終還會發展出糖尿病。這並不代表第二型糖尿病沒有其他病發原因，但果糖似乎是重要的因素。

有大量證據顯示，含果糖的糖類是導致第二型糖尿病的原因。最早的證據來自史料。第四章曾提過，在文獻紀錄中，印度醫師蘇什魯塔提出最早期的糖尿病報告。蘇什魯塔醫師行醫的地點位於恆河流域，這是人類史上最早種植甘蔗的地區。蘇什魯塔觀察到肥胖症和糖尿病，與當地人飲用甘蔗汁的習慣之間具有關聯。當時在世界其他地方，糖尿病仍然相對稀少，直到文藝復興後期，糖攝取量增加之後才有所

改變。在 1800 年代，法國醫師蘭斯侯（Étienne Lancereaux, 1829-1910）注意到糖尿病有兩種類型，他稱為「瘦型」和「胖型」，其中「胖型」糖尿病往往與糖的攝取有關。到了 1900 年代初期，世界各地的糖尿病發生率全都呈現上升趨勢，愈來愈多人把這種疾病與糖的攝取量關聯在一起。

在 1915 至 1918 年間於美國紐約市擔任衛生專員的愛默生（Haven Emerson），發現糖攝取量與糖尿病之間的強烈相關。愛默生注意到這座城市的糖尿病患數量穩定上升，在 40 年間增加大約十倍。1880 年，每 10 萬人中僅有兩、三名糖尿病患，到了 1920 年，這個數字已上升到每 10 萬人中有近 20 例。為了找出原因，他展開大規模調查，尋找潛在的風險因子。最後，他發現糖尿病與超重和久坐最為相關，並且指出，糖尿病與糖攝取量有顯著關聯。當時糖價還很高昂，糖尿病幾乎是富人專屬的疾病。

愛默生並不孤單，當時還有其他人也懷疑糖是造成糖尿病的禍首，尤其是班廷（Frederick Banting, 1891-1941）醫師，他因為發現胰島素而獲得諾貝爾獎。然而，並非所有人都同意這個看法，喬斯林（Elliott Joslin, 1869-1962）醫師就直言不諱的表達反對意見。身為糖尿病專家，喬斯林拒絕接受糖是病因的觀點，並認為糖尿病是營養過剩的結果。他指出在 1923 和 1928 年的調查中，並未發現糖消耗量與糖尿病死亡率之間存有強烈關聯。然而在這項研究中，糖消耗量最

高的 13 個地區，有 11 個名列在糖尿病死亡率前 13 名之內。另兩個糖尿病死亡率相對較低的地區為古巴和夏威夷，只不過糖攝取量增加和糖尿病死亡率上升之間通常存有一段時間差，大概會延遲 10 到 20 年，在這項研究之後的 10 年間，夏威夷的糖尿病發病率和死亡率雙雙上升。（至於古巴，當初蒐集的原始數據具有多少可信度，並不清楚。）

時至今日，不論是實驗室或臨床研究數據，都強烈支持糖尿病與糖和高果糖玉米糖漿攝取量的關聯——尤其是來自軟性飲料的糖分。食用果糖會誘發實驗動物罹患糖尿病，導致人類出現胰島素抗性。也有報告指出，減少果糖攝取量可緩解肥胖者的胰島素抗性。毫無疑問的，果糖——也就是生存開關的啟動者，的確是導致糖尿病的重要因素。

與糖尿病風險有關的並不只有糖，但正如前面提到的，糖不是唯一會啟動生存開關的食物，即使

> 減少果糖攝取量
> 可緩解肥胖者的胰島素抗性。

它是重要的驅動因子。米飯、馬鈴薯等高升糖碳水化合物，也會增加罹患糖尿病的風險，儘管影響力不如果糖那麼強大，這不足為奇。同樣的，紅肉、啤酒和其他鮮味食與高鹽飲食，也和糖尿病風險有關。所有的數據都直指一件事：第二型糖尿病是來自脂肪開關的一項不受歡迎的禮物。

## | 高血壓、心臟衰竭與中風

　　高血壓的定義一般是高壓（收縮壓）超過 140 毫米汞柱，低壓（舒張壓）超過 90 以上，不過近年來，這兩個上限分別更改為 130 與 80 毫米汞柱。高血壓與肥胖症和糖尿病一樣，曾經是罕見疾病，一般推測在 1890 年代的美國，只有不到 5% 的成年人罹患高血壓。但也跟肥胖症和糖尿病一樣，高血壓罹患率在 20 世紀大幅增加。如今，美國有三分之一的成人患有高血壓，高血壓更是全球最常見的疾病之一，受影響的成人超過 10 億。

　　高血壓素有「沉默殺手」之稱，因為通常沒有特殊症狀。許多人並未意識到自己患有高血壓，因此不曾加以關注，有些人則是沒得到適當的治療。然而，高血壓其實會對身體造成殘酷的傷害。首先，它會導致心臟過度工作，長期下來可能導致心臟衰竭；今天，高血壓已成為心臟衰竭的首要原因。高血壓也會損害血管，這種損害可能發生在大腦，導致血管破裂，顱內出血。它還會造成血管狹窄，減少大腦的血液供應，以致組織壞死。主動脈等大血管也會因為高血壓而變得脆弱，導致動脈瘤，造成內出血或血管內壁突然崩裂，以致發生血管剝離等可怕的併發症。此外，高血壓也是腎衰竭的一項主因，還可能導致其他問題。例如，它會影響兒童的學業表現，老年人則會因為大腦中的小血管受損而漸漸失智，

這稱為血管性失智（vascular dementia）。

　　我們急需了解高血壓的所有成因。雖然某些致病因子已經很清楚，例如腎臟病，但絕大多數的高血壓病患都歸類為「原發性高血壓」，意味著原因不明。然而，愈來愈多的證據指出，原發性高血壓可能是生存開關過度活化所致。

　　有強烈證據顯示，果糖可能對高血壓有一定的影響。流行病學研究顯示，攝取軟性飲料及含有果糖的添加糖，與罹患高血壓有關。更有力的證據則是，研究中的受試者在服用果糖後，血壓會立即升高，但服用葡萄糖或水則沒有這種情況。在我們的另一項臨床試驗中，隨機分配受試者飲用添加了糖的軟性飲料，一種含有蔗糖，一種含有高果糖玉米糖漿。結果發現這兩種軟性飲料都會導致血壓升高，但高果糖玉米糖漿組的血壓升高幅度更大，這可能與高果糖玉米糖漿含有較多果糖，以及尿酸濃度升得較高有關。

　　後來發現，尿酸濃度與高血壓具有重要的相關性，我們與臨床醫師培瑞茲波索合作的研究證實了這一點。這項研究將男性志願者隨機分成兩組，一組服用異嘌呤醇，一組沒有。所有人連續兩週每天飲用大量果糖。結果，只服用果糖的一組，血壓顯著升高，但同時服用異嘌呤醇的一組，**完全沒有**攝取果糖引起高血壓的現象，尿酸也沒有升高。這些數據顯示，果糖活化生存開關時也會影響血壓，而造成這種現象的原因，可能是果糖導致尿酸濃度升高。

過去一向認為引發高血壓的是鹽，而不是糖。高鹽飲食也會活化生存開關，但正如前面章節討論的，活化生存開關的並不是鹽本身，而是因為血液中的鹽濃度升高時，會引發身體合成果糖，並刺激血管加壓素這種荷爾蒙產生。為了測試這個效應對血壓的影響，我們的研究夥伴坎貝提供加鹽的湯給志願的受試者，其中一組受試者喝湯之後會再飲用兩杯水，另一組則不提供水。結果發現，只喝湯的受試者血液中的鹽濃度，以及血壓和血管加壓素全都立即上升。而喝湯後再喝水的受試者，並未觀察到鹽濃度上升，血管加壓素和血壓也沒有改變。

　　這項研究和其他類似的研究都顯示，導致血壓升高的並不是鹽攝取量，而是這些鹽是否導致血液中的鹽濃度升高，從而活化生存開關；我們與日本心臟病專家桑原政成合作的研究也證實了這點。這項研究以廣大的健康日本人為對象，評估鹽攝取量與高血壓的關係。我們發現，雖然根據每日鹽攝取量的高低，可預測五年後罹患高血壓的風險，但還有比鹽攝取量更強的預測因子，那就是血液中的鹽濃度。

　　過去數十年來，鹽攝取量和添加糖攝取量一樣不斷攀高，已增加三成。限鹽飲食成為降低血壓的標準建議，現在也被當作一種減肥策略。然而就我們的研究來看，若只關注血壓升高這點，真正重要的並不是鹽的攝取量，而是鹽和水的平衡。因此，如果能保持較低的果糖攝取量，並飲用大量

的水，防止血液中的鹽濃度升高，就有很大的機會可預防高血壓，而不必拘泥於嚴格限制鹽分的攝取。

導致血壓升高的真正重點
不在鹽的攝取量，
而是鹽和水的平衡。

生存開關釋放的尿酸和血管加壓素，是造成血壓升高的短期原因，但有證據顯示，最終的原因是另一個系統。說得更具體一點，生存開關活化會導致腎臟低度發炎。我的研究夥伴羅德里格斯伊圖爾貝（Bernardo Rodriguez-Iturbe）是高血壓領域的佼佼者，他的研究顯示，腎臟低度發炎的現象，長期下來會形成惡性循環。發炎會導致腎臟中的鹽分滯留，造成血壓持續升高，高血壓長年病患可能就是處於這種情況。當這種現象發生時，光是降低尿酸或關掉生存開關，並無法治癒高血壓。儘管如此，減少飲食中的添加糖和鹽應該還是會帶來好處，因為關閉生存開關能避免病情惡化。

## 肝病

1970 年代，一種新型肝病開始出現，隨後在世界各地急劇增加，如今已成為肝衰竭和肝臟移植最常見的原因。這種肝病稱為「非酒精性脂肪肝」（簡稱為 NAFLD），也是沉默殺手。發病初期在肝臟中有脂肪堆積，導致肝臟輕度腫

大，檢查時通常會發現肝功能輕度異常。在這個階段，除非醫師透過某種類型的影像（例如超音波）指出患者有脂肪肝，否則患者本人通常不會意識到身體有任何問題。長期下來，肝臟會局部低度發炎，但這個階段同樣不會出現任何症狀。這種發炎狀態在不知不覺間損害肝臟，造成疤痕。接著，通常是幾年後，患者會漸漸肝硬化，並突然出現肝衰竭的跡象。患者可能苦於顫抖、肌肉流失、腹部積水腫大，有時還伴隨腸道出血。病情一旦發展到這個地步，就只能等待肝臟移植，別無他法。

非酒精性脂肪肝與酒精引發的肝病很相似，因為酒精也會引起脂肪肝，經年累月之後導致肝臟發炎、出現疤痕和肝硬化。事實上，兩種肝病的情況幾乎相同，但酒精性肝病的表現通常更為戲劇化，而且當然牽涉到大量飲酒的問題。

非酒精性脂肪肝很可能是生存開關持續活化的直接後果。還記得前面提過，生存開關的主要功能是累積脂肪，雖然脂肪多半存放在脂肪組織中，但肝臟是脂肪的另一個儲存地點。

脂肪肝可能是好事，因為它等於燃料儲存所。回想一下蜂鳥，以花蜜為主食的牠們，是肝臟脂肪最多的鳥類，只不過這些脂肪在夜間會全都燃燒殆盡。早在羅馬時代，人們已經知道果糖會導致鳥類產生脂肪肝。根據博物學家老普林尼（Pliny the Elder, 約 23-79）留下的文章，羅馬廚師阿比庫斯

（Marcus Apicus）會餵鵝吃棗子，讓牠們長出脂肪肝，長期下來，這些鵝肝就成了佳餚，也就是我們今天還在享用的鵝肝醬。現代實驗室研究則顯示，餵食其他動物果糖，也會讓牠們形成脂肪肝。

早在 2006 年，我還在佛羅里達大學任職時，曾有機會參加阿布德馬列克（Manal Abdelmalek）的非酒精性脂肪肝講座。阿布德馬列克是一位優秀的年輕醫師，當時正在研究這種相對較新的疾病。聽她演講時我突然想到，食用含有高果糖玉米糖漿和蔗糖的食物或飲料，或許也是引發非酒精性脂肪肝的原因。講座結束後，我們談論了一陣子。阿布德馬列克告訴我，沒有人具體思考過這種可能性，於是我們展開合作。在訪談非酒精性脂肪肝患者時，阿布德馬列克發現他們過去都曾大量飲用含高果糖玉米糖漿的軟性飲料，而且大多同時具有代謝症候群的病症和高尿酸濃度。我們實驗室的歐陽曉森（Xiaosen Ouyang）對這些人的肝臟進行切片檢查，發現與果糖代謝有關的酵素（特別是果糖激酶）表現量都非常高。看來我們找到很強的證據，可證明攝取內含果糖的添加糖，會導致非酒精性脂肪肝。

隨後，阿布德馬列克又精心設計了一系列研究，最後發現，含有高果糖玉米糖漿的軟性飲料攝取量是一項很好的指標，不僅可用來預測脂肪肝的發展，還能預測肝硬化發生前的肝臟發炎和疤痕狀態。她的研究進一步揭露，脂肪肝的細

> 非酒精性脂肪肝與
> 過量攝取添加糖有關。

胞長期缺乏能量 ATP——這正是生存開關活化的顯著標誌，而且肝臟細胞內的 ATP 濃度，與果糖攝取量和尿酸濃度呈現負相關。從此之後，有大量研究指出，非酒精性脂肪肝與過量攝取添加糖有關。甚至有研究發現，減少兒童的添加糖攝取量，可以改善他們的脂肪肝狀態。

添加糖與脂肪肝的關聯獲得證實後，我們開始猜想，蔗糖與高果糖玉米糖漿對於脂肪肝的影響，也許有程度上的差異，因為非酒精性脂肪肝與高果糖玉米糖漿的相關性最高。我們設計一個實驗，分別將 50 比 50 的高果糖玉米糖漿和蔗糖餵給實驗室裡的大鼠，讓大鼠攝取等量的果糖。實驗結果顯示，儘管蔗糖組大鼠的肝臟也有脂肪增加與發炎的情況，但高果糖玉米糖漿組的脂肪肝狀態更為嚴重。另一個攝取正常飲食的對照組，則完全沒有發展出脂肪肝。

任何患有脂肪肝或診斷出非酒精性脂肪肝的人，都應該特別注意，自己的主要病因很可能是含果糖的添加糖。高果糖玉米糖漿的影響看來又比蔗糖更強，這可能是因為吸收差異，因為蔗糖必須先分解成果糖和葡萄糖，才能為腸道所吸收。然而，這不表示蔗糖能排除在外，仍應該視為重大的風險因子。

## 慢性腎臟病

　　就跟本章中討論的其他疾病一樣，慢性腎臟病也是在上個世紀與肥胖症同時增加。其中一項原因是，患有代謝症候群的人特別容易罹患慢性腎臟病，腎衰竭的前兩大主因正是糖尿病和高血壓。由於糖尿病和高血壓似乎都是由生存開關活化所引起，因此腎臟病可能是另一種間接的連帶損害。

　　然而有證據顯示，果糖也可能**直接**導致腎臟損傷。腎臟就跟肝臟和大腦一樣可代謝果糖，而產生的尿酸會引起局部發炎和氧化壓力。我們發現，長期的高果糖飲食會導致腎臟損傷，也會讓原有的腎臟病加速惡化。我們還發現，腎臟可透過多元醇途徑產生果糖，尤其是糖尿病患者，這也可能損害腎臟——或許這就是糖尿病導致腎臟病的部分原因。

　　最後，生存開關會提高尿酸濃度，而且有大量研究報告顯示，尿酸濃度升高的跡象預告了慢性腎臟病的發展。還有其他研究報告指出，慢性腎臟病患若有尿酸濃度高或痛風的現象，降低尿酸濃度可減緩病程發展。但上述的發現在最近受到質疑，主要是因為有兩項備受矚目的研究，並未發現降低尿酸濃度能帶來益處，但這兩項研究的受試者都沒有納入痛風患者（他們最可能因為尿酸降低而受益），而是選擇尿酸濃度正常的人擔任受試者（自然不會因此受益）。總之，這個問題需要進一步的研究才能釐清。

## 動脈粥狀硬化、心臟病和猝死

心臟病大多由冠狀動脈疾病引起，與長期高血壓導致的心臟衰竭不同。造成心臟病的原因，通常是動脈粥狀硬化，也就是流向心臟和其他器官的供血動脈，出現富含膽固醇的脂肪堆積，在血管壁形成斑塊。這些斑塊會阻礙血液流動和氧氣輸送，也是容易形成血栓的位置，而血栓和斑塊碎片可能脫落，最終進入大腦或其他部位，於是導致心臟病發或中風。家族病史、高膽固醇和吸菸，是動脈粥狀硬化長期以來已知的主要危險因子。最近研究人員也注意到，長期的低度發炎是另一項危險因子——這與生存開關密切相關。

嚴重發炎不是好事，但慢性的低度發炎有時可以幫助身體抵抗某些感染，因為可讓我們的白血球更容易殺死細菌和寄生蟲。而尿酸，是引起低度發炎的重要因子，換句話說，發炎可能是生存開關帶來的另一個益處。然而，生存開關若過度活化，這種低度發炎就不再有益。以血管為例，這會導致膽固醇過多、形成斑塊，造成動脈粥狀硬化。許多痛風患者的斑塊中都含有尿酸及尿酸晶體，顯示尿酸可能參與了斑塊造成的損害。

果糖和尿酸對冠狀動脈疾病的影響，尚未完全釐清，還需要更多臨床研究。不過目前看來，心臟病可能是脂肪開關造成的另一個併發症。

## 癌症

　　本章開頭曾提過，肥胖症與多種癌症有關，包括乳癌、結腸癌和胰臟癌。但為什麼肥胖症會與癌症扯上關聯？這目前依舊是個神祕難解的謎團。然而，答案可能不是肥胖導致癌症，而是生存開關的長期活化同步增加了肥胖症和癌症的風險。

　　還記得第三章提過，生存開關為了要儲存能量和水，不僅會刺激脂肪累積，還能在氧氣濃度較低時保護動物。當氧氣濃度下降時，身體會透過多元醇途徑製造果糖，引起氧化壓力，從而抑制粒線體的功能。由於粒線體利用氧氣產生能量，當粒線體受到抑制而減少產能，會同時減少身體對氧氣的需求，這是生存開關運作的一部分。來自粒線體的能量減少時，可透過**糖解作用**補償。糖解是較原始的能量生產途徑，效率較低，並不需要用到氧氣。

　　正是因為糖解作用，非洲裸鼴鼠才能夠在地底深處擁擠的洞穴中生存，那裡的氧氣含量非常低。非洲裸鼴鼠會產生大量果糖，盡可能減少氧氣需求，因此可在僅含 5% 氧氣的空氣中存活長達五個小時，* 相較之下，一般老鼠只能存活

---

\* 海平面空氣中可用的氧氣含量約為 21%，喜馬拉雅山脈的珠穆朗瑪峰頂的氧氣含量僅約 7%。

大約十分鐘。我猜想其他在低氧條件下生存的動物，可能也是透過多元醇途徑製造果糖來求生，例如海豹，可以屏住呼吸潛水長達 40 分鐘，而有些鳥類可在極高海拔飛行，例如斑頭雁，甚至能飛越喜馬拉雅山脈。

就跟生存開關的其他好處一樣，利用果糖在低氧環境中求生的能力，也具有諷刺的轉折。對現代社會的人類來說，低氧反倒可能增加罹患癌症的風險，不利生存。許多癌細胞必須在低氧條件下生存。例如，當癌症擴散到新組織時，一開始必須先在低氧條件下存活，直到形成可傳輸氧氣和養分的小血管，才能繼續生長。果糖是癌細胞的首選燃料，因為果糖可在低氧環境中支持腫瘤細胞生長。例如高果糖玉米糖漿，已證實可能加速小鼠腸道腫瘤的生長，因為果糖具有減少氧氣需求的作用。一些癌細胞，例如轉移性結腸癌、胰腺癌和乳癌，特別喜歡果糖這種燃料，這或許也可以解釋，為什麼這些癌症好發在肥胖症患者身上。

低果糖飲食是否可減緩或預防癌症擴散？這個主題目前已引發許多人濃厚的興趣。研究人員也在評估，果糖代謝產物，如尿酸和乳酸，是否具有刺激腫瘤生長和擴散的作用。就拿我的合作夥伴、生物學家芬尼（Mehdi Fini）的研究來說，如果把乳癌細胞注射到缺乏尿酸酶的小鼠體內，比起正常小鼠，牠們體內腫瘤生長和擴散的速度會快得多。因此，儘管生存開關本身可能不會導致癌症，但果糖和這道開關卻

可能促進癌細胞的生存和生長。

　　許多現代疾病的根源，可能都是因為過量攝取含果糖的糖類，或是可刺激身體自行合成果糖的食物，至少部分原因在此。這項發現著實驚人，大自然若是有知，一定會沮喪不已。在某個環境中有利生存的因素，到了另一個環境卻成為阻礙，嚴重破壞人的健康。不幸的是，生存開關的影響不止於此，除了身體疾病外，它還涉及另一個醫學領域，那就是大腦病變。

# 第7章 對心智和行為的影響

　　生存開關過度活化，似乎是當今許多常見疾病的促成因子。然而，果糖對健康的影響可能不止於此，還擴及到我們的心智和行為，會造成同樣嚴重的後果。前面提過，生存開關的一項主要作用是刺激飢餓感，促進食慾並引發覓食行為。這些反應若過度激化，原本有利生存的反應可能變成行為障礙。雖然目前僅有一些初步證據，顯示果糖和心智及行為有所關聯，但整體來說，這意味著果糖可能影響我們的行為、我們的心智能力——包括罹患失智症的風險，乃至於我們對酒的渴望。

## 成癮和酗酒

　　許多人發現自己有糖癮，我也是其中一份子。明知糖有害健康，我還是愛吃糖。我可以成天想著淋上鮮奶油的巧克力軟心蛋糕、草莓酥餅，和加上一球香草冰淇淋的自製蘋果

派。套句已故健身大師拉蘭的話，我是個「酗糖鬼」。就算我花了一輩子，研究糖如何造成糖尿病和其他疾病，也無法動搖我對糖的依戀。我依然愛吃糖。

無獨有偶，愛吃糖的不只有我，我的孩子也全都喜歡吃糖。對糖的渴望是與生俱來的，我們舌頭上的甜味味蕾每次一嚐到糖，就會向大腦發出訊號，讓人產生愉悅感。與母乳相比，嬰兒更喜歡糖。*糖或甜都是表達愛意的詞彙，像是「甜心」、「蜂蜜小熊」。糖衣讓藥物變得沒那麼可怕，而大多數人都期待甜滋滋的生日蛋糕。還有什麼事，會比拿到一張前往旺卡巧克力工廠的「金彩券」更棒？不論是優美的芭蕾舞或搖滾樂，也都受到糖的啟發，例如胡桃鉗中的「糖梅仙子之舞」（Dance of the Sugar Plum Fairy），以及滾石樂團的名曲「巧克力甜心」（Brown Sugar）。糖總是有辦法進入我們的生活中。

我們對蔗糖和高果糖玉米糖漿的渴望，不單純來自對甜味的偏好，正如前面解釋的，就算是無法感受甜味的動物，仍然偏好蔗糖和高果糖玉米糖漿，勝過不含這些添加糖的食物。蔗糖的特別之處，在於能夠吸引我們去品嚐。

我們對蔗糖和高果糖玉米糖漿等糖類的熱愛，可能轉變為真正的成癮。最好的證明是，當間歇的提供糖給動物時，

---

* 母乳中確實含有糖：乳糖，但不含果糖。

例如只在晚上供應糖水給實驗室的大鼠時，可觀察到這些動物等待糖水的行為，牠們甚至會為了搶先得到糖水而打架。長期下來，這些動物會一天喝得比一天多，就和藥物成癮的動物一樣。

這樣的結果並不令人訝異，因為有研究發現，蔗糖和高果糖玉米糖漿所刺激的大腦部位，與海洛因刺激的部位相同。如果停止在晚上供應糖水給大鼠，牠們會變得焦躁不安，毛髮直豎的在角落裡蜷縮成一團，或表現出其他戒斷跡象。以研究糖癮聞名的生理學家霍貝爾（Bart Hoebel）證明這些行為確實是戒斷症候群。

> 蔗糖和高果糖玉米糖漿
> 所刺激的大腦部位，
> 與海洛因的相同。

他發現在這些食糖的大鼠體內注射納洛酮（naloxone）後，牠們也會出現戒斷症狀，納洛酮可阻斷阿片類藥物在大腦中的作用，有助於海洛因成癮患者戒斷。

雖然糖與海洛因類似，都會讓人上癮，但糖與另一種藥物的關係更為密切，那就是酒精。專門研究糖和果糖的醫師魯斯提曾寫過，糖就像「沒有刺激性的酒精」，因為糖和酒精都能帶來愉悅感，而且都會讓人上癮。他也指出，果糖和酒精都會導致脂肪肝和肝硬化。的確，正如上一章所提的，有多項研究顯示，這兩種物質引發的肝病幾乎無法區別。

重度飲酒者對甜飲的渴望，比不喝酒的人更強烈，也就不足為奇了。同樣的，父母（尤其是父親）有酗酒史的孩子，對糖的渴望常常比一般孩子更為強烈。

這意味著當酗酒者停止飲酒時，例如因為酒精相關併發症而住院，可能會透過飲用軟性飲料或攝取大量含糖食物來滿足對酒精的渴望。的確，我在醫院巡房時，常看到因酒精而肝衰竭的住院患者，床邊幾乎都放著多種軟性飲料，少有例外。（這種現象尤其糟糕，因為肝衰竭患者最不該碰的就是軟性飲料，這只會讓肝病病情惡化。）

對糖和酒精的渴望肯定彼此有關。實驗研究顯示，對蔗糖上癮的動物若有酒喝，會比一般動物喝得更多。的確，若想增加酒精攝取量，只需要在酒內添加蔗糖就行了，這也會導致肝病病程發展得更快。這尤其令人擔憂，因為許多人在調製酒精飲料時會添加蔗糖，如瑪格麗特或鳳梨可樂達等調酒，其他一些酒類則本身含糖，因此自然有甜味，如蘭姆酒、波特酒和馬德拉酒。這些飲料中的糖分不僅增加了飲品的吸引力，還可能刺激酒精攝取量變多，使得糖和酒精併發症的風險攀高。

糖和酒精常可互換或混合，這並不僅僅是巧合。若仿效福爾摩斯的偵探精神，就會發現有條重要的線索，與酒精的脫水作用有關。

你可能聽過一種說法：若是喝酒，睡前一定要喝大量

的水，這有助於舒緩隔天早上因脫水而引發的宿醉頭痛。酒精有脫水的作用，因為它能利尿，而且進入血液後，血液中鹽和酒精的總濃度，相對於存

對糖和酒精的渴望肯定彼此有關。

在的水會顯得很高，於是引發類似高鹽飲食的反應，身體會感到脫水並覺得口渴。由於脫水會刺激身體產生果糖，這意味著飲酒可能也會讓身體製造果糖。這會是酒精為什麼如此吸引人的原因嗎？

為了測試酒精在果糖生成過程中可能扮演的角色，我們研究團隊的拉納斯帕，決定餵食實驗室小鼠酒精。隨著小鼠飲用的酒精愈來愈多，牠們開始脫水。果然不出所料，攝取酒精會活化多元醇途徑，導致肝臟中的果糖濃度升高，即使小鼠不曾吃下任何果糖，酒精也會刺激果糖在體內生成。

還記得前一章曾談到，果糖會導致非酒精性脂肪肝，酒精則會導致酒精性脂肪肝，而這兩種脂肪肝的表現幾乎一模一樣。這讓我們想進一步探究，酒精之所以導致肝病，是否是因為它會刺激果糖生成。為了測試這項假設，我們提供酒精給不能分解果糖的小鼠。令人驚奇的，這些小鼠並沒有因為攝取酒精而出現肝病。換句話說，果糖代謝也是導致酒精性肝病的因子。

我們還有另外一個驚人的發現，說得更具體一點，不能

代謝果糖的小鼠所攝取的酒精明顯較少，牠們的飲酒量還不到正常小鼠的四分之一。這顯示對酒精的渴望與對果糖的渴望有關。

這項發現意義重大，或許能應用在酗酒治療上。酗酒已是全世界共有的嚴重問題，對人類生活的各個面向都會發生影響，包括工作、朋友、家庭，當然還有健康。大多數時候，想戒酒的人要對抗酒癮，得透過諮商、加入戒酒互助會等社區團體，或參加勒戒治療計畫。目前也已開發出協助戒酒的藥物，不過大多是針對大腦中會引發渴望的物質，可能帶來不良的副作用。倘若我們能找到一種方法，阻止果糖代謝，也許就能夠治療酗酒。\*光是限制糖的攝取量，或許就能舒緩對酒的渴望，但這個假設尚待評估。

> 酒癮是一種嗜糖症。

酒癮是一種嗜糖症。酒精的鎮靜作用來自酒精本身，然而飲酒的渴望與酒精引發肝病的作用，則是因為酒精會刺激果糖生成，而果糖又啟動了生存開關。

酒精可促使果糖生成，這項觀察也解釋了為什麼飲酒會

---

\* 有鑑於充分揭露的規定，在此說明我們的研究團隊有一家新創公司，名為科羅拉多研究夥伴有限責任公司（Colorado Research Partners, LLC）。我們正在開發可用以治療酗酒的果糖代謝抑制劑，研究和藥物開發經費大多由美國國家衛生研究院贊助提供。

## 酒癮的起源

　　酒癮跟肥胖症和代謝症候群一樣，有它演化的根源，而且和生存開關有關。還記得前面提過，地球在中新世中期氣溫下降，讓我們居住在歐洲和亞洲的猿類祖先面臨餓死的危機。接著，大約在 1200 至 1500 萬年前，尿酸酶基因發生突變，使猿類能夠在水果日益減少的環境中產生更多脂肪。這項突變幫助猿類存活下來，其中有些得以返回非洲大陸。

　　無奈的是，火山活動和地層隆起改變了東非環境，猿類必須生活在更為乾燥的稀樹草原棲地。那裡的生存條件貧瘠，我們的祖先當時還無法食用掉落在地上、開始發酵的成熟水果，因為他們還沒演化出代謝酒精的能力。直到 1000 萬年前，出現了另一個基因突變，讓整個局面丕變，我們祖先代謝酒精的能力因此提高 40 倍。這個突變提供額外的生存優勢，不僅增加食用發酵水果的能力，還提供另一個果糖來源：當攝取酒精引發脫水時，身體會啟動多元醇途徑，自行生成果糖。

　　這種突變幫助我們的祖先度過艱困的時期，也帶給我們一份大禮，讓人能夠喝酒。當然，隨之而來的還有對健康的影響。

提高罹患代謝症候群的風險，尤其是會導致高血壓和三酸甘油酯濃度升高。啤酒的影響特別強大，因為啤酒除了含有酒精，還富含帶有鮮味物質的啤酒酵母。

## ｜行為障礙

前面提過，野生動物的生存開關打開後，會產生多種效應。這會刺激牠們產生飢餓感並覺得口渴，體內血壓升高，並處於輕度發炎狀態，當然也會盡可能儲存脂肪。另一方面，生存開關也會導致行為改變。

當禁食的動物耗盡脂肪，必須從睡眠中醒來，或離開巢穴外出覓食。要是找不到食物，動物就會死亡——這是絕望的險境，因此動物必須願意前往全新的陌生區域覓食，儘管這麼做有遭遇掠食者的危險。相應之下，牠們必須能夠快速評估環境，還得快速決策與行動。沒有時間讓牠們慢慢斟酌思量，動物一定要保持衝動，因為在陌生的地方停留愈久愈危險。動物不能膽怯，如果遇到掠食者，可能得採取自衛行動。同樣的，如果看到獵物，即使沒有把握獲勝，也必須發動攻擊。這一系列行為——衝動、探索、快速決策、尋求新奇和冒險，統稱為**覓食反應**。

目前已發現攝取果糖會觸發覓食反應。例如有臨床研究將健康的志願者分成兩組，分別飲用果糖與葡萄糖，然後以

磁振造影（MRI）進行腦部檢查，結果發現果糖組與葡萄糖組相比，展現了更直接的飢餓感，對高熱量食物也有更強的渴望。此外，果糖組受試者控制意志力的大腦區域，也就是前額葉皮質，活動較低，顯示受試者受誘惑的風險增加、拒絕能力下降，而且意志力普遍低落。這樣的改變意味著，攝取果糖會增加衝動，引發樂於求新和冒險的行為。

前面提過，果糖代謝會導致尿酸形成。有證據顯示，尿酸也會刺激覓食反應。例如，當實驗室大鼠血液中的尿酸濃度升高時，一開始會變得亢奮。根據佛羅里達州立大學蘇汀（Angelina Sutin）的研究，尿酸濃度高的小鼠會表現出更強的覓食行為，包括漫遊區域變大，行為變得更興奮，伴隨著自發的跳躍。這時若將新物體呈現在牠們眼前，牠們展現的互動會比較多，也會表現出更多的探索行為。美國國家衛生研究院卡特勒（Roy Cutler）主持的另一項研究佐證了這項結果，他的研究發現，在開闊場地上，尿酸濃度高的小鼠比正常小鼠的活動範圍更廣，而且表現出更多的探索行為。另外，尿酸濃度較高的小鼠在跑輪上的耐力也更強。*

以上是小鼠的狀況，我們人類又是如何呢？蘇汀博士的研究小組根據兩項不同的社群研究，評估人類血液尿酸濃度

---

* 雖然尿酸可能在短期內有助於提升耐力，足以支持覓食反應，但長期下來，高尿酸的負面影響會超過正面的效應。

與人格特徵的關係。結果一樣：較高的尿酸濃度與覓食行為特徵有關，包括衝動、求新、冒險，以及深思熟慮（三思而後行）的能力下降。

這類行為從某些方面來看，有不少值得稱許之處。例如探險家、太空人，以及願意冒險犯難、為個人或群體爭取更高報酬的人，就常得到類似的形容。具有覓食性格的人，常能有所突破，挖掘科學發現，或是開創新企業，為這個世界帶來新想法。

然而，那些大膽犯難、帶領我們度過危機的冒險家所成功展現的覓食反應，與精神障礙患者的行為之間，只有一線之隔。例如**注意力缺陷過動症**（ADHD，以下簡稱過動症）、**躁鬱症**或躁狂症，也都具有衝動、過度活躍、躁狂或攻擊行為。我不否認這些行為障礙可能受到遺傳和其他危險因子的影響，但我相信生存開關過度活化也是推波助瀾的因素，因此激發「過度活躍」的覓食反應。接下來，讓我們看看證據。

## 注意力缺陷過動症

過動症是一種行為障礙，代表一個人表現出坐立不安、無法靜止、說話過多等過動跡象，還可能顯現出衝動、容易分心、注意力不集中，以及無法專注或完成任務等注意力缺陷。這不僅會影響在校表現和維持工作的能力，也與成癮風險上升有關。

在現代社會，過動症極為常見。根據 2011 年的報告，每五個高中男生或每十個高中女生，就有一個被診斷出患有過動症。4 至 17 歲的兒童中，患有過動症的比例則高達 11%。這種病症的病情通常不會隨著年齡增長而緩解，許多成年人也顯現過動症的徵兆。一項調查發現，多達三分之一的家庭裡，都有罹患過動症的成員。

導致過動症的因素可能很多，但我認為過量攝取果糖可能是其中一個重要因素。一方面是因為過去幾十年來，隨著糖和高果糖玉米糖漿的攝取量增加，過動症的盛行率也急劇上升——事實上，超重或肥胖者罹患過動症的比例較高。一項針對 17 個國家飲食模式的研究也發現同樣的趨勢，過動症等衝動疾病，以及焦慮症和藥物濫用的狀況，在糖攝取量高的國家中最為嚴重。

各國的本土研究也得到相同的結果，糖攝取量最高的個體，常常顯現過動症的行為特徵。以挪威的研究為例，一項針對奧斯陸十年級學生的調查發現，有五成的男孩和兩成的女孩每天至少喝一次軟性飲料，有一成的男孩每天喝四次以上。在評估學生的過動現象與品行問題時，發現過動行為與每天喝一次以上的軟性飲料存有直接關係。此外也有研究顯示，患有過動症的兒童和成人，血液中的尿酸濃度都偏高。一項針對三至五歲兒童的研究則發現，血液中尿酸濃度較高的兒童，似乎過動程度較高、注意力持續的時間較短，控制

脾氣的能力也較差。

2019 年，法國心理學家范登德萊樹（Charlotte Van den Driessche）指導的研究小組發現，過動症患者不僅會表現出過動和衝動的特徵，也會顯現探索行為，因此具有快速評估的能力，這與成功覓食所需的要素一致。她的研究團隊根據這項觀察提出一個新理論，認為過動症其實是覓食行為的表現，因為過動、探索和快速評估的能力，在食物缺乏的環境中都非常有用。

糖與過動症有所關聯的觀點流傳已久，過去幾十年來，大多數家長和學校老師一直將孩子過度活躍的行為，歸因於攝取太多糖。一項研究報告指出，八成的小學教師認為糖會讓孩童過動，四成的小學教師則認為糖在過動症中扮演一定的角色。許多人可能都親眼目睹過，孩子在萬聖節吃完糖果後的幾分鐘內，會變得多麼活躍、甚至狂躁，也就是進入所謂的「糖興奮狀態」（sugar high），但一小時後，他們會突然失去所有能量，近乎「崩潰」。

最近一項針對西班牙裔青少年的研究似乎證實了這個觀點。在這項研究中，會讓孩子在某個時段攝取高糖低纖維膳食，並在另一個時段攝取低糖高纖維膳食。結果發現，孩子在高糖餐後三個小時內，活動力顯著增加，然後減慢，並漸漸低於正常狀況。相較之下，孩子食用低糖餐後的活動力，在整個觀察期間都保持不變。

然而，有醫學文獻卻指出，糖與過動症之間的因果關係只是迷思。原因是 1980 和 90 年代初期針對兒童進行的一系列研究，並未顯現糖對過動症或相關行為問題有任何影響。這些研究大多是讓兒童短期攝取糖分（從單次提供到每日提供，為期二或三週），對照組則是攝取人工甜味劑（如阿斯巴甜或糖精），再比較兩者所受的影響。

我認為這些研究在證明糖和過動症無關這方面出了幾個問題。首先，他們沒有測量尿酸濃度的變化。我們的研究顯示，果糖是透過增加尿酸導致過動現象。通常在食用果糖後的一個小時內，血液中的尿酸濃度就會升高，這與過動行為出現的時間點相近。然而，實際產生的尿酸量取決於糖的攝取量、進食速度，以及受試者是否習慣攝取大量糖分，所以個體之間的差異可能很大。

此外，若是長期攝取糖分，血液中的尿酸濃度可能全天都很高，這會弱化吃糖後尿酸發生急劇變化的現象。若是這種情況，兒童（或成人）可能會有過動症狀，但在吃糖後，症狀卻不會明顯惡化。由於這些研究並未測量攝取糖分後的尿酸，因此很難釐清現象。

第二個問題是這些研究提供給孩童的是蔗糖。之前已經提過，蔗糖含有果糖和葡萄糖。雖然果糖會導致覓食行為，但葡萄糖卻有相反的作用：它會消除飢餓，強化與意志力有關的大腦活動。當果糖和葡萄糖一起服用時（如蔗糖或高果

糖玉米糖漿），與果糖相關的效應通常會比較顯著，但在調查糖類引發過動症的效應時，不該僅拿食糖來測試，還應該單獨測試果糖、葡萄糖*和低升糖碳水化合物各自的效應。

最後一個問題是，這類研究大多是在比較高糖飲食與含有人工甜味劑的低卡飲食，而不是與低糖飲食進行比較，因此難以探討糖所引發的過動現象。在探討糖與過動之間的關係時，人工甜味劑可能不是恰當的對照組，因為人工甜味劑會刺激大腦產生愉悅的反應，但沒有熱量，有些證據顯示，這可能引發不滿足和焦躁的情緒。理論上，焦躁與過動症的一些相關症狀雷同，也可能影響注意力集中或保持安靜的能力，因此就算蔗糖的確會引發過動症狀，也很難看出它與人工甜味組之間的差異。

我承認，大量攝取含果糖糖類會導致過動症的論點，是基於兩者間的關聯，我們確實需要更直接的臨床證據。儘管如此，我認為有充分理由懷疑，果糖可能在過動症中扮演一定的角色。

## 躁鬱症

另外還有一種行為障礙，也可部分歸咎到果糖上，那就是躁鬱症。躁鬱症的特徵是先發作躁症，然後鬱症。這種疾

---

* 更麻煩的是，葡萄糖可能在體內轉化為果糖，這會讓結果更令人困惑。

病是全世界的常見病症，在美國有 3% 的人口受到影響。躁症發作時，可能出現過動、多言、思緒紛亂、注意力不集中、衝動等現象，也可能發生暴力相關行為。當中有些症狀確實與過動症重疊。相較之下，鬱症發作可能造成嚴重後果，會出現無法控制的悲傷或絕望感，可能擾亂睡眠和食慾，甚至導致自殺念頭。

在我看來，躁症就像過動症，可能是糖類中過多的果糖或身體合成的果糖，引發覓食行為過度表現。過去 50 年來，躁鬱症盛行率和糖攝取量一樣都是往上攀升。美國一項研究發現，在 1996 至 2004 年間，兒童因為躁鬱症住院的比例增加了七倍，成人則增加了 56%。另一項來自丹麥的研究則指出，從 1990 年代末期到 2014 年，兒童躁鬱症的發病率倍增。雖然確診人數增加，部分原因可能是社會對這種疾病的認識提高，以及醫生在診斷上具有更大的自由度，不過住院率提高意味著疾病的盛行率確實在上升。

研究人員也發現，糖攝取量與罹患躁鬱症的風險之間具有關聯。以紐西蘭的一項研究為例，他們比較了 89 名診斷有躁鬱症的患者，和 445 名年齡和性別條件相當的非患者，結果發現，與非患者相比，躁鬱症患者在日常飲食中攝取更多的蔗糖和碳水化合物。含糖飲料攝取量的差異尤其顯著，躁鬱症患者幾乎每天喝三次甜飲，而對照組每天只喝一次。

研究還發現，躁鬱症患者血液中的尿酸濃度通常偏高。

1800 年代，身為醫師的加羅德爵士（Alfred Baring Garrod）指出痛風與躁症之間的關聯。加羅德爵士發現痛風由高尿酸濃度引起，而躁症發作時，病人的尿酸濃度往往也偏高。在 1940 年代，躁鬱症主要以鋰鹽治療，至今仍採用相同療法，而鋰鹽最初的用途正是治療痛風，因為它可增強尿液排泄尿酸的功能，降低體內尿酸的濃度。正因為具有這種效用，後來才發現可用鋰鹽治療躁症發作的人。從那時起，有些科學家開始推測尿酸可能與躁鬱症有關，這樣的想法催生出後來的多項研究，目的是要確定降尿酸藥物異嘌呤醇是否能當作躁鬱症的補充藥物，搭配鋰鹽或其他療法一起使用。有趣的是，其中一些試驗確實顯示出異嘌呤醇的益處。

有項證據特別令人玩味，研究人員發現躁鬱症患者的大腦會產生果糖。更具體一點來說，這些患者的脊髓液檢驗顯示，當中的果糖和山梨糖醇濃度很高，山梨糖醇正是多元醇途徑中用來製造果糖的物質。躁鬱症患者過逝後接受解剖檢驗時，也發現腦組織中有果糖，而且濃度高於非患者腦中的濃度。

果糖能夠刺激覓食反應，不過單從這一點來推測它可能導致躁症，似乎太過簡化。目前對果糖如何導致憂鬱症，以及如何造成躁鬱症患者在躁症與鬱症之間擺盪，知之甚少。有人或許認為，這與反覆大量攝取果糖所導致的 ATP 濃度波動，以及相應的能量變化有關。顯然，這方面還需要更多

的研究，尤其在區分關聯性與因果關係時，更需要下功夫。然而，果糖導致躁鬱症的可能性，確實應該受到重視。

## 攻擊行為

暴力行為通常涉及衝動，因此不該排除過量攝取果糖有時會引發暴力行為的可能。

大量飲用軟性飲料，與對同儕、家庭成員和親密伴侶暴力相向的行為有關。例如有研究發現，童年時期的糖攝取量與成年後的暴力行為有所關聯。有項研究針對 1 萬 7000 人進行追蹤，從 10 到 35 歲，時間長達 25 年以上，最後發現其中出現暴力行為的人，有接近七成在 10 歲時每天攝取超過一份甜食，相較之下，每天未攝取超過一份甜食的人，出現暴力行為的比例只有四成左右。另一項研究顯示，每週飲用超過五次軟性飲料與攜帶槍械的機率增加有關。類似的發現還包括，尿酸升高與攻擊行為的相關性。一項研究調查了106 名因暴力犯罪而住院的人，發現暴力程度較高的人，與暴力程度較低的人相比，血液中的尿酸濃度明顯較高。

當然，這些研究顯示的是關聯性，而關聯性並不能證明因果。例如，糖攝取量增加和攻擊行為增加，可能都是社經地位的緣故，因為兩者都與貧窮有關。不過關於這點，我們可以回頭參考自然界的現象，那裡提供了間接證據，尤其是螞蟻。在蟻群中，工蟻負責外出覓食，有時會前往離巢三、

四十公尺以外的地方。工蟻尋找的食物包括蜜露（蚜蟲等昆蟲產生的甜味分泌物，內含蔗糖）、花蜜（富含蔗糖）以及昆蟲（主要為蛋白質），並將這些食物帶回蟻巢。不過，這些出外覓食的螞蟻本身吃的主要是蔗糖，而且實驗研究顯示，螞蟻的覓食活動和攻擊強度，與糖分攝取量呈現正相關。有項研究以凍死的蟋蟀餵食螞蟻，並且分別提供三種飲水：普通水、濃度為 2% 的蔗糖水，與濃度為 20% 的蔗糖水。12 週後，相較於飲用普通水的螞蟻，飲用 2% 濃度蔗糖水的螞蟻顯得更活躍，也更具攻擊性；當其他螞蟻進入牠們的生活區域，牠們會展開威脅、甚至發動攻擊。飲用 20% 濃度蔗糖水的螞蟻，對外來螞蟻也具有攻擊性，與低濃度蔗糖組的螞蟻類似（儘管牠們的糖攝取量較高，但攻擊性並沒有變得比較強）。一種可能的解釋是，高濃度蔗糖組的螞蟻比其他兩組螞蟻長出更多脂肪，因此降低了活躍程度，但牠們的活動力仍然比飲用純水的螞蟻來得高。*

關於果糖對攻擊行為的可能作用，與前面討論的其他行為障礙一樣，還需要更多研究才能釐清。在美國等地，學校和公共場所近年來頻傳大規模的槍擊和暴力事件，因此相關

---

\* 在螞蟻的世界中，糖類與肥胖之間的關係，與哺乳動物沒有差異。例如，北半球有許多螞蟻每到秋季，食物就會從富含蛋白質的昆蟲轉變成以蔗糖為主，這可能有助於牠們累積脂肪，以便過冬。同樣的，生活在撒哈拉沙漠的螞蟻也會儲存大量脂肪，這可能是為了供水。然而，螞蟻的外形並不會變胖，因為這些脂肪全存在牠們的外骨骼之內！

研究尤其緊迫。不過我要特別強調，這些暴力事件牽涉的因素很複雜，包括社會、經濟和遺傳都會造成影響，絕不能全都歸咎給飲食。

## | 認知與失智

還有一個主題非常值得探討，那就是果糖和生存開關的持續活化，是否會對認知造成影響。

阿茲海默症是現代社會面臨的一大困擾，這種可怕的疾病是俗稱老年痴呆的失智症最常見的原因，也是 2022 年全美第七大死因。*阿茲海默症是一種行為失能疾病，目前尚無有效的治療方法。這項疾病的特徵是神經元會持續死亡、大腦萎縮、神經元之間形成富含 β 澱粉樣蛋白（beta-amyloid）的蛋白質斑塊，並在神經元內部出現濤蛋白（tau）累積。患者通常一開始的症狀是短期記憶喪失，並在幾年內發展為完全的失智。

大多數科學家認為，若能阻止澱粉樣蛋白在腦部沉積或濤蛋白在腦神經中累積，就可以預防失智症。然而，目前有幾種治療失智症的方法，正是採行預防或減少澱粉樣斑塊累

---

\* 編注：根據台灣衛福部統計通報，失智症居國人 2020 年死因第 12 名，居全球 2019 年第七大死因。

積，只是全都失敗，導致有人質疑澱粉樣蛋白斑塊是否真的是致病原因，並開始嘗試尋找其他可能的解釋。

許多科學家指出，阿茲海默症患者在早期通常會表現出兩種顯著的特徵。首先，患者大腦中的某些區域，會減少對葡萄糖的吸收和代謝，因此有人將阿茲海默症稱為「大腦糖尿病」或「第三型糖尿病」。其次，大腦神經元內的能量工廠粒線體，不論是數量或功能都出現下滑，導致 ATP 產量減少。這兩項特徵都顯示生存開關可能涉入其中。

的確，大量攝取糖、高升糖碳水化合物和鹽，全都是阿茲海默症的危險因子，而這些食物正好都會啟動生存開關。肥胖症和糖尿病等疾病也可能提高罹患阿茲海默症的風險。若果糖是導致肥胖症和糖尿病的根本原因，而肥胖症和糖尿病又與阿茲海默症的罹患風險上升有關，那可以合理懷疑：果糖也可能是造成阿茲海默症的原因。

實驗研究也支持糖與認知之間的關聯。例如，實驗室大鼠飲用含糖飲料之後，思考能力會受損。我的同事生理學家魯尼（Kieron Rooney）每天餵食大鼠兩小時的蔗糖水，濃度為 10%，大約與軟性飲料相同，為期一個月。結果這些喝糖水的大鼠，變得很難找到走出迷宮的路。更令人擔憂的是，即使大鼠停止飲用糖水，這種情況還是持續了六週。同樣的，經常飲用軟性飲料的兒童，在閱讀、寫作、文法和數學方面的學業表現，都相對較差。

這些研究顯示，攝取含糖飲料可能對認知功能造成影響，而且影響所及的時間有可能持續。然而，這不一定代表蔗糖會導致失智。即使每天喝一種或多種含糖飲料，與情節記憶（episodic memory，對過去經歷或事件的回憶）受損和腦容量萎縮有關，但目前還無法做出任何定論。

不過，有愈來愈多證據將果糖與阿茲海默症聯繫起來。阿茲海默症患者大腦中的果糖濃度偏高，且含量比同年齡、同性別的非患者高出四至六倍，而果糖濃度最高的地方通常就是病變區域。也有證據顯示，大腦中的果糖大多是透過多元醇途徑生成。這些患者腦內有大量的山梨糖醇，也就是果糖的前驅物，這跟躁鬱症患者的情況類似。正如我們所知的，果糖一旦生成，會刺激生存開關啟動，造成細胞中的ATP含量減少。此外，阿茲海默症患者大腦中負責「清除」AMP的酵素濃度，比同年齡對照組高出約兩倍。AMP原本可重新轉化為ATP，當愈多AMP遭到清除，腦內的能量濃度也就隨之下降。

我認為果糖導致阿茲海默症的途徑大致如下。之前提過，在缺少食物時，身體會活化生存開關以保護大腦，這時血液中的葡萄糖無法進入肌肉和肝臟，而會保留在血液中供大腦吸收與使用。這道開關的運作是透過阻斷胰島素作用來完成，因為肌肉和肝細胞需要胰島素才能吸收和使用葡萄糖，但大腦多半不需要。然而有例外，大腦中與記憶

> 果糖引起胰島素抗性的區域
> 不僅是肌肉和肝臟，
> 還包括大腦中的部分區域，
> 這或許正是
> 阿茲海默症的根本原因。

和決策相關的區域[*]，**需要**借助胰島素的作用才能攝取葡萄糖。加州大學洛杉磯分校的神經生理學家戈梅茲皮尼拉（Fernando Gomez-Pinilla）發現，大鼠攝取果糖後，大腦中與記憶和決策相關的區域會失去對胰島素的反應，導致葡萄糖吸收減少。實際上，果糖引起胰島素抗性的區域除了肌肉和肝臟[†]，還有與記憶相關的大腦重要區域，這或許正是阿茲海默症的根本原因。

但限制大腦的這些特定區域攝取葡萄糖，對生存有什麼好處？之前提過，衝動和探索屬於覓食行為。記憶受壓抑的動物，可能更願意前往危險區域探索，因為牠們忘了潛在危險，而決策區受損的動物則會變得更衝動。因此可合理推測，果糖會透過在特定大腦區域引發胰島素抗性，以促進覓食行為，這是一種生存反應。

生存開關活化導致特定腦區的功能受到短期抑制，一開始的確能帶來生存優勢，但如果是反覆或慢性的刺激，反而

---

[*] 具體的區域包括海馬迴、紋狀體、下視丘和感覺神經皮質。

[†] 這種狀況稱為全身性胰島素抗性（systemic insulin resistance）或糖尿病前期。

可能導致腦部損傷。這些重要的神經元長期得不到足夠的葡萄糖，最終可能因為營養不良而功能受損。而且果糖代謝會對粒線體造成氧化壓力，使得 ATP 產量減少，更使狀況進一步惡化。一旦 ATP 濃度過低，神經元會死亡，最後的結果就是阿茲海默症。依此觀點來看，阿茲海默症患者大腦的後續變化，例如澱粉樣蛋白和濤蛋白的積累，都是次要的，而阿茲海默症的根本原因，主要是生存開關慢性活化。

## 尿酸悖論

如果果糖代謝確實在阿茲海默症罹病過程中，扮演一定的角色，就可以合理推斷，尿酸濃度升高應該也是風險因子，因為尿酸是果糖代謝的產物。這個論點受到兩項研究的支持，一項來自台灣，另一項來自美國的醫療保險索賠評估。兩項研究都發現，服用降尿酸藥物的人，罹患失智症的風險顯著較低。

有些人認為尿酸無法用來預測失智症，但反倒可以預測一個人的才智和成就。1955 年，冶金學家兼物理學家歐羅萬（Egon Orowan）在《科學》（*Science*）期刊發表文章，指出尿酸的化學結構與咖啡因非常相似，可能對大腦產生興奮作用。歐羅萬認為，人類之所以優於其他物種，是因為失去尿酸酶基因，結果造成較高的尿酸濃度，這可能有益於大腦運作。一些歷史軼事也顯示，許多傑出人物都患有痛風，

包括哥倫布等探險家，亞歷山大大帝、維多利亞女王等統治者，米開朗基羅、魯本斯等藝術家，貝多芬等作曲家，狄更斯、歌德等作家，富蘭克林、達文西等發明家，以及牛頓、伽利略等科學家。諸如此類的觀察，讓一些人開始研究高尿酸濃度與高智力的相關性。但沒有一項研究得到正面的結果，可見尿酸濃度較高並不代表一個人更聰明。

然而，確實有些研究顯示，尿酸濃度較高的人考試成績往往較好，學業表現較為優異（請注意，智力和成就是兩回事）。一項針對高中生的研究發現，班上排名前四分之一的學生，尿酸濃度明顯高於其他學生；他們的智商高於預期，上大學的可能性更高。這些人往往更有自信，約會次數較多，也花更多時間從事休閒活動。另一項針對五十多名大學教授進行的研究，以多元評估系統評定各教授的動力、成就和領導力，在排除酒精、咖啡因、睡眠時間和體重等因素後，顯示高尿酸濃度與上述特徵具有強烈相關。其他研究也支持這樣的觀點，顯示高尿酸濃度可用來預測一個人未來可能有高成就，但也有少數研究顯示，尿酸與未來成就之間並沒有顯著的統計相關性。

尿酸一方面可能與成就有關，另一方面又與失智症脫不了干係，這看似悖論，但我懷疑其中可能反映了生存開關活化的程度與持續的時間。覓食行為的一些特徵，如反應快、開放性、適度的冒險精神，可能對學業成績有益，也與一個

人能否成功有關。探索行為和求新的精神可能提高創造力，然而長期下來，這些行為可能發展成功能障礙，例如注意力缺陷過動症或阿茲海默症等疾病。因此我認為血液尿酸濃度升高不宜視為一種好處，至少就長遠角度來看並不恰當。

　　關於尿酸還有另一個悖論：雖然尿酸濃度高的人罹患失智症的風險較高，但罹患失智症的人，尿酸濃度卻往往偏低。這一點倒是稍微容易理解，有大量研究顯示，阿茲海默症患者在接受診斷前的幾個月內，體重通常會大幅減輕。由於血液中的尿酸濃度主要由攝取的食物決定，因此可預期這些患者在接受診斷時，尿酸濃度較低。

　　最後要考慮的尿酸悖論是，雖然尿酸濃度升高可用來預測中風和失智，但一些證據卻顯示，當中風發生時，服用尿酸反而有助於控制病程，這相當違反直覺，也表示尿酸在身體出現危機時可能帶來幫助。一些研究顯示，尿酸可阻斷中風部位的氧化壓力。（尿酸是一種獨特的分子，存在細胞之外時，可阻斷氧化壓力，但在細胞之內，反而會造成氧化壓力。）然而根據我對尿酸的研究，我懷疑比較可能的狀況是，當中風發生時，尿酸可啟動生存開關的保護反應，例如減少腦細胞對氧氣的需求。

　　近年來，許多人開始對果糖、碳水化合物和尿酸在大腦中的作用倍感興趣。博瑪特是這個領域中極受推崇的神經學家，著有《無麩質飲食，讓你不生病！》（*Grain Brain*）和

《令人驚奇的尿酸新科學》（*Drop Acid*）等書。博瑪特在文章中廣泛探討碳水化合物和糖在失智症中扮演的角色，以及果糖和尿酸的作用。

另一位是家醫科醫師威爾森（William Wilson），他根據多年的臨床醫療經驗，確信含糖食物和高升糖碳水化合物會導致多種行為障礙，包括憂鬱症、過動症和焦慮症，並將這些病症統稱為「CARB 症候群」，意思是「與碳水化合物相關的可逆性腦部症候群」（Carbohydrate-Associated Reversible Brain syndrome）。[*]威爾森認為，減少攝取含糖食物（含果糖）和高升糖碳水化合物（可產生果糖），有益於改善這些疾病。接下來就看臨床試驗是否支持他的觀點。

在本章和前一章，我們看到一個清楚的模式。在短暫面對危機的期間，開啟生存開關能帶來好處，但生存開關若長期或過度活化，反倒會釀成健康問題。

如果我們只吃水果，偶爾品嚐一下蜂蜜，並配合季節飲食，其實不太可能罹患慢性肥胖症或其他相關疾病。但如果飲食中總是含有大量會啟動生存開關的食物（例如糖、高升糖碳水化合物和鹽），而且全年食用，就會陷入麻煩。這會讓生存開關一直處於開啟狀態，增加罹患肥胖症和許多非傳染性疾病的風險。

---

[*] 如果有興趣深入認識，請參考威爾森的網站：carbsyndrome.com。

生存開關

古老的飲食

提供大腦能量
全身性
胰島素抗性

防止感染
低度發炎

維持血壓，保留鹽分

水果和蜂蜜

增加脂肪
提供能量和水

西方飲食

蔗糖和高果糖玉米糖漿

覓食行為
飢餓感、口渴、
食慾增加，記憶腦區
的葡萄糖減少

低氧保護作用
降低粒線體
的功能

酒精
果糖來源

第二型糖尿病

發炎、
動脈粥狀硬化、
心臟病

高血壓、
中風、心臟衰竭

癌症

失智症

行為障礙
過動症、
躁鬱症

酗酒

肥胖症、脂肪肝、
血液三酸甘油酯升高

當生存開關過度活化，我們不僅會體重增加，也會出現很多疾病。脂肪儲存增加會導致肥胖症、血液中三酸甘油酯提高與脂肪肝，胰島素抗性則會促成第二型糖尿病和阿茲海默症。當血壓受影響，會造成高血壓，進一步導致中風和心臟衰竭等併發症，而低度發炎會帶來冠狀動脈相關疾病。覓食反應導致行為障礙，酒精則促使身體自行合成的果糖，可能增加成癮風險。最後，腫瘤會反過來利用果糖的低氧保護作用，幫助自身生長和擴散。

今天，以上的疾病已成為社會中最常見的疾病。身為醫師，在內科病房中看到這些疾病變得如此普遍，讓我震驚不已。許多人往往同時罹患多種疾病，讓住院醫師不得不以一系列縮寫字母來描述典型的患者，例如：51 歲，有 DM、HTN、NAFLD、CAD、CVA，因 MI 入院。* 這串看似火星文的用語，如今成為我們醫院中的日常對話。但很少人體認到，這些疾病其實都是同一種流行病的一部分，根本原因只有一個。

好消息是我們已經掌握到強力證據，顯示生存開關的持續活化，是這些疾病的主要驅動因素，而且多虧我的團隊和許多其他人的研究，我們現在已有必要的知識，可用來預防

---

* 51 歲，有糖尿病、高血壓、非酒精性脂肪肝、冠狀動脈疾病、腦溢血（中風）病史，因心肌梗塞（心臟病發作）入院。

生存開關的開啟，也能將它關閉。在最後幾章，我們將探討
這些主題。

# 第**3**部 智勝自然

# 第8章 認識飲食中的糖

　　在現代社會中，我們會吃到很多糖。一項研究調查超過 8 萬 5000 種包裝食品，發現當中 68% 含有果糖、葡萄糖或兩種皆有的甜味劑。的確，在所有食物中，超過 77% 添加了具有熱量的甜味劑。根據美國心臟協會的資料，美國每個人平均每天攝取相當於 22 茶匙的添加糖，占總熱量的 15% 至 20%。弱勢族群和少數族裔的攝取量往往更高（可能是因為添加糖含量高的包裝食品，成本較低），青少年和年輕人攝取的糖也很多。有些人的飲食中，甚至有四分之一以上的熱量來自添加糖。

　　許多醫學會建議減少添加糖的攝取。美國心臟協會建議，女性每天攝取的高果糖玉米糖漿和蔗糖不宜超過六茶匙（25 公克或 100 大卡），男性不宜超過九茶匙（37 公克或 150 大卡）。世界衛生組織的建議更嚴格，認為理想目標是將添加糖和天然糖（例如蜂蜜和果汁的糖）在總熱量中的占比降低到 5% 以下（以每天總熱量約 2200 大卡的男性來說，相當於七茶匙糖）。

　　這些建議以及來自醫療和公共衛生界的其他建言，目前

已有擬定的政策可配合，例如課徵糖稅，或是不得在學校販賣含糖飲料以減少糖的攝取量，另外就是廣大的公眾教育。在某種程度上，這些方法多少都有成效。例如，自 2005 年以來，軟性飲料的攝取量已逐漸減少。不過，在全民減糖的路上，顯然還有很長一段要走。

既然減少果糖的攝取對整體健康十分關鍵，認識它的存在形式，並學會從食物中識別果糖，是非常重要的課題。不過，本章的目標更為廣大，希望讀者能以科學為基礎，學會如何降低果糖對我們身體的作用，另外也希望解決目前研究文獻中關於糖的一些問題、誤解和爭議。

## ｜糖的類型和營養標示

減少糖攝取量的第一步，是先知道我們到底吃下多少糖。所以首先要能辨別添加在食物中的各種糖類，並且加以了解。為了達成目標，下面準備了一些基本指引。

幾乎所有的糖都會導致肥胖，其中有些糖只含有果糖，有些同時含有果糖和葡萄糖，有些則只有葡萄糖（葡萄糖可在體內轉化為果糖），這在前面已經提過。不過有個例外：乳製品中的糖，例如乳糖，這是牛奶中主要的糖類。乳糖不含果糖，但含有葡萄糖（以及另一種半乳糖），但似乎沒有導致肥胖的風險。

美國食品藥物管理局（FDA）最近更改了「營養標示」標籤的規定，要求標示中必須包含每份食品中的**總糖量**和**添加糖量**。總糖是指存在食品中的所有糖類，包括健康的糖，如牛奶中的乳糖，因此在讀標示時，最重要的是檢查添加糖的量。添加糖以公克為單位，會標示出每日建議上限的百分占比，美國食品藥物管理局目前建議，添加糖的攝取量在50公克（200大卡）以下，占平均每日總攝取熱量2000大卡的10%。不過，一般果汁、果醬、濃縮醬汁（如蘋果醬），或存在純果汁及蜂蜜中的糖，都不算是添加糖。因此，食物中若含有蜂蜜或濃縮果汁，得參考標示上的總糖量。

檢查添加糖含量，可快速而簡便的推測出食品中含有多少高果糖玉米糖漿和蔗糖，不過若能認識我們所吃的各種糖的名稱，以及它們所代表的糖類，也很有幫助。例如，蔗糖（食糖）就有許多不同形式（及名稱），包括精製蔗糖（細糖粉、結晶糖、砂糖、糖果糖、麵包糖、糖粉、細砂糖）；部分純化蔗糖（焦糖、紅糖、糖蜜、糖漿、黑糖、原糖、圭亞那粗糖、原料糖、甘蔗汁、墨西哥粗糖、帕內拉焦糖、墨西哥紅糖）；以及其他來源的蔗糖（楓糖、棕櫚糖、椰棗糖、高粱糖漿、椰子糖）。蔗糖的英文主要是 sucrose，但有時也拼寫為 saccharose。

有些人認為純度較低的蔗糖（例如紅糖和黑糖）可能更健康，因為其中含有的一些成分，可能減輕糖的有害作用。

然而，支持這種論點的證據很少，所以我建議還是一視同仁，將所有類型的蔗糖視為具有相同的生物效應，全部都應該減量。

認識各種食物的含糖量是個好的開始，不過除了閱讀食

| 不同類型的糖 | | | |
|---|---|---|---|
| 果糖 | 果糖和葡萄糖的複合物 | 葡萄糖和高升糖的糖 | 乳製品糖 |
| 水果的糖分 (fruit sugar) | 蔗糖（食糖）(sucrose, table sugar) | 右旋糖（葡萄糖）(dextrose, glucose) | 乳糖 (milk sugar, lactose) |
| 果乾 (dried fruit) | 高果糖玉米糖漿 (HFCS) | 玉米糖漿 (corn syrup) | 半乳糖 (galactose) |
| 果汁 (fruit juice) | 轉化糖 (invert sugar) | 米糖漿 (rice syrup) | |
| 龍舌蘭花蜜／糖漿 (agave nectar/ syrup) | | 糙米糖漿 (brown rice syrup) | |
| 蜂蜜 (honey) | | 麥芽糖 (maltose, malt sugar) | |
| | | 麥芽三糖 (maltotroise) | |
| | | 大麥麥芽糖漿 (barley malt syrup) | |
| | | 海藻糖 (trehalose) | |
| 請注意，表中含有果糖的食物裡，有些也含有少量的蔗糖和葡萄糖等其他糖類。 | | | |

品的營養標示，以及選擇添加糖較少的食物，還有其他方法可減少果糖攝取量，以便盡可能降低果糖對身體的作用。現在就讓我們深入了解關於果糖的種種細節，利用科學知識來選擇該吃哪些糖類，以及最適當的食用方式。

## | 問題 1：需要考慮蔬菜和水果的含糖量嗎？尤其是果糖？

　　一般認為蔬果是健康的食物，而且經常推薦食用，但許多蔬果都含有果糖。（是的，就連蔬菜也是！）此外，許多動物就是藉由吃水果來啟動生存開關。由此來看，水果可能特別糟糕？要解答這個問題，需要詳細檢視果糖活化生存開關的生物原理。

　　會導致體重增加的果糖代謝，主要發生在肝臟。當肝臟中的生存開關活化後，會驅動代謝症候群，包括腹部脂肪堆積、糖尿病前期和脂肪肝。但前面也提過，發生在肝臟的果糖代謝並不會引發對糖的渴望，嗜糖似乎與大腦和腸道中的果糖代謝較為相關。然而，關於體重增加和生存開關的種種負面效應，關鍵還是在肝臟。

　　之所以能確定肝臟是生存開關一系列效應的總指揮，是因為我們的研究團隊曾經阻斷過肝臟內的果糖激酶（代謝果糖所需的酵素），但保留果糖激酶在大腦和腸道的作用，結

> 要預防肥胖
> 和新陳代謝疾病,
> 必須盡量減少
> 肝臟代謝的果糖。

果發現,當肝臟中的果糖激酶受到破壞,攝取果糖的小鼠就不會出現體重增加的現象,因為牠們的進食量會減少,足以補償果糖所引發的效應。

這時果糖並不會如平常一般引起飢餓感,動物也不會產生瘦體素抗性,因此體重不會增加。這些小鼠的脂肪組織或肝臟都沒有累積脂肪,也沒有發展出糖尿病前期的徵兆。這意味著,要預防肥胖和新陳代謝疾病,必須盡量減少肝臟代謝的果糖,這點對於飲食的考量很重要。我們吃入口的果糖愈少,需要肝臟代謝的果糖也就愈少。不過,實際狀況並沒有這麼簡單。

我們吃下的果糖,有一小部分會在腸道中代謝掉,然後才進入肝臟。這一小部分的量大約是四至五公克,會如同其他熱量一樣代謝殆盡,也就是說,不會用來啟動生存開關。腸道的作用彷彿是一面盾,所以當食物內只含有少量果糖,如胡蘿蔔、甜豆、南瓜和其他蔬菜,並不需要太擔心生存開關會因此活化。

水果與蔬菜略有不同,往往含有較多果糖,儘管大部分果糖可能被腸道移除,仍有一些會到達肝臟,特別是一份含有八公克以上果糖的水果(請參閱後面表格)。

然而，完整水果中含有的物質，往往會阻礙果糖的作用，例如維生素 C[*]、**類黃酮**[†] 等植物化合物、鉀[‡]，以及纖維。舉例來說，奇異果的果糖含量很低，但有大量的維生素 C。藍莓和草莓的類黃酮化合物含量特別高。櫻桃含有可降低尿酸的物質。許多水果和蔬菜也富含可溶性纖維，能夠減少或減緩果糖的吸收，從而減少或減緩果糖的代謝。

　　儘管如此，對於果糖含量高的水果（每份含量超過八公克），我還是建議限制攝取量，也許一次只吃半份，或選擇果糖含量較低的水果。我很少吃無花果，因為它的果糖含量在所有水果中最高，一杯無花果與一瓶 360 毫升的汽水含有等量的果糖。（之前曾提過無花果對於我們祖先的重要性，以及它後來消失所造成的影響。在歷史上，無花果曾被視為維生食物，廣受喜愛。例如，遊牧的貝都因人在穿越沙漠時，會在脖子上戴一個「無花果頸圈」。）

　　果乾大多得視為糖果類食物，只能少量食用。它們富含果糖，而且乾燥過程會破壞新鮮水果的許多營養成分，而這

---

[*] 第四章曾提過，維生素 C 可抵禦果糖代謝產生的氧化壓力，保護能量工廠。維生素 C 還能刺激尿酸從尿液中排出。

[†] 有些類黃酮可能具有藥性，有益健康，包括對抗氧化壓力。

[‡] 我們發現鉀和維生素 C 一樣，可以抵禦生存開關的部分作用。然而，體內的鉀含量必須維持在正常範圍內，因為血液中鉀濃度過高或過低，可能影響心律。未與醫師討論前，請勿服用鉀補充劑。

些成分原本可以抵消果糖的作用。例如，剛採摘下來的新鮮蔓越莓果糖含量很低，但蔓越莓乾只要三分之一杯，就可能含有高達 25 公克的糖。當然，為了減弱酸味，許多蔓越莓乾還額外添加了糖。

| 天然水果 | | |
|---|---|---|
| 高果糖含量<br>(每份 >8 公克果糖) | 中果糖含量<br>(每份 4 至 8 公克果糖) | 低果糖含量<br>(每份 <4 公克果糖) |
| 無花果乾 (1 杯) 23 克 | 帝王椰棗 (1 顆) 7.8 克 | 草莓 (1 杯) 3.8 克 |
| 杏桃乾 (1 杯) 16 克 | 藍莓 (1 杯) 7.4 克 | 櫻桃 (1 杯) 3.8 克 |
| 芒果 (半顆) 16 克 | 香蕉 7 克 | 楊桃 3.6 克 |
| 綠葡萄或紅葡萄<br>(1 杯) 12 克 | 光皮洋香瓜<br>(1/8 顆) 7 克 | 黑莓 (1 杯) 3.5 克 |
| 葡萄乾 (1/4 杯) 12 克 | 木瓜 (半顆) 6 克 | 奇異果 3.4 克 |
| 梨子 12 克 | 柳橙 6 克 | 小柑橘 3.4 克 |
| 西瓜 (1 片) 11 克 | 桃子 6 克 | 覆盆子 (1 杯) 3.0 克 |
| 柿子 11 克 | 油桃 5 克 | 網紋洋香瓜<br>(1/8 顆) 2.8g |
| 蘋果 9.5 克 | 橘子 5 克 | 李子 2.6 克 |
| | 波森莓 (1 杯) 5 克 | 加州椰棗 2.6 克 |
| | 葡萄柚 (半顆) 4 克 | 杏桃 1.3 克 |
| | 鳳梨 (1 片) 4 克 | 番石榴 1.2 克 |
| | | 梅子 1.2 克 |
| | | 蔓越莓 (1 杯) 0.7 克 |
| | | 檸檬 0.6 克 |
| | | 青檸 (萊姆) 0 克 |
| 一份是指括號中的量，或指一顆。 | | |

現代人吃水果的方式，與為了啟動生存開關而吃水果的動物不一樣。野生動物喜歡成熟的水果，正如前面提過的，成熟的水果果糖含量會增加，但維生素 C 含量下降。我們則偏好帶點酸味的水果。此外，大多數人一次只會吃一兩顆或一兩份水果，但動物會一次大量攝取，在體內累積的果糖量也就高出許多。例如，一隻灰熊一天可能吃下 10 萬顆水牛果——這是你我望塵莫及的。

為了評估水果的效應，我們和墨西哥市查韋斯國家心臟病研究所（National Institute of Cardiology Ignacio Chávez）的腎臟科主任馬德羅合作，進行臨床試驗。她以超重或肥胖症女性為對象，提供低果糖飲食，觀察受試者是否能夠減重。兩組受試者都不能攝取軟性飲料、果汁和含糖食物，並且溫和的控制總攝取熱量，不過其中一組受試者可食用完整水果，因此會攝取到適量的果糖。研究結束時，兩組受試者的體重都減輕，代謝症候群的病徵也獲得改善，而且飲食中含有水果的一組，減輕的體重甚至更多！我們認為攝取適量果糖的人，從完整水果中得到的益處（維生素 C、類黃酮、鉀和纖維），超過了少量果糖所帶來的風險。

儘管飲食中應該包含完整水果，但建議要限制果汁、冰沙奶昔和果汁飲料。這些飲料通常含有多種水果，因此整體的果糖含量較高，製作果汁的過程也會去除大部分纖維。研究顯示，果汁飲料（通常含有添加糖）和天然果汁（影響較

小）都會增加肥胖症和糖尿病的風險，特別是兒童。基於這項觀察，美國兒科協會建議六歲以下兒童每天飲用的果汁不應超過 180 毫升，年齡較大的兒童則應限制在 240 至 360 毫升以下。我個人會採取更嚴格的限制。

> **重點：**應該食用不含果糖的蔬菜。可吃新鮮水果，但每一餐或每一份點心中，來自水果的果糖總量要限制在八公克以內。果乾、含水果的加工食品、果醬和果凍以及果汁內可能含有大量果糖。俗話說「每天一蘋果，醫師遠離我」，但若每天五蘋果，可能就要付錢看醫師了。

## 問題 2：飲料中的添加糖和食物中的添加糖，造成的影響有所不同嗎？

換句話說，吃幾顆含有 20 公克高果糖玉米糖漿的軟糖，和喝下含有 20 公克高果糖玉米糖漿的汽水，會有什麼不同？

如果生存開關的啟動只與熱量有關，無論是吃軟糖，還是喝汽水，高果糖玉米糖漿所產生的作用理當一樣。但事實並非如此，喝糖通常比吃糖更糟得多。為什麼會這樣？

生存開關是由於肝臟中的 ATP 濃度下降所觸發，因此關鍵在於有多少果糖到達肝臟。如果肝臟接收到大量果糖，

則 ATP 會大幅下降，刺激生存開關強烈反應。倘若只有少量果糖到達肝臟，果糖代謝效應會比較溫和。這意味著，儘管我們在談論生存開關時，一直將它簡化為一種按鈕，可控制為開或關，但實際狀況比較像是可調整強度的旋轉鈕，會根據狀況產生強弱不同的反應。

換句話說，肝臟的反應是依據接收到的果糖**濃度**，而不是果糖量。比起果糖一次全部進入的狀況，當果糖緩慢進入時，肝臟接觸到的果糖濃度會比較低。也因為如此，軟性飲料比固體糖類更容易啟動生存開關。軟性飲料含有大量的糖分（以 600 毫升的汽水為例，當中含有約 17 茶匙的高果糖玉米糖漿，其中約 9 茶匙是果糖），通常幾分鐘即可喝完，而且由於是液體，不需要消化，這會讓

> 喝糖通常比吃糖糟得多，
> 因為肝臟的反應是
> 依據接收到的果糖濃度，
> 而不是果糖量。

肝臟中迅速充滿果糖和葡萄糖。相較之下，固體食物必須經過消化，需要更長的時間才能到達肝臟。（這也是完整水果較不易啟動生存開關的原因，因為水果纖維有助於減緩吸收。）因此，固體食物中的果糖到達肝臟的速度較慢，不會讓生存開關一下子轉到最強狀態。

營養學家兼遺傳學家斯皮克曼（John Speakman）進行

的實驗證實了這一點，他發現餵食液體糖的小鼠，比餵食固體糖的更肥胖。人體臨床研究也比較食用液體糖（來自軟性飲料或其他飲料）和固體糖（來自糖果和甜點）的差別，所有證據都指向同一個結果：液體糖導致肥胖和（或）糖尿病前期的可能性，比固體糖更高。在一項研究中，將年輕受試者隨機分成兩組，一組每天喝一杯 240 毫升的軟性飲料，一組吃下含糖量相等的軟糖，持續四週，然後恢復正常飲食，也持續四週，並在這段「淨化」期之後，讓兩組受試者交換，原本喝軟性飲料的改吃軟糖，反之亦然，再持續四週。試驗結束時，研究人員發現，受試者在「喝糖」期間攝取的總熱量，比「吃糖」期間多了約 17%。在喝了四週的軟性飲料後，受試者的體重增加，脂肪也增加。相較之下，吃軟糖的四週內，他們的體重並未增加。

液體糖比固體糖更容易導致肥胖，而且喝液體糖的速度也會造成影響。為了證明這一點，我們在伊斯坦堡科曲大學的合作夥伴坎貝，提供蘋果汁給志願的受試者，這些蘋果汁內的果糖含量與軟性飲料相似。坎貝讓一半的人在 5 分鐘內喝下 500 毫升果汁，另一半則是每隔 15 分鐘喝下 125 毫升，用一小時喝完 500 毫升的果汁。一小時結束時，雖然兩組人喝下的蘋果汁**分量一樣**，但兩組間的差異卻非常驚人。5 分鐘內喝完蘋果汁的人，體內的尿酸和血管加壓素（肥胖荷爾蒙）快速增加。相較之下，花一小時喝完蘋果汁的受試者，

尿酸和血管加壓素的變化比較緩和。由於尿酸和血管加壓素升高相當於生存開關活化的證據，這表示如果一定要喝軟性飲料，慢慢享用會比大口豪飲來得安全。

幾年前，曾有人基於軟性飲料含糖量高，提議紐約市政府對軟性飲料課稅。軟性飲料業者指出其他食品也含有大量的糖，專挑軟性飲料課稅並不公平。基於這項爭議，再加上其他因素，飲料稅法案最後沒有通過。但根據前面提到的研究，軟性飲料業界的論點其實有誤。

根據液體糖和固體糖的研究，還可以得到一個結論：「魚與熊掌或許可以兼得」。也就是說，享用富含糖類的甜點時，如果吃得夠慢，或許可能避免觸發生存開關。這時蛋糕就只是熱量而已。問題是，要慢慢的吃甜點幾乎是不可能的事！喝軟性飲料時不能大口暢飲，而得用一小時的時間慢慢啜飲完畢，也同樣不容易。另外，與其單獨飲用軟性飲料，不如在用餐之間慢慢喝，畢竟邊吃邊喝，讓液體中的糖與食物混合，可減慢吸收速度。

---

**重點：**液體糖比固體糖更有害，大口喝下軟性飲料是啟動生存開關最有效的方法。含糖軟性飲料、能量飲料、果汁、含糖的茶和咖啡，全都應該避免。如果偶爾想放縱一下，請放慢飲用速度，並一定要與食物搭配。

---

## 問題3：年輕時即使大啖甜食似乎仍可輕鬆維持身材，但現在幾乎吃什麼都容易變胖，這背後有什麼原因嗎？

這不是想像，而是確有其事！隨著年齡增長，體重會變得更容易增加。造成這種情況的原因很多，其中較為重要的一點是身體的新陳代謝出現變化，第十章會進一步討論。不過除此之外，還有另一個原因：我們吃的果糖愈多，身體吸收和代謝果糖的效率就愈高。

之前提過，吃下的蔗糖會在腸道中分解為果糖和葡萄糖，之後由腸道分別吸收，最終運送到肝臟。有證據顯示，葡萄糖的存在可幫助果糖吸收，反之亦然。然而，果糖單獨進入腸道時，吸收相當有限，而且有些果糖經常滯留在腸道中，直接進入糞便——這在嬰兒和兒童期很常見。然而當我們攝取的果糖愈來愈多（無論是純果糖、蔗糖或高果糖玉米糖漿），日積月累下來，之後再接觸到果糖時，吸收和代謝果糖的能力都會變好。

製造果糖的能力也是如此：身體製造過的果糖愈多，製造果糖的能力就變得愈好。肝臟一般不太會產生果糖，因為產生果糖的多元醇途徑很少在肝臟發生。然而若是反覆受到刺激，時常使用這條路徑——例如高升糖食物造成肝臟內的葡萄糖濃度一直偏高，這種情況就會改變。長期下來，身體

會變得熟能生巧，愈來愈容易因為高升糖碳水化合物而製造果糖。

鹹味和鮮味食物以及果糖本身，都會引發類似的過程：這些食物都會刺激身體走上多

吃的果糖愈多，
身體吸收和代謝果糖的
效率就愈高。

元醇途徑，當這條路徑使用得愈頻繁，我們的身體就愈容易利用日常飲食製造果糖。身體長期接觸果糖，會加速果糖的製造、吸收和代謝，這是強力的放大系統，久而久之，我們會變得愈來愈容易發胖。

為了證明這點，墨西哥國家心臟病研究所的生理學家桑契斯洛薩達，以實驗室大鼠進行試驗，餵給牠們一般飲用水或含有果糖的水，為期兩週。在這段期間，果糖組的大鼠變得對果糖更加敏感，吸收和代謝果糖的能力都增強。接著，她撤除果糖水，讓所有大鼠的飲食變得相同，隔夜之後再讓兩組大鼠各自喝下相當於一大杯軟性飲料的果糖水。結果，之前飲用果糖的大鼠產生強烈反應，肝臟中的 ATP 濃度大幅下降，這與生存開關顯著活化的跡象一致；牠們血液和肝臟中的脂肪變多，尿酸濃度升高，肝臟的氧化壓力也上升。相較之下，前兩週未攝取果糖的大鼠，對軟性飲料的反應則溫和許多。

蘇利文（Jillian Sullivan）和桑達拉（Shikha Sundaram）

是經常治療脂肪肝和兒童肥胖症的兒科專家，為了找出臨床上的相關性，我們雙方展開合作，比較不同肥胖程度的兒童對於果糖的吸收和代謝能力，分別是體型纖瘦的兒童、肥胖症兒童，還有患有脂肪肝的肥胖症兒童，結果相當令人震驚。體型纖瘦的孩子吸收果糖的能力不好，代謝也很慢。相較之下，肥胖症兒童能夠相對輕易的吸收果糖，而同時患有肥胖症和脂肪肝的兒童，對果糖的吸收和代謝程度最高。我們觀察到肥胖症和脂肪肝與果糖吸收和代謝的難易度有關，雖然這個現象可能有其他解釋，但確實支持前述的觀點：接觸愈多的含果糖糖類，就愈容易受到果糖影響。

身體對果糖的敏感度，會因為接觸果糖的頻率增加而提高，這多少可以解釋為什麼我們年輕時能抵抗果糖的影響，但隨著年紀增長，生存開關會變得更容易活化。這也可以解釋為什麼過去攝取大量添加糖的人，即使減少糖分攝取，也無法有效減重，因為即使只有少量的糖，也足以活化他們的生存開關。此外，許多動物在冬眠前會大吃水果，也可能是因為同樣的原因：吃得愈多，身體吸收和代謝果糖的效率就愈高，增加脂肪的能力也跟著變好。

好消息是有簡單的破解之道。只要去除飲食中的果糖，為期五天到兩週的時間，就可以逆轉對果糖的高敏感度。根據動物研究，飲食中的果糖移除後，動物會迅速重置體內系統。對人類來說，採行低醣飲食時，一般會建議嚴格限制碳

水化合物兩週以上，這顯得尤其重要，因為這兩週的限制可以讓身體回歸原來的設定，我稱之為「重新開機」。

**重點：**果糖吃得愈多，身體對果糖的作用就愈敏感。換句話說，你愈喜歡糖，糖就愈喜歡你。幸好透過短期限制攝取碳水化合物，可以讓身體系統「重新開機」。

## 問題 4：人工甜味劑安全嗎？能不能用來幫助減重呢？

　　人工甜味劑也稱代糖，熱量很低，通常做為蔗糖或高果糖玉米糖漿的替代品，用來製造帶有甜味但熱量較低的飲料或食品。有人偏好使用「無營養甜味劑」這個名稱，認為比「人工甜味劑」更好，因為有些甜味劑是用天然材料製成。市面上最常見的人工甜味劑包括糖精、阿斯巴甜、甜菊糖和三氯蔗糖，但還有更多（見後方表格）。

　　儘管熱量很低，但**有些**人工甜味劑仍然可以活化生存開關，例如常用於無糖糖漿的山梨糖醇。山梨糖醇是多元醇代謝途徑的一部分，會在人體內轉化為果糖。身體對山梨糖醇的吸收量是變動的，但可能還是會造成重大的影響。塔格糖

則是果糖的另一種人造替代物，也會直接活化生存開關，因為它與果糖一樣，在體內都是由果糖激酶代謝。另外還有糖精，儘管不會活化生存開關，但有報告指出，糖精可能對動物腸道內的細菌造成影響，進而導致胰島素抗性。小鼠攝取過量糖精時，膀胱內也會出現腫瘤。我的建議是避免上述這三種甜味劑。

| 人工甜味劑（無營養甜味劑） | | | |
|---|---|---|---|
| 合成化合物 | 天然化合物 | 糖醇 | 化學性質與果糖相似 |
| 糖精 * （saccharin/ Sweet'N Low) | 甜菊 (stevia/ Truvia) | 山梨糖醇 ** (sorbitol) | 阿洛酮糖 (allulose) |
| 阿斯巴甜 (aspartame/ Equal, Nutrasweet) | 羅漢果 (monk fruit) | 木糖醇 (xylitol) | 雪蓮果糖漿 ** (yacon syrup) |
| 三氯蔗糖 (sucralose/ Splenda) | 轉化糖 (invert sugar) | 麥芽糖醇 (maltitol) | 塔格糖 ** (tagatose) |
| 安賽蜜 (acesulfame/ AceK) | | 赤藻糖醇 (erythritol) | |
| 愛得萬甜 (advantame) | | | |
| * 可能影響腸道細菌，進而導致胰島素抗性。 | | | |
| ** 可能在體內轉化為果糖，或與果糖有相同作用。 | | | |

我個人也不太喜歡阿斯巴甜和愛得萬甜，這兩種甜味劑的化學結構相近，它們在人體內分解後，其中一個副產品是有毒的甲醇。有些傳聞指出，攝取阿斯巴甜後可能會出現頭痛、注意力不集中、煩躁等現象，記憶力甚至可能受損。餵食阿斯巴甜的實驗室大鼠則會出現記憶障礙，變得比較難找到穿越迷宮的道路。（第七章曾提到，1980 年代的一項臨床試驗，曾比較過蔗糖和阿斯巴甜與過動症之間的關係，但並未發現顯著的差異，也許其中的原因正是阿斯巴甜的代謝作用。）

至於其他甜味劑，我家傾向使用三氯蔗糖或甜菊。三氯蔗糖味道甜美，熱量非常低，是一種添加了氯的糖，關於它的使用安全還存在一些爭議。有些專家認為三氯蔗糖尚未經過充分的測試，然而根據目前的研究，還沒有發現任何問題。甜菊是一種常用的甜味劑，受到一些人的青睞，因為這種甜味劑是從巴西原生植物甜菊中提取出來的天然產品。但甜菊有個缺點，食用後的餘味略苦。另一種天然甜味劑羅漢果也有苦味。

我也喜歡使用糖醇（山梨糖醇除外），尤其是麥芽糖醇，麥芽糖醇常添加在無醣冰淇淋（不含碳水化合物）中。然而，糖醇可能導致腹脹和腹瀉，尤其是大量食用之後。

雪蓮果糖漿是一種有趣的甜味劑，由**聚果糖**這種果糖分子鏈所組成。人類不能把聚果糖分解成果糖，但有些細菌可

以，而腸道中含有這些細菌的人，理論上可以將雪蓮果糖漿與小麥、洋蔥等其他食物中的聚果糖，分解成身體可吸收的果糖。雖然用量相當少，但如果將雪蓮果糖漿當成主要的甜味劑，可能構成問題。*

甜味劑家族的最新成員是阿洛酮糖。阿洛酮糖的化學性質與果糖相似，但不會活化生存開關，因此可能是不錯的選擇。然而，雖然大多數人工甜味劑的甜度都比蔗糖高，可以少量使用，但阿洛酮糖的甜度卻低於蔗糖，因此需要更大的用量才能達到相同的甜度。大部分甜味劑經由尿液排出，目前尚不清楚它們對腎臟和膀胱的長期效應。因此我會以謹慎樂觀的態度來看待這種甜味劑。

回到一開始的安全問題，答案是，雖然我們永遠無法完全確定，但某些人工甜味劑似乎是安全的。那麼，甜味劑能避免我們變胖嗎？基本上，關於這個主題的所有研究都認為，以人造糖飲料取代含蔗糖或高果糖玉米糖漿的飲料，可以減少體重增加的幅度，因為飲料內的熱量較少，而且大多不會活化生存開關。我們的研究團隊也證實，三氯蔗糖和糖

---

* 有趣的是，引起蛀牙的細菌是以果糖為主要能量來源，會將多餘的果糖以聚果糖的形式儲存在牙縫中，當我們不進食時，口腔細菌會攝取這些存糧。聚果糖也會讓馬生病，肥沃的牧草含有聚果糖，馬能利用腸道細菌將聚果糖轉化為果糖。我們與科羅拉多州立大學的赫斯（Tanja Hess）合作發現，由牧草聚果糖產生的果糖，可能是馬罹患某些疾病的主因，如代謝症候群以及賽馬經常罹患的致殘性關節炎。美國賽馬界的三冠王「祕書長」（Secretariat）正是這種疾病的受害者。

精不會導致實驗動物體重增加。這些研究顯示人工甜味劑對於想減肥的人，可能有幫助。

然而問題是，人造糖無法阻止人們對甜食的渴望，甚至可能讓人更想吃甜食。例如，最近一項針對美國國家健康營養調查的分析顯示，平均而言，喝減肥飲料的兒童比喝水的兒童攝取更多糖分。確實也有研究發現，喝低卡軟性飲料的人，體重增加的風險反而比較高，個中原因或許正是人造糖所激發的嗜糖渴望。

如果非常想吃甜食，最好的選擇是完整水果，而不是人工甜味劑。水果可以緩解我們的飢餓感和對糖的渴望，可能是因為水果的一些黃酮類化合物發揮作用。

---

**重點：**即使使用人造糖，仍需要謹慎。人造糖本身不會導致體重增加，但對糖的渴望也無法因此緩解，甚至還可能加劇。（哦！多麼甜蜜的悲哀。）

---

## 問題 5：既然軟性飲料不好，改喝運動飲料比較好嗎？

運動員應該喝運動飲料嗎？是否也會因此變胖？競技運動和劇烈的休閒活動很耗體能。在劇烈運動過程中，我們

會流汗，散發體內累積的熱量，同時也會失去水分和鹽分。這可能造成脫水，而即使只是輕度脫水（失去體內 2% 的水分），也會影響我們的注意力和表現。

運動飲料是佛羅里達大學的醫師凱德（Robert Cade）在 1960 年代中期開發出來。凱德注意到大學裡的美式足球員，在佛羅里達州炎熱的天氣下很容易脫水，一些球員在比賽期間，體重會減輕四、五公斤以上，儘管喝水並服用鹽片，還是無法防止脫水。某一天，凱德前往參加全國科學會議的講座，從中得知如果在補給液中添加葡萄糖，能顯著提升腸道對鹽的吸收。此外，當我們運動時，肌肉和肝臟會燃燒葡萄糖（肝醣形式），於是凱德想，要是讓運動員補充葡萄糖，不僅可以提供肌肉必要的燃料，還可以避免低血糖的問題。於是，凱德團隊開發出最早的運動飲料，主成分是水、鹽和葡萄糖。一開始，這種飲料的味道不太好，因為葡萄糖不太甜，但後來配方裡添加了香料和少量果糖，改善了味道，現代運動飲料——開特力（Gatorade）就此誕生。*

在這段時期，許多研究都想找出運動飲料的最佳配方，以提升運動員的體能表現。最初的發現是 6% 的葡萄糖濃度

---

* 凱德是創意十足的天才，為人謙虛幽默。我很榮幸能成為他的好友，並擔任佛羅里達大學的凱德教授（Robert Cade Professor）。他曾與我分享早期研發開特力的故事。第一批足球員在喝下他調配的運動飲料後，有一位說嚐起來「像小便」，於是在比賽期間把飲料全倒頭上，一口都沒喝。凱德笑笑的說，這飲料起碼還是帶給這位足球員一些好處，至少幫助他冷靜下來。

能激發最好的表現；濃度過高反而阻礙體能。後來又發現葡萄糖中添加少量果糖，可進一步提高運動表現，因為果糖會提升腸道對葡萄糖的吸收，讓身體輸送更多葡萄糖到肌肉，即使攝取的總熱量保持不變，運動表現也能因此提高。另外還有研究顯示，果糖量必須低於葡萄糖，若果糖量過高反而會導致體能表現急劇惡化。

　　儘管具體的比例還有爭議，但我個人認為理想的運動飲料，大約是 4% 的葡萄糖搭配 1% 至 2% 的果糖，而鹽濃度約為每公升 0.5 公克。換算下來，240 毫升的飲料中有大約 4 或 5 公克的果糖——這樣的果糖量可以在腸道中代謝完畢，不至於啟動生存開關。

　　相較於運動飲料，汽水和可樂等軟性飲料含有約 6% 的果糖和 5% 的葡萄糖，不僅會導致脫水，還會降低運動表現。同樣的，我們的研究夥伴以熱壓力之下輕度脫水的大鼠為對象，提供含有 5% 果糖和 3% 葡萄糖的溶液，結果大鼠脫水的現象變得更嚴重，腎臟也因此損傷。

---

**重點：**運動飲料可預防並治療劇烈運動時的脫水現象，也可以幫助因腹瀉或嘔吐而脫水的患者。攝取一些葡萄糖和少量果糖可提高體能表現，但不會增加肥胖風險。然而，若非運動或生病，我不建議飲用運動飲料。

---

## 問題 6：有報告指出糖可提高在校表現，但又有研究發現糖會妨礙課業成績，為什麼會發生這種矛盾的現象？

你可能聽說過，有些研究發現吃糖有助於提升心智表現，尤其是在劇烈運動期間，或是孩童沒吃早餐的時候。這樣的論點，有時會被拿來鼓勵人多攝取糖分。

然而這些研究中的「糖」，既不是食糖（蔗糖），也不是含果糖的糖（例如高果糖玉米糖漿），而是葡萄糖。此外，許多研究的對象都是兒童，顯示不吃早餐的學童在校表現比較差，而提供葡萄糖則可以改善這種現象。然而，攝取過多的葡萄糖，實際上反而可能降低學業表現。

有項隨機研究也提供了佐證，這項研究發現，青少年吃的若是低升糖的早餐，在工作記憶和注意力這方面的標準測試中，表現會比吃高升糖早餐或根本不吃早餐的孩子來得好。有趣的是，吃低升糖早餐的孩子血糖高峰值約為 115 毫克／分升，吃高升糖早餐的血糖值為 125 毫克／分升。

> 影響心智表現的
> 既不是食糖，也不是果糖，
> 而是葡萄糖。

也有類似的研究是以成年人為對象，包括大學生和老年人。研究發現，禁食者在服用葡萄糖後，記憶力和

反應時間都會改善。但同樣取決於葡萄糖的劑量，因為有證據顯示，高劑量並不會帶來任何益處。

---

**重點**：低血糖會讓心智表現不佳，但其實高血糖也一樣。所以記得一定要吃早餐，但也要避開高升糖指數的食物，如穀物麥片！

---

## 問題 7：有人能抵抗果糖的作用嗎？為什麼會有抗糖性？

基於某些因素，有人的身體似乎能「抵抗」糖的作用。例如，年輕人似乎可以大啖甜食，而不用擔心危害身體的健康。但正如前面提過的，這可能是因為年輕人過去接觸到的果糖有限。不論是任何年齡層，只要不攝取大量的含果糖糖類，吸收和代謝果糖的系統就不會「啟動」。因此，當這些人吃糖時，代謝反應會相對溫和。

另一個常見因素是，年輕人和（或）運動人士的粒線體往往更健康。擁有較健康的能量工廠，對果糖驅動的氧化壓力就有更強的抵抗力，因此降低氧化壓力觸發生存開關的風險。然而在我看來，這兩種情況都不算是真正的抗糖性，因為如果繼續攝取含果糖的糖類，最後還是得承受生存開關帶

來的後果，身體也會開始累積脂肪。*

　　還有一批人，也被視為能夠抵抗果糖的作用，那就是生活在坦尚尼亞的哈扎人（Hazda）。他們是現代世界中的狩獵採集者，主食包括各種野生植物、無花果、蜂蜜，以及大小獸類。蜂蜜是哈扎人飲食中的重要成分，尤其是男性，可占總攝取熱量的六分之一（有時甚至更多）。一如預期，攝取這麼大量的果糖，哈扎人有嚴重的蛀牙和牙周病問題。然而，他們的身材卻保持得很苗條，基本上沒有人罹患糖尿病和心臟病。

　　我認為哈扎人其實根本沒有抗糖能力，只是他們從蜂蜜中獲取果糖後所產生的脂肪，剛好足以維持他們的生存。對採集打獵的哈扎人來說，尋找獵物並不輕鬆，他們一天中大部分的時間都得用來長途跋涉（大約 16、17 公里），尋找食物。值得注意的是，儘管運動量很大，但研究顯示，他們每天攝取和燃燒的總熱量，其實與紐約那些久坐辦公室的職員差不多。這正是生存開關啟動時可預期的結果。儘管哈扎人可能消耗大量體能尋找食物，但在休息時，他們的身體會盡量減少能量消耗，這樣他們吃的食物便可以幫助他們存

---

* 年輕人確實能抵抗果糖的作用，尤其是具有健康粒線體的運動員，正因為如此，果糖研究中才會出現明顯的個體差異。高果糖玉米糖漿業者特別喜歡找年輕、健康且熱愛運動的人來當受試者，因為這群人在接收單劑量果糖或短期的果糖測試時，代謝並不會出現太大的變動，若把等量的果糖提供給肥胖症患者或胰島素抗性者，則會出現顯著的代謝效應。

活得更久。我相信哈扎人吃的蜂蜜剛好夠他們生存，少了蜂蜜，他們就有餓死的危險。

相較於哈扎人，巴拿馬北海岸聖布拉斯群島（San Blas Islands）的古納人（Guna），可能找到真正的抗糖方法。根據 1940 年代的早期報告，生活在群島上的人全都沒有罹患高血壓，這讓科學家懷疑他們身上可能帶有保護基因。

於是在 1990 年代，波士頓布萊根婦女醫院（Brigham and Women's Hospital）心血管醫學領域的傑出研究員霍倫伯格（Norman Hollenberg）前往巴拿馬考察，發現古納人似乎不僅能抵抗高血壓，還能抵抗肥胖症和糖尿病。但他後來發現，古納人一旦移居到巴拿馬城，罹患肥胖症和糖尿病的比例就會升高，意味著保護他們的因素並不是來自遺傳，而是島上的生活方式。霍倫伯格的團隊在調查古納人的飲食時，發現聖布拉斯群島上的古納人會攝取大量的鹽（大約每天 12 公克）和大量的蔗糖（食糖）。然而研究團隊的營養師也發現，古納人每天還會喝大量的苦可可，五到十杯不等。霍倫伯格和其他人發現，可可含有一種特殊類型的類黃酮，**稱為表兒茶素**，似乎可刺激粒線體生長，以增加這些體內能量工廠的數量，完善保護能量的生產。

我們的研究小組在薩巴尤須（Guillermo Ceballos）、維耶拉（Francisco Villarreal）、許瑞納（George Schreiner）和杜格（Sundeep Dugar）這幾位科學家的幫助下，展開進一

步的研究。我們將患有代謝症候群和血液三酸甘油酯濃度過高的志願者，隨機分成兩組，一組服用表兒茶素補充劑，一組服用安慰劑，為期四週。

在試驗結束後，表兒茶素組受試者的血液三酸甘油酯和發炎指標都獲得改善，原本有胰島素抗性的受試者，空腹血糖的濃度也下降了。我們還發現，表兒茶素可保護能量工廠免受氧化壓力，並進一步阻止果糖在肝細胞中的作用。簡言之，表兒茶素能夠提供一定的保護力，防止代謝症候群發生。（第十章有更詳細的討論。）

最後是一種罕見的類型，每 10 萬人中只有 1 人身上可見到的真正抗糖性：這種遺傳狀況稱為「**本態性果糖尿症**」，或稱為「**原發性果糖尿症**」。具有這種遺傳狀況的人無法製造果糖激酶，所以無法分解果糖，也無法打開生存開關。這群人可以正常生活，且吃糖後不會出現併發症，因為他們攝取的果糖大多會透過尿液排出體外。迄今為止，尚未發現具有本態性果糖尿症的人罹患肥胖症或第二型糖尿病。

---

**重點**：抗糖性非常罕見，但確實存在。大多數認為自己對糖具有抵抗力的人，實際上都沒有。如果他們持續大量攝取含果糖的糖類，遲早會罹患代謝症候群。有幾種方法可提高身體對糖的抵抗力，例如減少飲食中的果糖，透過運

---

動維持細胞內能量工廠的健康，攝取富含某些類黃酮的食物可能也有幫助。

## 問題 8：有沒有辦法中止對糖的渴望？

對糖的渴望是無法減少吃糖的主因。是否有辦法可以中止這種慾望？

雖然目前無法完全斷絕吃甜食的渴望，但可以採取一些措施來降低這種口腹之慾。一種方法是採行低醣飲食，或單純大幅減少添加糖的攝取量。這種戒糖過程一開始會遭遇強烈的渴望期，也許持續數天，但經過一、兩週之後，通常渴望就不會這麼強烈了。

但要注意一點，之前提過，若是用人造糖替代添加糖，可能會繼續激發對糖的渴望。因此，若要成功降低對糖的渴望，可能需要移除飲食中的人造糖。同樣的，由於飲酒與對糖的渴望密切相關，減少飲酒也會有幫助。

吃甜食的渴望出現時，可以試著以完整的水果來替代。有證據顯示，吃完整水果可以滿足強烈的嗜糖渴望，但又不致於讓代謝症候群惡化。

其他降低嗜糖渴望的方法，還有喝大量的水或吃蔬菜、

> 低醣飲食、
> 減少添加糖或改吃完整水果，
> 可降低對糖的渴望。

沙拉以獲得飽足感；也可以透過活動分散注意力，例如運動或拜訪朋友。一些研究人員還嘗試使用各種營養補給品，如麩醯胺酸（glutamine）。但就我所知，目前並沒扎實的證據顯示這些營養品具有效用。

不過，也許即將有一種方法，可以降低我們對糖的渴望。目前已知缺乏果糖代謝能力的動物，似乎不會對果糖產生渴望，即使攝取果糖也不會出現代謝症候群。因此製藥業者正試著製造能抑制果糖代謝的藥物。這類抑制劑還有一個好處，可以阻斷食用高升糖和高鹽食物所產生的果糖效應。

如今有幾家大藥廠，正嘗試研發藥物以阻斷果糖的效應，這類藥物可能抑制人類天生對糖的渴望。我們的研究團隊則是針對果糖激酶進行開發，希望能藉此阻斷對含果糖糖類及對酒精的渴望（上一章曾提過，酒精的代謝也是走果糖的途徑）。

---

**重點：**目前還沒有可靠的方法能中斷我們對糖的渴望。因此最好的選項，是嘗試所有可能抑制嗜糖渴望的技巧。我的建議是，若想吃糖，就去吃完整的水果。

---

我們可能無法完全中止吃糖的渴望（目前），但請不要絕望，因為就現階段對生存開關的認識，我們可以擬定出戰勝肥胖的方法。在下一章，我們將探討如何關閉生存開關，以防止體重進一步增加和其他健康問題。在最後一章，我們也會利用目前所知，開發減重及維持體重的方法，並且改善健康。

# 第9章 關閉脂肪開關的最佳飲食法

　　大自然為了保護動物免於飢餓、脫水、窒息和其他生存威脅，發展出一種生物反應（有點像打 119），也就是我們前面講的生存開關。啟動這個開關的主要方式包括攝取果糖，或讓身體自行合成果糖——脫水和血糖升高，都會「啟動」身體製造果糖的能力。攝取富含鮮味的食物，也會活化生存開關，因為鮮味食物會刺激尿酸產生，而尿酸在果糖代謝中扮演重要的角色。生存開關這條途徑非常重要，正因為它的存在，我們和許多動物都特別喜歡吃具有甜味、鹹味或鮮味的食物。

　　生存開關的影響相當強大。首先，它會刺激食慾、降低意志力，以致產生衝動，刺激動物甘願冒險，去尋找食物和水。開關一經啟動，大腦會產生瘦體素抗性，因此即使已經進食，我們仍然會有飢餓感，於是吃下超出所需的食物，導致體內累積的脂肪增加。這道開關還會減少休息時的能量消耗，有助於節省能量，即使我們為了覓食必須消耗能量，仍

然可以盡量保留現存的脂肪。此外，生存開關還會造成一些與儲存和燃燒總熱量無關的生理變化，包括發展出胰島素抗性（為大腦儲備葡萄糖）、血壓升高（以維持血液循環）、刺激發炎（協助抵禦感染），以及對粒線體造成氧化壓力，使能量的生產效率變低。這個複雜的過程讓我們在攝取熱量後，並非直接產生能量，而是轉為生成脂肪，同時讓身體燃燒的脂肪量變少。為了補償下滑的可用能量，我們會吃下更多食物（以補足缺少的能量），並改用無氧的原始系統來生產能量。

這是保護動物（包括我們在內）在野外度過危機的理想系統，原本只在有限的期間內作用，但如今我們卻長期刺激這個途徑的運作，因此帶來許多意外害處，導致肥胖症和許多現代疾病（代謝症候群、糖尿病、高血壓等）。現在為了維護健康，必須想辦法阻止生存開關活化成為脂肪開關。這正是本章的任務。

首先，必須自我提醒，現在討論的這個生物過程，並不是一道簡單的切換式開關，而比較接近可以調節強弱的旋轉鈕，因為這道開關的活化程度，可隨著我們攝取或製造的果糖多寡及攝取速度而變化。此外，每個人對開關活化的反應可能不同，主要取決於當前的健康狀況。與超重和糖尿病前期的人相比，健康的運動員細胞內擁有良好的能量工廠，比較不容易受到果糖的影響。同樣的道理，老年人──尤其是

狀況不好時，會比年輕人承受更大的風險。

我也承認，除了脂肪開關之外，肯定還有其他因素會導致肥胖，包括社會經濟、教育、文化習俗、遺傳學，甚至是生活在我們腸道中的細菌（微生物相），以及「封閉效應」（見下方文字框）等。儘管如此，根據我們團隊的研究和文獻回顧，我相信脂肪開關可能是導致肥胖症、代謝症候群和其他相關疾病的主因。

那麼，我們該如何做，才能盡量減少生存開關啟動？該吃什麼食物，才能相對輕鬆的將生存開關維持在關閉狀態？以避免體重增加，並盡可能的提升長期健康。

---

### 封閉效應（enclosure effect）

在造成體重增加的因素中，最容易遭忽略的就是我所謂的「封閉效應」。飼養在密閉空間的動物，由於食物取得容易，常會變得比較胖。這也是動物園中肥胖症盛行及寵物發胖的原因。生存開關是透過飢餓感驅動攝食的生物途徑，但封閉效應卻鼓勵動物基於習慣進食，藉此因應密閉空間帶來的無聊感。（當然，若吃下的食物導致生存開關活化，會增加生理上的進食慾望。）許多人都生活在自己的「封閉空間」裡，這可能會影響我們對食物的攝取。

# 三大營養素

先來看看三大營養素：碳水化合物、脂肪和蛋白質。本章的目標，是協助你無需嚴格限制任何一項營養，但仍然可達成健康的飲食。不過對於生存開關的活化，碳水化合物、脂肪和蛋白質的角色並不相同。

## 好醣與壞醣

碳水化合物也稱醣類，在目前的西式飲食中，碳水化合物在總攝取熱量中的占比約為 45% 至 65%，而其中 15% 至 20% 為添加糖，其餘是複合碳水化合物，包括澱粉類和非澱粉類蔬菜、穀物及堅果。一般來說，提倡健康飲食的書籍，大多把碳水化合物歸咎為肥胖症盛行的主要飲食因素，因此許多節食法在某種程度上，都會限制攝取碳水化合物，特別是含糖和澱粉類的食物，同時鼓勵增加蛋白質和（或）脂肪的攝取量。

我們的研究證實了這些節食法的效果，但也發現有些非碳水化合物會參與生存開關的活化過程。重點是，並非所有碳水化合物都有害，我們應該要留意的，是含果糖的糖類，例如蔗糖和高果糖玉米糖漿，以及會導致血糖顯著升高的碳水化合物。至於其他碳水化合物，我相信不僅可安全食用，而且對健康有益。

第五章曾提到的食物升糖指數，可以幫助我們分辨哪些碳水化合物會導致血糖濃度急速升高，以及哪些不會。高升糖碳水化合物包括米飯、馬鈴薯、麵包、穀片和薯條；低升糖碳水化合物則包括大多數的非澱粉類蔬菜（如綠花椰和蘆筍）、沙拉用蔬菜（如萵苣、小黃瓜和番茄）、豆類和豆莢（如扁豆）以及種子和堅果。除此之外，還有另一項因素需要考慮：食物的**升糖負荷** ＊也有高低之分。

> 並非所有碳水化合物
> 都有害。

升糖負荷不僅考慮食物對血糖升高的影響（即升糖指數），同時考慮每次食用時所攝取的分量。以西瓜為例，升糖指數很高，但一片西瓜並不會使血糖升高太多，因為單片西瓜含有的碳水化合物不多，只會造成中等的血糖負荷。另一方面，儘管義大利麵屬於中升糖指數，但經常一次吃下很多，很容易讓血糖濃度升高到足以活化生存開關。

下表列出一些常見的高升糖食物與它的升糖負荷。在飲食中，應該限制高升糖指數（定義為大於 70）或高升糖負

---

＊升糖負荷的計算方法，是將正常一份碳水化合物的克數乘以升糖指數（以百分比表示）。高升糖負荷為大於或等於 20，相當於吃下 20 公克的白麵包。以義大利麵為例，雖然升糖指數不高（42），但一份食用量較高（48 公克），所以升糖負荷偏高（48×0.42＝20）。

荷（定義為大於 20）的食物。較完整的升糖指數和升糖負荷清單，可上網查閱。*

| 高升糖指數或高升糖負荷的碳水化合物 | | | |
|---|---|---|---|
| 碳水化合物 | 一份 | 升糖指數 | 升糖負荷 |
| 烤馬鈴薯 | 1 顆（中型） | 100 | 33 |
| 即食燕麥片 | 1 杯 | 83 | 30 |
| 玉米片 | 1 杯 | 80 | 23 |
| 西瓜 | 1 片 | 76 | 8 |
| 白飯 | 1 杯 | 73 | 35 |
| 白麵包 | 2 片 | 71 | 20 |
| 鬆餅 | 1 片 | 70 | 39 |
| 貝果 | 1 個 | 69 | 24 |
| 甜玉米 | 1 支 | 60 | 20 |
| 義大利麵 | 1 杯 | 48 | 20 |

選擇碳水化合物時，還需要額外考慮一些有趣的因素。例如，食用前只需短暫加熱的即食燕麥或米飯，升糖指數通常比相同的非即食類來得高。這是因為可即食的穀物已預先

---

* 下列網站可查得常見食物的升糖指數和升糖負荷：https://www.health. harvard. edu/diseases-and-conditions/glycemic-index-and-glycemic-load-for-100-foods。 更完整的列表則請參閱：International Tables of Glycemic Index and Glycemic Load Values: 2008 by Fiona S. Atkinson, Kaye Foster-Powell, and Jennie C. Brand-Miller, in the December 2008 issue of *Diabetes Care*。

處理過，方便消費者快速煮熟，所以食物中的纖維受到破壞或已去除。此外，澱粉有不同類型。澱粉由大量葡萄糖分子組成，進入腸道後分解，主要分成支鏈澱粉（amylopectin）和直鏈澱粉（amylose）兩大類。其中支鏈澱粉比直鏈澱粉容易分解，因此升糖指數較高。白米飯主要含支鏈澱粉，升糖指數較高，但長粒米（如印度香米）含有較多直鏈澱粉，升糖指數較低。

另外值得注意的是，每個人分解碳水化合物的能力各不相同，差異很大。其中一個原因是遺傳，例如前面曾提到，有些人唾液中含有高濃度的澱粉酶，所以比其他人更容易分解澱粉中的直鏈澱粉（參閱第五章）。此外，腸道菌的種類也會影響一個人分解碳水化合物的方式。因此有些營養師提倡使用連續血糖監測儀，以確定個人對不同類型食物的血糖反應。

---

### 全天候監測血糖反應

碳水化合物對不同人的血糖濃度影響不一，所以可考慮使用連續血糖監測儀，監測自己全天候的血糖變化，再進行評估。將這項設備貼在上臂後側，可記錄一整天當中每分鐘的血糖濃度資料。

---

我發現這項設備相當有用，可辨別哪些食物會提高我的血糖濃度（因此可能活化生存開關），或我何時容易出現低血糖濃度（<60 mg/dL）。低血糖可能導致頭暈和精神恍惚，通常發生在運動、禁食或限制攝取碳水化合物的期間。

　　血糖控制的目標，是讓血糖在一天大部分的時間裡都維持在 70 至 110 毫克／分升之間。飯後血糖大多會上升，但應該設法將飯後一、兩小時內的血糖，控制在 140 毫克／分升以下，更理想的情況是低於 120 毫克／分升。雖然我們不知道肝臟或血液中的葡萄糖濃度要達到多少，才會觸發生存開關，但將血糖濃度控制在一定範圍內，肯定能減少身體因為攝取碳水化合物而自行合成的果糖量。

　　蔬菜的升糖指數大多偏低，相較於高升糖碳水化合物，應該比較健康，尤其是綠色蔬菜。蔬菜雖然多少含有一些果糖，但由於含量低，並不足以活化生存開關，而且有多項研究顯示，蔬菜可以降低肥胖症和心臟病的風險。

## 好脂肪和壞脂肪

　　在討論不同類型的脂肪之前，必須先對脂肪做一個整體概述，並探討它與生存開關的關係。

脂肪過去一直被視為肥胖症和心血管疾病的主要致病因子，因為它是能量密度最高的食物。一匙脂肪的熱量是一匙糖的兩倍以上，每公克脂肪含有九大卡熱量，而碳水化合物和蛋白質則是每公克四大卡。

　　然而，高脂肪食物本身其實不會啟動生存開關，也不會導致體重增加。的確，我們的研究夥伴生理學家斯卡佩斯進行過一項試驗，將不含任何糖類的豬油餵給實驗動物，結果動物並沒有變胖，因為牠們對瘦體素保有反應，會根據身體的需求調整熱量攝取。然而，如果體內的生存開關已經因為含果糖的甜味或鹹味食物而活化，這時再增加脂肪食物，就會導致體重快速增加，因為脂肪的熱量很高。我們和斯卡佩斯在實驗中，先讓大鼠攝取果糖，對瘦體素產生抗性，然後停止餵食果糖，改餵豬油。由於實驗大鼠這時已經產生瘦體素抗性，無法控制食慾，因此會比正常大鼠吃下更多豬油，身體內的脂肪也跟著迅速增加。

　　換句話說，一旦點火（打開生存開關），脂肪會讓這把火燒得更旺、更亮。正因為如此，高糖和高脂飲食是養胖實驗動物的最佳方法，在我們人類身上也是如此，因為標準的西方飲食通常含有大量的添加糖和脂肪。

　　採行低碳水化合物飲食──或簡稱低醣飲食（會減少果糖和高升糖碳水化合物的攝取），能將生存開關調弱，讓人不會那麼容易感到飢餓。因此，即使你的飲食可能含有大量

脂肪，體重也不會增加。正因為如此，採行低脂飲食若要有成效，必須同時限制熱量攝取，才能減輕體重。但採行低醣飲食，並不需要限制脂肪帶來的熱量。果糖是罪魁禍首，脂肪只是幫兇。

脂肪有幾種不同的類型。**飽和脂肪**是奶油、椰子油、棕櫚油、全脂牛奶、起司、油炸食品和紅肉中主要的脂肪。目前並未發現飽和脂肪與生存開關之間存有任何交互作用，但它們與低密度脂蛋白膽固醇（壞膽固醇）升高有關，而低密度脂蛋白膽固醇是冠狀動脈疾病的危險因子。因此，我同意大多數醫學會的建議，飽和脂肪的攝取量不應超過每日攝取熱量的一成。

**反式脂肪**是透過一種叫做「氫化」（hydrogenation）的化學過程製成的脂肪，可將植物油從液態轉變為固態，有助於延長保存期限，過去用在植物性起酥油、人造奶油和大量的包裝食品中。反式脂肪原本被視為安全無虞，但後來發現，氫化油會增加糖尿病和心臟病的風險，因此遭到美國食品暨藥物管理局禁止（儘管在撰寫本文時，有些餐廳仍使用反式脂肪煎炸食物）。有些食物含有少量的天然反式脂肪，尤其是牛肉、羊肉和乳製品，但一些研究顯示，這些低量的反式脂肪不會構成威脅。我不知道反式脂肪與生存開關之間，是否具有任何交互作用，但值得慶幸的是，既然反式脂肪已被禁止，探討這個問題就沒有實際意義了。

還有**單元不飽和脂肪**和**多元不飽和脂肪**。單元不飽和脂肪存在橄欖油、芥花油、花生油以及酪梨和葵花籽中。橄欖油是地中海地區最普遍的食用油，與降低多種心臟病風險有關。[*]多元不飽和脂肪內含有 ω-6 脂肪酸（也稱亞麻油酸）與 ω-3 脂肪酸（也稱次亞麻油酸）。ω-3 脂肪酸主要存在魚類中，尤其是油性魚類，如鮭魚、鯖魚和鮪魚，及核桃、亞麻籽和未氫化的大豆油。而 ω-6 脂肪酸主要存在於玉米油、紅花油和所有類型的大豆油中。

> ω-3 脂肪酸可以阻斷果糖的許多作用。

ω-3 脂肪酸是一種非常健康的脂肪成分，可阻斷果糖的許多作用。有許多研究顯示，ω-3 脂肪酸有益健康，對血液中三酸甘油酯、血壓、心臟病和腎臟疾病可帶來正面的效果。ω-3 脂肪酸似乎也能阻止果糖對認知功能的部分負面效應，至少在動物研究中是如此。蜂鳥的肌肉中含有大量的 ω-3 脂肪酸，這可能保護牠們的粒線體阻擋氧化壓力，畢竟牠們每天都食用大量富含蔗糖的花蜜，會產生強大的氧化壓力。ω-3 脂肪酸除了對大腦和細胞能量

---

[*] 芥花油（canola oil）和橄欖油的主成分都是單元不飽和脂肪，但還是以橄欖油為首選，因為芥花油受熱後較容易氧化，會失去一些健康效益。此外，芥花油大多經過精煉，在過程中可能失去微量營養素和多酚，抗氧化的成分也會大幅降低。

工廠有益之外，還具有抗發炎的重要特性。

　　相較之下，關於 ω-6 脂肪酸的研究呈現分歧的結果。一些研究顯示，ω-6 脂肪酸會刺激發炎反應，因此有健康專家認為，增加飲食中 ω-3 脂肪酸相對於 ω-6 脂肪酸的比例，才是控制發炎的關鍵。然而其他研究也顯示，ω-6 脂肪酸可能具有益處。由於目前研究文獻中對 ω-6 脂肪酸的健康效應褒貶不一，我建議不必特別注重 ω-6 脂肪酸的攝取，而應該盡量選用富含 ω-3 脂肪酸的食物。

## 好蛋白質和壞蛋白質

　　蛋白質通常占我們每日總攝取熱量的 15% 至 20%，不僅是製造肌肉的重要成分，也用來打造不同的蛋白質，維持身體運作的生物過程。增加飲食中的蛋白質含量可能也有助於減重，因為與脂肪和碳水化合物相比，蛋白質似乎具有抑制飢餓的獨特能力。然而關於蛋白質有助於減重的原因，目前還存有爭議，不確定是因為蛋白質可激發飽足感，還是因為增加蛋白質攝取量時，通常會減少碳水化合物的攝取。

　　雖然攝取蛋白質對於許多關鍵功能很重要，不過蛋白質也有好壞之分。大多數研究顯示，紅肉（如牛肉、豬肉和羊肉）明顯有害，與肥胖症、糖尿病、心臟病、腎臟病和癌症的風險增加有關。這種關聯並未在其他類型的蛋白質上觀察到，包括其他動物蛋白（如家禽和大多數魚類）、乳製品蛋

白和植物蛋白。

紅肉之所以和其他肉類不同，可能是因為它們通常富含單磷酸肌苷 IMP。IMP 是鮮味物質，會轉變成可活化生存開關的尿酸。帶殼海鮮和一些魚類（例如鮪魚）也含有大量 IMP。相較之下，家禽和植物蛋白內的鮮味物質含量較低。不出所料，紅肉的攝取也與痛風的發生有關，而家禽、乳製品和植物蛋白則與痛風無關。

> 紅肉往往含有較多
> 鮮味物質，
> 可能活化生存開關。

攝取紅肉也會導致有毒物質產生，其中之一是**氧化三甲胺**（以下簡稱 TMAO），這是心臟病的風險因子。目前尚不清楚 TMAO 在人體內如何運作，只知道它對魚類的生存致關重要，可保護魚類組織不受海洋深處水壓的影響。因此，TMAO 可能也與生存開關有關。

考量到以上因素，我建議還是少吃紅肉，改吃家禽、乳製品和植物蛋白。與紅肉相比，我個人更偏好魚類，雖然魚肉富含鮮味物質，但也富含 ω-3 脂肪酸。

蛋白質含量高的植物則包括朝鮮薊、蘆筍、各種豆類（包括豆腐）、十字花科蔬菜（如綠花椰、白花椰、球芽甘藍、萵苣、白菜、羽衣甘藍）、馬鈴薯、菠菜、扁豆、乾燥和新鮮的豌豆、蘑菇、堅果和種子、花生、燕麥，以及小米、藜麥和野米等穀物。

# 成功飲食法比一比

認識三大營養素之後，現在來看看當下流行且成功的一些飲食法，並就生存開關的角度來評估各自的優缺點，我認為這會很有幫助。接著，我們可以利用這些資訊來制定一套理想的飲食法，不僅可阻止生存開關活化，更可進一步防止體重增加和代謝症候群的發展。

在開始討論飲食法之前，我要再強調一次：理想的飲食並不是限制熱量的飲食，而是透過抑制飢餓感自然的減少熱量攝取——當生存開關關閉，就能達到這樣的效果，因為生存開關會引發瘦體素抗性，刺激對食物的渴望並激發飢餓感。但這不表示限制熱量的飲食法沒有減重效果，因為基本上，只要在飲食上限制熱量，無論吃的是紙板還是牛排，都具有減肥效果。*問題是這樣的飲食法，並不能解決導致體重增加的根本問題。

讓我們比較一些時下流行的飲食法，看看它們阻斷生存開關的能力。傳統的低卡低脂飲食法不在討論之列，因為這些飲食內往往包括高升糖碳水化合物和含果糖的糖類，會活化生存開關，對於預防代謝症候群功效不彰（這種飲食法能

---

* 體重變化大多是因為熱量攝取的變化，但長期下來，新陳代謝的變化也很重要。下一章將會討論如何改善新陳代謝。

降低有害的 LDL 膽固醇，但無法減輕心臟病的風險）。請不要考慮傳統的低脂飲食。

## 低醣和生酮飲食

低醣飲食的目標是減少碳水化合物的總攝取量，包括適度低醣飲食（碳水化合物占總攝取熱量的 30% 至 45%，即每天攝取量為 130 至 180 公克）、經典低醣飲食（碳水化合物占 20% 至 30%，每天 80 至 130 公克），以及生酮飲食（碳水化合物為 5% 至 10%，每天 25 至 50 公克）。最極端的生酮飲食通常需要大幅增加脂肪攝取量（占 65% 至 70%），才能彌補減少的碳水化合物，主要是因為很難將蛋白質攝取量增加到總攝取熱量的 20% 至 25% 以上。

低醣飲食的重點是減少含果糖的糖類和高升糖碳水化合物，這是觸發生存開關的兩大主因。這種飲食法不需要限制總熱量，因為食慾會自然下降，而且這種飲食法會改善代謝症候群的所有症狀，也非常適合糖尿病患者，有些病患的第二型糖尿病病情甚至出現逆轉。

我個人是經典低醣飲食的支持者，但它還是有些缺點。一方面，低醣飲食通常很難持之以恆。儘管有些人可以成功的多年堅持低醣飲食，但失敗率很高。

低醣飲食也有增加 LDL 膽固醇（低密度的壞膽固醇）的傾向，在一些罕見的例子中，採用這種飲食法的人膽固醇

濃度曾飆高到超過 600 毫克／分升。*不過，多數人的 LDL 膽固醇變化不大，而且低密度脂蛋白顆粒通常較大，比較不容易引起心臟病。

我最掛心的是生酮飲食（與經典低醣飲食相反），這種飲食法長期來說是否是好選項？平時我們的身體會將血液中的葡萄糖維持在一定濃度，以提供足夠的燃料給全身，特別是大腦和肌肉。為了維持血糖濃度，身體會以肝醣形式將葡萄糖儲存在肝臟和肌肉，並在兩餐之間視需求釋放出來，必要時也會燃燒蛋白質和脂肪來生成葡萄糖。若採行嚴格的低醣飲食，會耗盡大部分儲備的肝醣，但仍然可利用攝取的蛋白質和脂肪來維持血糖濃度，只是可用的葡萄糖通常較少。

葡萄糖是大腦偏好的燃料。當可用的葡萄糖變少，對大腦來說可能會有危險。不過，大腦還可以使用另一種燃料：身體燃燒脂肪所產生的酮。生酮飲食會讓身體裡的葡萄糖短缺，促成脂肪燃燒，從而導致血液中酮體含量升高，這稱為酮症（ketosis），正是生酮飲食名稱的由來。

有證據顯示，人體可以長期採行生酮飲食，以生酮飲食治療癲癇的方法也已行之有年。然而，目前尚不清楚酮症的

---

* 1920 年代末期，北極探險家斯蒂凡森（Vilhjalmur Stefansson）曾和朋友一起，連續一年只吃 1% 的碳水化合物、20% 的蛋白質及 80% 的脂肪，導致血液變成乳白色，膽固醇飆高到 800 毫克／分升以上。他們自認為是在模仿因紐特人的飲食，但實際上因紐特人飲食中的脂肪占比僅為五成左右。

長期效應。此外，酮症確實會影響運動表現，因為在高強度運動時，身體特別需要葡萄糖和肌肉裡的肝醣。

酮症期間，血液中的尿酸含量也會增加。之前提過，尿酸可能刺激葡萄糖產生，因此尿酸增加可能是一種補償機制，有助於維持血糖濃度。也因為如此，我不建議在採行生酮飲食時降低尿酸濃度，除非會引起痛風。然而，尿酸可能產生其他效應，例如激發覓食反應相關行為，長期下來未必是好事。

此外，減少飲食中的完整水果和蔬菜攝取量，長遠來看也可能沒好處。事實上研究發現，碳水化合物攝取量長期低於 40% 的人，可能面臨更高的死亡風險。然而，目前尚未針對採行真正低醣（碳水化合物低於 30%）或生酮（碳水化合物低於 10%）飲食的個體，進行仔細的研究。

## 舊石器時代飲食（高蛋白飲食）

舊石器時代飲食，或簡稱「遠古飲食」，是效法狩獵採集者的飲食方法。大約在 180 萬年前、氣溫降低的時期，直立人（*Homo erectus*）出現在地球上。直立人正如其名，會直立行走，還會攜帶工具、狩獵，並發現了火——火不僅可用來抵禦掠食者，還可用來烹煮食物，讓肉類和植物變得更容易消化。人類學會烹煮食物後，不再以水果、種子和堅果等植物為主食，肉類攝取量顯著增加，為飲食帶來更多的蛋

白質和脂肪，並減少消化所需的能量，進而促成腸道縮小。這也讓大腦可用的能量變得更多，大腦容量隨之增加。

遠古飲食強調瘦肉（如野味）、魚類、帶殼海鮮和雞蛋。雖然不限制葉菜類、水果、莓果和堅果，但不允許攝取糖類、麵包（包括全麥）、馬鈴薯、豆類（如豌豆、蠶豆和扁豆）、乳製品、酒精和咖啡。這導致飲食中的蛋白質（約占總熱量的30%）和脂肪（約40%）含量提高，同時適度減少碳水化合物的攝取量（約30%）。

與低醣飲食一樣，這種飲食法具有許多優點。由於蛋白質含量高，並去除了高升糖碳水化合物和糖類，對食物的攝取會自然減少，因此不需要限制熱量。代謝症候群的症狀顯著獲得改善。然而問題是，這種飲食法有蛋白質攝取量過高的問題，使它成為一種難以持續（且昂貴）的飲食法。之前曾提過，大量攝取紅肉及帶殼海鮮等鮮味食物會增加尿酸濃度，並提高糖尿病和心臟病的風險。限制乳製品則等於放棄奶蛋白的益處，較難攝取到足量的鈣和維生素 D（請參閱本章後續討論）。對於患有慢性腎臟病的人來說，高蛋白飲食更是壞主意，因為有證據顯示，長期採用高蛋白飲食會讓慢性腎臟病惡化。

## 地中海飲食（富含植物的飲食）

地中海飲食強調蔬菜、水果、堅果、豆類和全穀物，另

外也鼓勵在菜餚中使用橄欖油（單元不飽和脂肪），以及每週至少食用兩次魚和海鮮（富含 ω-3 脂肪酸），並適量食用家禽、蛋和乳製品，很少吃紅肉。與經典的西方飲食相比，地中海飲食往往有較高的蛋白質攝取量（占總熱量的20%）和脂肪攝取量（占總熱量 35%），以及較低的碳水化合物攝取量（占總熱量的 45%）。

2020 年的一項研究，比較了採行地中海飲食、遠古飲食和間歇性斷食的超重成人，評估這些飲食法對減重和代謝的影響，以及能否堅持 12 個月等。遠古飲食和地中海飲食的主要區別在於，遠古飲食的蛋白質攝取量較高，尤其是紅肉，而地中海飲食則是全穀類和乳製品的攝取量較高。間歇性斷食法每週有兩天會嚴格限制食物攝取量（總熱量只有約500 大卡），其餘時間則不限制飲食種類和攝取量。

這三種飲食法在採行六個月後似乎都有減肥成效，而且能改善代謝參數，包括體脂百分比、腰圍、血壓、胰島素抗性和全身性發炎反應。一年後，間歇性斷食組的體重減輕幅度最大，其次是地中海飲食組，而地中海飲食組的代謝參數改善最多，尤其是胰島素抗性和收縮壓。

然而值得注意的是，到了第一年年底，大約只剩一半的人繼續堅持採用地中海飲食和間歇性斷食，而繼續遵循遠古飲食的人就更少了，只有最初的三分之一。雖然這三種飲食似乎都有益健康，但研究結果傾向推薦採行地中海飲食法及

間歇性斷食，較不偏好遠古飲食，部分原因就在於遠古飲食較難持之以恆。

## 開關飲食法

考慮到當前的飲食法都有難以持續的缺點，而且許多都帶有健康風險，也許該制定另一套更容易遵循的新飲食法，將我們對生存開關的知識融入其中，以打造更健康的結果。這裡要再強調一次，我們的目標是透過飲食來關閉生存開關，以預防體重增加，並維持或改善代謝健康，但不一定會減輕目前的體重。（下一章的焦點才是利用生存開關來減肥，以及如何將間歇性斷食納入飲食法中。）

下面請容我介紹「開關飲食法」。

與標準的西方飲食相比，開關飲食法的碳水化合物略有減少（占總熱量的45%），而蛋白質（占20%）和脂肪（占35%）的比例略有增加。這與大多數人目前的飲食相似，應該較容易持之以恆。

就碳水化合物而言，**初期目標**是將添加糖的攝取量從目前飲食中的15%至20%減少到10%（以每日2000大卡的熱量來說，大約只能攝取200大卡，相當於50公克或12茶匙的糖），這與美國食品藥物管理局的營養指南一致。我相信這種循序漸進減少攝取糖分的方式，能讓這種飲食法比較

容易實行。不過，這種飲食法不允許含糖飲料。**長期目標**是在一年內，將添加糖的攝取量減少到 5% 左右，與世界衛生組織的建議一致。

至於食物中的天然糖分，我建議每天吃三或四份完整水果，最好是分次食用。每份水果中的果糖含量若是超過八公克，就應該避免，或改成只吃半份。盡量少吃果乾和果汁，最好完全不吃。避免果醬、果凍、蘋果醬和其他含有濃縮果汁的食物，但可從產品的營養標示查看每份的總糖量，做為判斷的依據。*如果一份食物的總糖量低於八公克，代表果糖含量約為四公克或更少，可以食用。食用無糖果醬和果凍也無妨。

我建議減少高升糖碳水化合物，包括米飯、麵包、馬鈴薯、精製穀片和大量的義大利麵。擁有一臺連續血糖監測儀會很有幫助，能夠確定你個人對這些食物的反應，目標是保持餐後血糖值低於 120 毫克／分升。建議選擇低升糖碳水化合物，尤其是蔬菜和高纖食物。每天可吃一到兩片全麥麵包和加一點點糖的鋼切燕麥。†

---

\* 查看營養標示時，應該注意添加糖的分量，但果醬、果汁和蜂蜜等含糖量高的天然食品除外，這時應該查看總糖量。

† 全穀物的麩醯胺酸相對麩胺酸比例（glutamine-to-glutamate）往往較高，或許有助於抵消鮮味食物的作用。最近研究顯示，血液中的麩醯胺酸濃度若較麩胺酸濃度高，心血管疾病死亡率往往較低。飲食中的麩醯胺酸相對麩胺酸比例較高，罹患心臟病的機率也較低。全穀物的這個比例很高，紅肉則偏低。

| 常見飲食法 | | | |
|---|---|---|---|
| | 為了健康而應該限制的食物 | | |
| 飲食法<br>（碳水化合物／<br>蛋白質／脂肪） | 添加糖和<br>高升糖<br>碳水化合物 | 飽和脂肪 | 紅肉和<br>鮮味食品 |
| 西方飲食<br>（55/15/30） | 高 | 高 | 高 |
| 低脂低卡飲食<br>（60/15/25） | 高 | 低 | 高 |
| 低醣飲食<br>（30/20/50） | 低 | 中 | 中 |
| 生酮飲食<br>（10/20/70） | 低 | 高 | 高 |
| 遠古飲食<br>（30/30/40） | 低 | 低 | 高 |
| 地中海飲食<br>（45/20/35） | 低 | 低 | 低 |

| 富含 ω-3 的食物 | 好處 | 風險 |
|---|---|---|
| 低 | 無 | 肥胖症<br>代謝症候群<br>心臟病<br>腎臟病 |
| 低 | ↓體重<br>↓膽固醇 | ↑代謝症候群<br>對心臟病沒有好處 |
| 中 | ↓體重<br>↓血壓<br>↓代謝症候群 | ↑尿酸<br>↓高強度運動能力 |
| 中 | ↓體重<br>↓血壓<br>↓代謝症候群 | ↑LDL 膽固醇<br>↑尿酸<br>↓高強度運動能力 |
| 中 | ↓體重<br>↓血壓<br>↓代謝症候群 | ↑尿酸 |
| 高 | ↓體重<br>↓血壓<br>↓代謝症候群 | 無 |

至於蛋白質的攝取，我會將紅肉和帶殼海鮮（例如蝦和龍蝦）視為同一類，每週限制攝取兩次以下，採行以魚類、乳製品、家禽和植物性蛋白為主的高蛋白飲食。

　　在油脂選用上，我會優先選擇富含單元不飽和脂肪（尤其是橄欖油）或 ω-3 脂肪酸的食物。例如，含有橄欖油或核桃油的沙拉醬，會比含有藍紋起司的沙拉醬來得好。飽和脂肪應該限制在總熱量的 10% 以下。

　　但請注意：在開始嘗試任何新的飲食法之前，請先諮詢醫師。

　　湊巧的是，我們的開關飲食法與美國塔夫茨大學（Tufts University）莫扎法里安（Dariush Mozaffarian）提出的飲食建議一致。莫扎法里安為了優化代謝和心血管健康，根據實證臨床醫學和試驗擬定一套飲食法，而我們的飲食法則是源自生存開關研究。令人興奮的是：我們分別以兩種不同的角度切入，最後卻得到類似的結論，這無疑是對開關飲食法的進一步佐證。

　　到目前為止，我們已概述了主要營養素的選擇指南。不過，根據生存開關研究，對於飲食的其他面向，以下還有一些建議。

## 水和鹽

　　前面提過，肥胖是一種脫水狀態，但營養師和營養學家

通常沒注意到這項觀察，也很少看出補水可做為預防和治療肥胖症的重要手段。肥胖者會出現脫水跡象，許多人每天喝的水還不到半公升。因此，保持水分是開關飲食法的重點。

　　想檢查自己是否飲用足夠的水，最簡單的方法是觀察尿液的顏色：深黃色表示喝水喝得不夠。正常的排尿量約為每天 1.5 公升，每天喝足 2.5 至 3 公升的水是很不錯的目標，通常會產生淡黃色的尿液。醫師會用更複雜的方法來確定一個人是否處於脫水狀態，例如測量血液的鹽濃度*或尿液濃度†，還可以測量血液中的和肽素，用以評估血管加壓素的濃度。

　　歐洲食品安全局建議男性每天攝取 2.5 公升的水，女性則是 2 公升。‡ 由於大部分水分是從飲食中攝取，因此我建議普通人每天喝六到八杯水（一杯約為 250 毫升）。一種方法是每餐喝一整杯水，兩餐之間再喝一或兩杯水。換句話說，每當吃飯或吃零食，都要喝一杯水。如果處於炎熱或乾旱的環境，可能必須補充更多水分。

　　鹽的攝取量也應該限制，因為鹽和含糖飲料一樣，也會

---

* 血鹽測試是測量血清中的鈉。

† 當尿液滲透壓過高（>500 mOsm/kg）或尿比重過高（>1.020），就代表脫水了。

‡ 兒童的建議飲水量略低：4 至 8 歲兒童每天喝 1.6 公升，9 和 13 歲兒童分別為每天 1.9 公升和每天 2.1 公升。14 歲以上兒童則與成人的建議量相同。

導致脫水。大多數人每天會吃下 10 至 15 公克的鹽，但醫學研究所和我的建議量約為 5 至 6 公克。*鹽的主要來源是加工食品、包裝食品、罐頭湯和速食餐點。例如，速食店的一份起司漢堡和薯條可能含有高達三公克的鹽，而自製的起司漢堡和薯條內的鹽可能還不到半公克。同樣的，商店販售的一包即食義大利燉飯可能含有超過三公克的鹽，但自製義大利燉飯內的鹽可能不到四分之一公克。另外要注意，肉類和魚蝦常被注射鹽水，好讓商品看起來更大。我是在烤蝦時發現這個蹊蹺，只見蝦子中不斷有水流出，最後萎縮到只剩下一半的體積（但鹽分會留下來）。

其他含鹽量高的食物包括炸薯條、薯片和爆米花。我在看電影時會吃爆米花（這是我們家必做的事），但隔天體重一定會增加。我原本以為是因為吃太多鹽而導致水腫，但根據我們的研究，體重增加有部分是因為鹽會讓肝臟中的肝醣急速增加。

如果一定要吃偏鹹的食物，請大量喝水。在吃鹹食之前喝水，甚至可以預防口渴並阻止生存開關活化。或者嘗試用其他調味料來代替鹽，例如香菜、蒔蘿、大蒜、生薑、檸檬汁、洋蔥、辣椒粉、迷迭香、鼠尾草、龍蒿或醋，這些調味

---

*鹽（氯化鈉）當中約有 40% 是鈉。有時你讀到的會是鈉攝取量的建議，而不是鹽。這時可加以換算，1 公克鹽約含有 400 毫克的鈉。

料都可以在不啟動開關的情況下提供風味。

最後，我們也可能因為喝太多水而出現水中毒，導致血液中的鹽濃度顯著下降，稱為「低鈉血症」，會導致頭痛、連續打哈欠和噁心。在極少數情況下，水中毒可能導致癲癇發作和昏迷等危及生命的狀況。馬拉松跑步或其他劇烈運動及手術後，尤其是婦科手術*，水中毒的風險會增加。某些健康問題，例如心臟衰竭或腎臟疾病，也可能增加水中毒的風險。要避免這種情況，請把每天喝八杯 250 毫升的水當作一個準則。如果參加馬拉松或進行劇烈運動，喝水時只需要喝到口渴感消失。最後，如果有任何嚴重的健康問題，請詢問醫師，尋求他們的建議。

## 鮮味食品

我們的研究發現，鮮味食物（含有麩胺酸，或單磷酸腺苷 AMP 和單磷酸肌苷 IMP 這類核苷酸的食物）會直接刺激尿酸產生，進而活化生存開關。† 這樣的觀察結果讓我感到很遺憾，因為一般認為美味的鮮味食物是安全無虞的，甚至

---

* 目前尚不清楚為什麼婦科手術會與水中毒風險增加相關，但接受手術的年輕女性特別容易出現這類問題。

† 一般會告誡痛風患者控制飲食中的**嘌呤**（又稱普林）含量，因為嘌呤在體內會轉化為尿酸。事實上，大多數富含嘌呤的食物也鮮味十足，因為在製造尿酸的過程中，AMP 和 IMP 會分解為嘌呤。

有益健康。

然而，在我們的實驗中，實驗室大鼠必須攝取相當大量的鮮味物質，才會引發體重增加。因此我認為少量的鮮味食物應當無傷大雅，不會有害健康，例如鰻魚配沙拉、幾顆牡蠣、一點藍紋乳酪醬或一些番茄乾。

但啤酒是重大的例外。我真誠建議減少飲用啤酒，或根本不要喝（我知道，這對許多人來說是艱巨的任務；請參閱後續的〈酒〉）。我也建議限制鮮味極其豐富的菜餚，例如

| 鮮味豐富的食物 | | | | | |
|---|---|---|---|---|---|
| 飲料 | 肉類 | 海鮮 | 起司 | 蔬菜 | 調味品、醬汁和萃取物 |
| *啤酒* | *內臟* | 牡蠣、蛤蜊、貽貝 | 藍紋起司 | 番茄乾 | 醬油 |
| 番茄汁 | *紅肉* | *蝦、蟹、龍蝦* | *洛克福（Roquefort）* | *海藻（昆布）* | *魚露* |
| | *鴨肉* | *烏賊* | *戈貢佐拉（Gorgonzola）* | 蘑菇（香菇） | *肉汁和肉類提取物* |
| | | *鰻魚、沙丁魚* | 帕瑪森 | 菠菜 | *酵母萃取物* |
| | | *乾鰹魚片（鮪魚）* | | 綠花椰 | 泡菜 |
| | | 鯖魚 | | 大豆 | |
| 斜體標示的食品含有較多的麩胺酸、AMP 和（或）IMP，風險也較高。 | | | | | |

沙丁魚和帶殼海鮮（例如蝦、蟹、龍蝦）。此外，若血液中的尿酸濃度較高（女性高於六毫克／分升；男性高於七毫克／分升），可能需要更嚴格的控制鮮味食物的攝取。

## 乳製品

牛奶中的蛋白質可降低尿酸濃度，而降低尿酸與降低痛風和糖尿病風險有關，因此乳製品似乎可對抗生存開關，常名列在推薦飲食中。不加糖的乳製品似乎也會降低肥胖症、糖尿病和心臟病的風險。牛奶中一般常會添加維生素 D，這也有益處，因為研究顯示尿酸會干擾維生素 D 的代謝。

由於全脂牛奶和乳酪含有飽和脂肪，有增加膽固醇的風險，因此低脂牛奶或優格等低脂乳製品，會是更好的選擇。然而，如果你的 LDL 膽固醇濃度在健康範圍內（<100 毫克／分升）<sup>*</sup>，全脂牛奶和奶油依舊是不錯的選項。大多數的起司也不錯，但鮮味含量高的起司應該少吃，例如酵母含量高的乳酪（即藍紋、戈貢佐拉、洛克福等起司）和帕瑪森陳年起司。如果冰淇淋的碳水化合物含量低（例如以麥芽糖醇當作甜味劑的低醣冰淇淋）也可食用，但甜味劑可能激發對甜食的渴望，因此建議保留到特殊場合才享用。

---

* 這個標準適用於一般人，但最好先諮詢你的醫師，因為有時根據整體的健康狀況，醫師會建議更低的 LDL 膽固醇濃度標準。

## 咖啡、茶和巧克力

咖啡能直接對抗生存開關，因為它的一種代謝物可以阻止尿酸形成。有篇研究報告指稱，每天喝五杯咖啡（不添加糖）可能讓糖尿病或痛風的風險降低五成，原因可能正是如此。雖然咖啡因是一種興奮劑，但對血壓沒有顯著影響。有鑑於這些發現，我鼓勵喝咖啡，儘管每天五杯對我來說實在太多了！

茶通常也是健康的，尤其是不含糖的綠茶。許多茶含有類黃酮，這類物質存在於植物中，具有多種（通常是健康的）生物效應。例如有研究顯示，某些類黃酮可阻斷生存開關，儘管效果很弱。（下一章會討論類黃酮在代謝症候群治療上的用途。）

一般商店購買到的可可（或巧克力）往往都含有糖，不建議食用。不過，像古納人喝的那種無糖苦可可飲料，可能有助於阻斷生存開關。我推薦吃黑巧克力（可可含量高於70%），這種巧克力每盎司（30公克）含有約30至40毫克的表兒茶素，這是巧克力中可對抗代謝症候群的成分。另一種選擇是每天服用表兒茶素補充劑（劑量為30至300毫克），不過市售補充劑不論純度或效力都不太一樣。

## 酒

酒應該視為一種糖，因為酒和葡萄糖一樣，會觸發多元

醇途徑，導致身體自行合成果糖。換言之，酒精會直接啟動生存開關。當然，並非所有的酒精飲料都一樣。啤酒尤其糟糕，正如前面提過的，啤酒酵母是一種鮮味食物，也會啟動生存開關。許多飲料中混合了酒精、果汁或其他軟性飲料，例如蘭姆酒，以及雪莉與波特這類甜酒，蔗糖含量很高。

對許多人來說，戒酒很難，甚至比戒糖還難。我只能建議啤酒愛好者從減量開始，一次只飲用一小份，然後漸漸把啤酒換成不加糖的葡萄酒。我也建議喜歡喝烈酒的人加入減量的行列。無論喝什麼酒，一定要小口品嚐，而不是大口豪飲一乾而盡，並在小口品嚐之間補充水分。這能讓血液中的酒精濃度維持在較低的狀態，減少果糖生成。

用餐時佐以一杯葡萄酒令人愉悅，或許還有益健康，因為可能對膽固醇（尤其是有益的 HDL 膽固醇）具有正面的作用。偶爾喝個兩杯，也在可接受範圍內。但請銘記在心，酒精的作用就像糖，應該以同樣的心態來面對。

## 維生素 C

最後，我建議補充維生素 C。維生素 C 可刺激尿酸從尿液中排出，還能阻擋尿酸對細胞能量工廠的作用，有助於阻止生存開關活化。不過劑量應該限制在每天 500 至 1000 毫克，因為劑量過高可能增加腎結石的風險——這是攝取充足水分的另一個原因，水分可降低結石風險。

| 開關飲食法 | |
|---|---|
| 糖 | · 糖攝取量減少為每日總攝取熱量的 10%（長期目標為 5%）。<br>· 完全戒除含糖飲料。 |
| 碳水化合物 | · 減少高升糖碳水化合物。<br>· 多吃全穀類、低升糖蔬菜和高纖食物。<br>· 水果攝取量限制在每日三至四份，分次食用，若是高升糖的水果，每次食用以半份為限。<br>· 避免食用果乾、果汁、果汁糖漿及濃縮果汁。 |
| 蛋白質 | · 限制高鮮味蛋白質的攝取量（如紅肉、內臟和帶殼海鮮）。<br>· 多吃魚類、家禽、乳製品和植物性蛋白。 |
| 脂肪 | · 多攝取單元不飽和脂肪和 ω-3 脂肪酸。<br>· 飽和脂肪最多只能占總攝取熱量的 10%。 |
| 鹽分 | · 鹽攝取量減少至每天五至六公克。<br>· 限制加工食品攝取量，這類食品通常含有較多的鹽（和糖）。 |
| 水 | · 每天喝六到八杯，每杯 250 毫升。 |
| 乳製品 | · 乳製品一般都很推薦，尤其是牛奶。<br>· 如果 LDL 膽固醇正常，也可食用奶油和起司。<br>· 限制高鮮味起司的攝取量。 |
| 咖啡、茶和巧克力 | · 推薦咖啡和茶。<br>· 鼓勵食用黑巧克力。 |
| 酒精 | · 減少或戒除飲酒。<br>· 若一定要喝，請小口品嚐，不要快速豪飲，同時補充水分。 |
| 維生素 C | · 每天補充維生素 C。 |

## 降低尿酸

前面提過，果糖代謝過程會產生尿酸，這是導致代謝症候群的重要因素。血液中的尿酸濃度偏高（女性高於六毫克／分升，男性高於七毫克／分升），與罹患肥胖症、糖尿病和高血壓的風險高度相關。因此，我建議測量血液中的尿酸濃度，因為可藉此得知罹患以上疾病的風險是否增加。

若尿酸濃度很高，首要是改變飲食習慣，這應該可降低尿酸濃度。所有可能活化生存開關的食物都要減少攝取，特別是含糖的飲料和食物，以及可直接產生尿酸的鮮味食物。然而，有些人即使改變飲食，血液中的尿酸含量仍會升高，這時需要考慮服用藥物來降低尿酸嗎？

如果有痛風病史，一定要服用異嘌呤醇等藥物，目標是將尿酸濃度降低至六毫克／分升以下（男女皆是）。第六章曾提過，有愈來愈多的證據顯示，尿酸不僅會在關節中形成結晶，也會在全身多個部位形成，包括冠狀動脈、主動脈和腎臟。由於痛風是關節內形成尿酸結晶的證據，藉此將尿酸濃度控制在正常範圍內，可減少結晶形成的風險，連帶降低其他部位受損的可能。

倘若沒有痛風病史，高尿酸是否也應該接受治療？關於這點目前尚有爭議。許多小型臨床試驗顯示，降低

血清中的尿酸對健康有益，可能降低高血壓患者的血壓，改善胰島素抗性，舒緩全身發炎，幫助減少脂肪肝，改善腎功能，減少體重增加，有時甚至還有減重效果。然而，並非所有試驗都顯示正面成效，其中大多可能因為實驗設計不夠嚴謹，例如只評估降低尿酸濃度對正常人的影響，或是評估血壓正常的健康受試者的血壓變化（可想而知，這兩者都不會受益）。儘管如此，仍需要更多的臨床試驗來解決爭議。美國食品藥物管理局目前尚未批准沒有痛風病史的人，因為高尿酸濃度而接受治療。

　　本章概述的飲食法所著重的，是避免體重增加和改善整體健康。這種飲食建議偶爾能帶來減重的效果，但並不是專門設計來協助減重。下一章會有更多關於減重的討論。

# 第10章 恢復初始體重與延長健康壽命

　　馬克吐溫曾說戒菸很容易，因為他已經戒過幾千次了。我想這句話也可以套用在減重上。減重確實不難，許多人都有過節食的經驗，而且成功減掉體重，讓親朋好友讚嘆不已。研究文獻裡也充滿各種飲食法，聲稱能夠成功減重。不過真正的問題不在減重，而是復胖。對許多人來說，要長期採用這些飲食法相當困難，最終總是走回舊習慣，體重也慢慢回到節食之前的水位，驅之不去，直到再次嘗試節食。

　　體重也會對健康產生影響。雖然有些超重或肥胖症患者除了過重之外，身體似乎無礙，都很健康，但根據研究，這些人日後罹患糖尿病、高血壓和其他疾病的風險仍然較高。長期超重可能會縮短**健康壽命**，這是指生命中健康狀況良好且有精力享受生活的階段，因此減掉多餘的體重並且不復胖，是很重要的一件事。

　　為了防止復胖，營養師和營養學家使出各種方法，包括密集諮商、線上和線下社群的力量、電話提醒、播客，並提

供應用程式，供人計算、記錄和匯報攝取的熱量，就是希望藉由這些辦法讓人能夠維持體重。有些專家還實際設計出菜單，透過飲食限制總熱量的攝取，並提供方法協助你在飢餓時轉移注意力。但儘管有種種的辦法與措施，許多人仍舊難以達到心中想要的體重，更別說是長期維持理想體重了。

至於那些成功達到理想體重並繼續保持的人，有些很幸運的重拾記憶中的活力與生活方式，然而其他人仍必須時時保持警覺，投注強大的心力，才能守住飲食方法並維持運動計畫。

前面曾討論過，營養師和營養學家對於現代人難以維持體重這件事，一開始認為是西方社會生活型態造成的後果，因為在西方社會，活動需求很低，但速食、垃圾食物和加工食品卻很普遍。然而，科學家和生物學家現在苦惱的意識到，減重後容易復胖，不僅是因為西方社會和文化的影響。無法恢復體重和健康，並不代表決策錯誤或無法自制。生物學可以解釋現代人類為什麼容易變胖，同樣的，生物學也可以解釋為什麼我們容易復胖。最重要的是，我們團隊的生存開關相關研究，正是這種生物現象背後的原因，更棒的是，還能提供必要的解決方案。

無法恢復體重和健康，
不代表決策錯誤或無法自制，
而是生物學的影響。

# 為什麼節食成功後，常常會復胖？

關於成功減重後的復胖問題，有大量研究都在尋找生物學上的原因，但迄今沒有完整的答案。這個主題仍然是營養學研究的熱門領域。儘管如此，我相信基於生存開關研究所得到的知識，可以為這個大謎題提供一些答案，並有希望研發出防止復胖的方法。這也意味著，肥胖症和隨之而來的健康風險不僅有機會得到治療，還可能一勞永逸的根治。

關於肥胖有個重要的生物學問題，當一個人超重或罹患肥胖症一段時間後，身體會開始認為目前的體重是正常的，並企圖維持這個體重。這意味著當你開始節食減肥時，身體會自動減少能量消耗，做為因應之道。這會促使新陳代謝降低，減重變得困難。你也可能變得更容易餓，於是吃更多，減掉的體重也就回復。

對節食減肥的人來說，這樣的後果真是相當令人扼腕。減肥前可維持體重不變的食物量，現在卻會導致體重增加，因此必須吃得比過去**更少**，否則體重會反彈。減掉的體重愈多，能吃的食物量就愈少。可能正是因為如此，即使是禁食的世界紀錄保持人，也永遠無法回到原來的體重。當長期禁食，身體需要的能量會相應減少，就像冬眠動物一樣。由於身體消耗的能量愈來愈少，體重減輕的速度就愈來愈慢。就算禁食能帶來許多好處，對身體來說仍然不夠好。

大多數人都希望能重返年輕時代的體重，但即使達成，卻只能吃旁人一半的飯量，那生活未免太悲慘了。你想要的是正常攝取食物並保持精力充沛，但身體卻希望你儲備多餘的脂肪。這看起來似乎是不可能解開的矛盾，我把這種狀態稱為「鎖定」。

## 體重鎖定的可能原因

前面提過，身體的能量大多由細胞裡的能量工廠產生，也就是粒線體。這種能量以 ATP 的形式存在，用來驅動體內種種的生物過程，維持新陳代謝。攝取果糖後，身體會產生尿酸，對能量工廠造成氧化壓力，導致 ATP 產量減少，最後果糖所含的熱量會以脂肪和肝醣的形式儲存在體內。這個過程能幫助我們儲備能量，以因應食物不足的狀況。

生存開關活化所產生的氧化壓力，可能對細胞內的能量工廠和身體其他部位造成損害。在自然界中，這種氧化壓力通常為時短暫，能量工廠很快就會恢復正常運作。相對之下，現代人體內的生存開關卻是全年無休、火力全開。原本是為了生存而暫時抑制粒線體的能量產生，沒想到卻變成一種永久的枷鎖，並帶來嚴重的後果。

長期暴露在慢性氧化壓力中，會使能量工廠的結構發生變化。粒線體會變小，功能下降。**即使在生存開關並未活化**

**的狀況下**，粒線體產生的能量也不復以往。這等於重新設定了新陳代謝的基礎值，降低能量的產生和使用，隨之而來的便是體重增加。因

> 治療肥胖症的長期患者，
> 關鍵在於恢復粒線體。

為身體現在認定減重前的體重才是正常，所以將體重減輕視為生存威脅，於是調整新陳代謝速率做為因應。這時，你的新陳代謝就成為你的敵人！

生存開關長期處於活化狀態，不只會影響體重和能量。現在更有證據指出，慢性或反覆出現氧化壓力，也會導致人體老化，於是皮膚出現皺紋，內臟器官緩慢磨損。所有的食物攝取，多少都會對能量工廠造成氧化壓力（第一章曾說過，減少熱量攝取可能延長壽命，原因可能正是在此）。然而，與其他營養相比，攝取果糖對粒線體造成的氧化壓力要大得多。

在我看來，若能在粒線體受到永久損傷之前，及早對肥胖症展開治療，效果最好。的確，我個人的經驗是，兒童和青少年的肥胖症比較容易治療，只需要改變飲食，減少攝取會活化生存開關的食物，因為年輕人仍然擁有大量功能正常的粒線體。相較之下，要治療肥胖症的長期患者挑戰就高得多，因為他們的能量工廠長期承受慢性的氧化壓力。然而，任務仍然可能達成，關鍵在於恢復粒線體。

## 要治療肥胖症，就得增加粒線體的產能

我們被「鎖定」在高體重和低能量的狀態，這聽來真是令人沮喪，但這種狀態並非不能改變，能量工廠是可復原的。基本上有兩大方法，首先，盡量減少對能量工廠的損害，讓它們有時間自然恢復。這種方法主要著重在中止生存開關持續活化。其次是積極修復能量工廠，甚或是增加生產粒線體，以彌補失去的數量。

在討論如何達成這兩項目標之前，我想先提供簡單的方法，讓你評估自己能量工廠的健康狀況：觀察自己的自然步態，也就是平時的行走速度。你可以記錄自己繞行附近一個街區的時間，同時佩戴計步器計算步數，然後算出每秒行走的步數和距離。另一種方法更簡單，只要記錄繞行街區的時間，將現在的時間與之後的時間進行比較，就能判斷粒線體的健康狀況是否改變。重點在於測量時要採行自然步態；換句話說，行走時請勿故意加快腳步＊。正常的步行速度約為每秒 1.2 公尺，但每秒 0.6 至 1.8 公尺都算正常範圍。我建議把目標設定為每秒 1.2 公尺以上。長期超重的人步行速度通常較慢，平均約為每秒 0.9 公尺。

研究顯示，自然步行速度與粒線體的品質呈現正相關，

---

＊ 如果行走能力受到身體或神經障礙的限制，則不適用這種方法。

步行速度較快的人壽命較長，整體健康狀況也較好。步行速度減慢可能是因為骨骼肌疲勞增加，或 ATP 濃度低。值得注意的是，年輕超重者的步行速度往往與其他年輕人相似，但隨著年齡增長，超重者和正常體重者之間的步行速度差異會愈來愈大。

> 能量工廠
> 是可復原的。

我鼓勵你去散步，評估你的自然步行節奏。這可幫助你深入了解減肥和維持體重的難易程度，不僅如此，長期監控自己的自然步行速度，還有助於評估體重控制的整體進展。

## | 阻斷脂肪開關

上一章討論了種種可避免生存開關活化的方法，包括減少攝取添加糖（如食糖和高果糖玉米糖漿），選擇低升糖碳水化合物，而非高升糖碳水化合物，喝大量的水，減少鹽分攝取。這些飲食改變對能量工廠有什麼影響呢？

墨西哥市的一項臨床試驗，透露了一些端倪。這項試驗由研究人員馬德羅和桑契斯洛薩達主持，他們將超重的受試者分成兩組，一組接受適度的低鹽飲食（每天的鹽攝取量低於 6 公克），一組接受低鹽及低果糖飲食（每天攝取 20 公克果糖）。八週後，適度低鹽組受試者血液中白血球內的粒線體增加 6 倍，而低鹽低果糖組的，增加 70 倍。（若能知

道大腦、肝臟和肌肉等重要器官裡的粒線體是否增加，那就更棒了。可惜沒有這些資料。）這個結果相當鼓舞人心：減少飲食中的果糖和鹽，似乎能讓能量工廠改善。

減少生存開關活化的另一種方法是**間歇性斷食**，方法有好幾種，有的是在一天之內斷食一段時間（如 168 斷食法：一天中禁食 16 個小時，另外 8 小時可進食）*，或是一週裡挑幾天禁食（如 52 斷食法，每週斷食兩天，其他五天可正常飲食）。

間歇性斷食有一定的吸引力，因為這是在模仿野外生活，而且禁食期間生存開關不會活化。除了可減少總攝取熱量，並可能減重之外，間歇性斷食似乎還有其他好處，例如因為生存開關不活化而降低能量工廠的氧化壓力。一些研究顯示，間歇斷食甚至可刺激粒線體生長，還可能降低胰島素抗性和糖尿病、全身性發炎，及阿茲海默症的風險。

不讓粒線體受傷，對於保護粒線體至關重要，但光靠這一點並不足以達成減重效果並維持體重，特別是對長期超重者來說。除了限制鹽和果糖的攝取之外，還能做些什麼呢？有關傑出運動員的研究帶來另一條線索，這群特別的人在本質上可說是一種超人類。

---

* 編注：美國心臟病協會於 2024 年發布的一項研究顯示，168 斷食與心血管疾病或預期死亡風險有關，但尚未證實兩者之間的因果關係。

## 刺激粒線體生長：向超人類取經

　　我的朋友聖米蘭（Iñigo San Millán）曾擔任多年的職業運動員（參加足球和公路自行車賽），後來成為一名生理學家，致力研究傑出運動員的卓越表現。他和其他人的研究顯示，頂尖的國際運動員擁有卓越的能量工廠，所以具備他所謂的「代謝靈活性」（metabolic flexibility），能夠靈活的在脂肪和碳水化合物之間來回切換，把它們當作能量來源。他把這群人稱為「超人類」。

　　舉例來說，這些運動員在從事低強度或中等強度的運動時，主要則是燃燒脂肪，但需要使出渾身解數、全力以赴時，主要是燃燒碳水化合物。相較之下，肥胖症患者的新陳代謝就沒有這麼靈活。他們燃燒脂肪的能力不夠好，因此只能進行短時間的運動，而且最大的耗氧量大約只有頂尖運動員的三分之一，顯示他們的能量工廠（需要氧氣才能運作）工作強度較低。

　　聖米蘭的發現中最令人關注的一點是，乳酸在代謝靈活性中的重要性。乳酸是肌肉代謝葡萄糖的過程中產生的，也是造成肌肉疲勞的原因。過去一向把乳酸視為葡萄糖代謝的無用廢物，然而結果並非如此。擁有健康粒線體的人，如頂尖的運動員，可以把乳酸當作額外的能量來源，讓它們進入能量工廠，製造出更多的 ATP。因此他們可以運動很久，卻

不會有乳酸堆積，除非他們停止運動，或把運動強度大幅降低。相較之下，肥胖症患者無法把乳酸當作能量來源，因此乳酸堆積很快，運動的時間和強度都相對低落。由此可知，根據乳酸堆積的速度，可準確推估粒線體的健康程度，以及代謝靈活性。

聖米蘭的研究也顯示，高乳酸濃度和尿酸一樣會損害粒線體的功能。有趣的是，果糖代謝產生的乳酸比葡萄糖的更多，將近 25% 的果糖最終會轉化為乳酸。這意味著果糖還能透過另一個途徑，也就是刺激乳酸生成，對能量工廠造成負面作用。

頂尖運動員的高體能，不僅讓他們在國際體育賽事中屢創世界紀錄，也等於提供他們一層保護，可抵禦肥胖症、糖尿病、心臟病和癌症。他們不必採行任何特殊的低醣或高蛋白飲食法，就能擁有這些效果。事實上，運動員通常更喜歡碳水化合物，因為這是高強度運動期間肌肉最主要的能量來源，有助於維持肌肉保有高濃度的肝醣。

傑出運動員這批超人類擁有很多高效的能量工廠，比世界上的其他人都擁有更多。但這是為什麼？為什麼他們的能量工廠擁有如此高的效率？儘管原因可能很多，包括遺傳在內，但其中一項因素卻很令人雀躍，那就是運動本身就可以刺激粒線體生長。不過這是有訣竅的，必須以特定的方式來運動。

## 增加能量工廠

哪一類運動最能夠改善粒線體的功能？許多研究都提供了答案。首先，必須是耐力型運動，如步行、跑步機鍛鍊、游泳或騎自行車，*而不是舉重這類非耐力型運動。其次，最有成效的運動時機是在斷食之後，或運動前不要吃任何碳水化合物。最後，運動時間至少要持續一小時，每週至少三、四次。這是因為粒線體的生長過程需要時間才能活化，少於30 分鐘的運動很難達到效果。

運動強度也很重要。正如聖米蘭發現的，一旦血液開始累積乳酸，不僅令人感到疲勞，高乳酸濃度也會阻礙粒線體燃燒脂肪的效能，導致無法繼續運動。因此，就我們的目的而言，關鍵在於找到合適的運動強度，讓你既可以持續運動一個小時，又不會累積乳酸。不同人的做法會有很大的差異。粒線體功能較差的人，如長期肥胖或代謝症候群患者，必須從事比業餘或專業運動員更低強度的鍛鍊。

要找出合適的運動強度，最準確的方法是買一套乳酸檢驗組，測量自己的乳酸濃度，不過有些技巧可以協助你達到所需的運動強度。最簡單的（也是聖米蘭推薦的）做法，是

---

* 有些研究顯示，步行或跑步機鍛鍊比騎自行車來得好。這兩種運動都有效，
  可依個人偏好選擇。

以呼吸強度和能否對話來判斷。達到正確的運動強度時，你應該可以保持對話，但感覺稍有難度。如果運動時感覺泰然自若，說話和呼吸幾乎和休息時一樣，表示太過輕鬆。如果無法和人對話，表示運動強度過高。

運動通常是根據心跳速率來分類。最適合改善粒線體的運動強度稱為「第二區運動」（Zone 2，聖米蘭稱之為Z2），強度相對較低，運動心率大約是最大健康心跳速率的七成。有些人會使用表格和公式來計算 Z2 鍛鍊時的目標心跳，[*]但很可惜，這些方法並沒有經過嚴格的驗證。而且不同人的最大心跳可能差異很大，這意味著你可能選錯運動區間來改善粒線體。此外，如果有服用乙型阻斷劑（beta blocker）這類藥物，會更難算出合適的心跳速率。因此，我傾向在運動期間測量乳酸，或採用聖米蘭的簡單對話測試。無論如何，我建議在展開這項或任何其他運動計畫之前，先與醫師討論，怎麼樣的心跳速率對你來說比較安全。

運動的好處不僅是燃燒熱量、讓你變得更強壯，也不僅是帶來滿足感、成就感，或是愉悅感——也就是所謂的「跑者嗨」（runner's high）。運動主要的好處，是維持強大的能量工廠，並刺激它生長。如此一來，就能避免被鎖定在較

---

[*] 有一條常見的公式可用來計算第二區運動的目標心跳速率：將你的最大心跳，假設為 220，減去你的年齡，然後乘以 0.7。

高的體重，節食後也可維持體重而不復胖。的確，我的研究夥伴、國家肥胖專家麥克林（Paul MacLean）就發現，當肥胖的實驗室大鼠透過飲食減重後，運動有助於避免牠們重新長出脂肪。

除了運動，還有一些辦法可刺激能量工廠重新生長，彌補生存開關長期活化所造成的損失。一種是前面提過的間歇性斷食。另外有證據顯示，可透過特定的補充劑刺激粒線體生長，這也稱為「瓶中運動」（exercise in a bottle）。

比較有效的補充劑包括表兒茶素。前面提過，這種物質存在黑巧克力和苦可可中，讓古納人不輕易發胖。巴西的瓜拉那果（guarana）種子裡也有這種成分。阿茲特克跑者為人所稱道的事蹟，是一天內可以跑四百多公里以傳送訊息，他們也和古納人一樣，飲用大量的苦可可，這或許可以解釋他們為什麼能跑出創紀錄的長跑距離。綠茶中也含有類似的成分，稱為「表沒食子兒茶素」（epigallocatechin），但效力較弱。所以，黑巧克力（可可含量七成以上）和綠茶可能都對粒線體的功能有所助益。

還有其他補充劑，常被用來增強粒線體的功能，如肉鹼（carnitine）和輔酶 Q（co-enzyme Q），但據我所知，目前尚未確定這些保健品，是否真的有助於增加粒線體的數量。

另外應該注意的是，避免服用可能妨礙能量工廠恢復的補充劑，例如乙醯半胱胺酸（N-acetyl cysteine）、α- 脂氧

素（alpha lipoxin）和維生素 C 等抗氧化劑。這些抗氧化劑雖然有助於阻止氧化壓力，避免粒線體損傷，但弔詭的是，它們也可能干擾粒線體的重建。因此，如果是體重處於理想狀態、希望阻斷生存開關活化的人，我會建議補充維生素 C，但如果是想減肥的人，我建議每天服用的維生素 C 劑量不要超過 500 毫克。這裡的主要目標是增加粒線體的數量，但有一些研究顯示，每天服用 1000 毫克的維生素 C，儘管整體上有益於改善代謝症候群，但有可能阻礙粒線體的數量增加。

整體來說，運動仍是改善能量工廠最成熟、最有效的方法。我的主要建議是快走、騎自行車或跑步，運動時要通過簡單的對話測試，並且每週進行數次。

## ▎粒線體功能改善的另一項好處：阻斷老化

如果我們能保護體內的能量工廠，並刺激它們再生，或許有機會減緩老化過程，協助維持心血管和大腦的健康。目前認為老化是氧化壓力造成的慢性效應，特別是因為粒線體受到影響。這帶來一種可能，如果長期攝取果糖會加速衰老，那麼刺激粒線體生長，或許能提供解方。

有研究顯示，攝取大量糖分不僅會增加心血管疾病死亡率和失智症風險，還可能縮短壽命。果蠅研究提供了實例，

這種長著磚紅色眼睛的小蠅，是科學家最喜歡的研究對象，通常出沒在廚房和戶外用餐區，尋找牠的最愛：富含果糖的成熟水果。

如果提供含蔗糖的液體給果蠅，會發生什麼事？果蠅超愛的！喝了糖水之後，果蠅也跟人類一樣會發胖，並罹患糖尿病，最後因為脫水和腎臟病而早逝，原因似乎跟尿酸有關。儘管果蠅是以水果中的果糖維生，但高濃度的糖卻會縮短牠們的壽命。

我們的研究小組也找到發人深思的證據，顯示人體內長期產生果糖，也可能導致老化。之前提過，即使攝取的碳水化合物不含果糖，我們的身體也可以利用碳水化合物中的葡萄糖自行合成果糖。為了研究這個現象，我們把果糖含量低於5%的高醣飲食餵給小鼠，一組小鼠正常，另一組經過基因改造而無法代謝果糖。這個實驗一直進行到小鼠變老（大約兩年），結果正常小鼠呈現典型的衰老變化，包括與老化相關的輕度腎臟損傷，以及預期中會隨年齡增長而出現的高血壓。然而，不能代謝果糖的小鼠，不論是腎臟、血管功能或血壓，仍然保持正常。

由此可見，生存開關若長期處於低度活化，可能導致老化。更可能的狀況是，若再攝取大量糖分，正常小鼠還會加速老化。阻斷生存開關，加上改善粒線體，可以為我們的生活增添更多健康且高品質的額外歲月。

# 可持之以恆的減重計畫

在上一章，我們就目前對生存開關的認識，制定出一套長期的飲食計畫，可防止體重增加，達到增進健康的最大效果，還能抵禦糖尿病、心臟病、失智和癌症。本章的目標有所不同，在這裡我們希望發展出一套飲食法，幫助超重的人減掉多餘的脂肪而且不復胖，恢復年輕的活力，並以安全且有益整體健康的方式來進行。這一切的關鍵在於，如何應用生存開關的相關知識來達成目標。

有效減重的第一步是刺激脂肪燃燒。由於我們只在需要額外能量時才會燃燒脂肪，因此需要減少來自飲食的能量。所有以減重為目標的飲食法都會限制熱量，然而，最成功的飲食法必須**也能**關閉生存開關，因為這能減少覓食反應，有助於緩和飢餓感。正是因為如此，主要著重在熱量限制、但允許糖類和高升糖碳水化合物的飲食法，一旦結束熱量限制，就會注定失敗。也因為如此，飲食中即使沒有特別限制熱量，僅限制糖和高升糖碳水化合物的攝取，也有減輕體重的效果。這樣的飲食法是透過微調生存開關，減少飢餓感，讓人自然而然限制熱量的攝取。此外，調低開關可更有效的燃燒脂肪，因為正如前面所提的，生存開關的作用之一，就是阻止脂肪燃燒（請參閱第三章）。

第二步是阻止新陳代謝速率變慢。當體重減輕時，身體

會降低新陳代謝速率做為補償，以維持現有體重。正如前面提過的，長期超重者的能量工廠運作效率會降低，因為身體將超重視為新的常態。在這種情況下，身體會降低新陳代謝來因應體重減輕，因此原本可保持穩定體重的攝食量，這時卻會導致體重增加。這幾乎是所有節食法功敗垂成的主因。為了克服這個問題，我們必須調整生存開關，避免能量工廠遭受進一步的傷害，同時刺激新的能量工廠建立，增加能量產出。

目前，建立新能量工廠的最佳方法是運動，而且正如前面所提的，是特定類型的運動。這裡的運動主要是為了刺激能量工廠，而不是燃燒熱量。雖然運動也能燃燒熱量，帶來好處，但想要燃燒脂肪，最好的方法還是透過飲食限制、減少可用熱量。的確，如果生存開關一直處於活躍狀態，運動時燃燒掉的熱量，很容易因為休息時新陳代謝變慢而補償回來。這是飢餓的動物補償覓食時能量損耗的方式，也是哈扎人可以走上一整天尋找食物，卻不會增加整體能量消耗的原因，因為透過食用大量蜂蜜啟動生存開關後，

> 如果生存開關一直處於活躍狀態，
> 運動時燃燒掉的熱量，
> 很容易因為休息時新陳代謝變慢
> 而補償回來，
> 減重目標也就難以達成。

他們的身體會在休息時減少能量消耗，補償活動耗去的能量。

　　若希望維持減重後的體重，我建議最好從低醣飲食或生酮飲食開始。原因是這些飲食嚴格限制添加糖，而添加糖是飲食中主要的果糖來源；另外也限制高升糖碳水化合物，這是飲食中主要的葡萄糖來源，身體會將葡萄糖轉化為果糖。這些飲食法可減弱生存開關，讓飢餓感自然降低，而原本受生存開關保護的脂肪，也會變得可以燃燒。這樣的飲食也能讓你的身體系統「重新開機」，擺脫過去慣於吃高果糖食物的狀態，不再快速吸收和代謝果糖（參見第八章）。偶爾吃點甜食時，也更能抵抗糖的作用。

　　這樣的飲食還能減少肝醣儲存。之前提過，身體會同時儲存脂肪和碳水化合物，其中碳水化合物是以肝醣的形式儲存。在斷食期間，身體首先燃燒的是肝醣，因為身體偏好以葡萄糖做為燃料。如果我們成天吃碳水化合物，腹部儲存的脂肪會繼續保留。但若減少攝取碳水化合物，尤其是高升糖或含有果糖的碳水化合物，就可減少儲存的肝醣，進而增加脂肪燃燒。因此限制碳水化合物，對於減重十分有效。

　　身體對肝醣的偏好，也有助於解釋為什麼睡眠八小時以上有很大的幫助，以及為什麼早上運動（早餐前）比晚上運動更能有效減肥。睡覺時，大部分的肝醣儲備會燃燒掉，因此我們醒來，是處於脂肪燃燒模式。若是在晚上運動，燃燒

的主要是白天累積的肝醣。

最後，正如我們在低果糖和低鹽飲食研究中發現的，低醣飲食可能促進粒線體生長。

實行低醣和生酮飲食有些注意事項。首先，這會增加低血糖的風險。如果感到出汗或頭暈，可能需要檢查血糖或吃一塊水果（儘管這是一種碳水化合物）。

其次，低醣飲食中的某些食物仍會啟動生存開關，例如含鹽量高和富含鮮味的食物（如紅肉和帶殼海鮮）。前面提過，含鹽量高的食物會刺激葡萄糖轉化為果糖，進而啟動生存開關。但採行低醣飲食時，可轉化為果糖的葡萄糖相對較少，因此即使攝取高鹽食物，也不太可能產生果糖，不致於因此增加體重。然而，鮮味豐富的食物仍然很有可能導致體重增加。另外，要考慮減少或戒除飲酒，因為酒精也能活化生存開關。

低醣飲食也能降低血壓，因為生存開關變弱了。若是正在服用降血壓藥物，必須仔細監測血壓，因為可能需要減少劑量。

同時減少鹽和碳水化合物的攝取，也可能導致低血壓，若是感到頭暈，除了檢查血糖，可能還得檢查血壓。因此，我建議在實施低醣飲食幾週後，再開始減少每天攝取的鹹味食物及其他可活化生存開關的食物。

此外，我建議每天至少喝八杯水，確保身體獲得足夠的

水分，還要監測有害的低密度脂蛋白膽固醇濃度，以及血液中的尿酸濃度。低醣飲食有時會導致低密度脂蛋白膽固醇顯著增加，若出現這種情況，必須減少飽和脂肪的攝取量。如前一章提過的，生酮飲食也可能導致尿酸濃度升高，而目前還不清楚尿酸增加的生理效應，不過這可能是身體為了維持血糖濃度（尿酸會激發胰島素抗性）和血壓的補償作用。然而，高尿酸也會對能量工廠造成氧化壓力，若是尿酸濃度大幅上升（例如高於八毫克／分升），可能需要與醫師討論，權衡治療的風險和潛在益處（請參閱上一章）。

雖然有些人可以長年維持低醣飲食，但對大多數人來說，這種飲食法很難持續超過幾個月。部分原因是，我們天生就渴望飲食中有較多的碳水化合物。因此，我建議採用其他的替代方案來減肥。

若是不想採行低醣飲食，可以考慮地中海飲食法，或是我的開關飲食法，但必須更嚴格的限制會活化生存開關的食物，也就是嚴格限制高升糖碳水化合物的攝取，特別是白米飯、馬鈴薯、麵包、薯條和早餐麥片。如果這還是太具挑戰性，可以稍作調整，每天有一餐可吃高升糖碳水化合物（也許是半份），記得要細嚼慢嚥，花一個小時用餐。其他餐飲中則只能攝取低升糖碳水化合物，並完全限制會啟動生存開關的食物，例如高鹽或鮮味豐富的食物和酒。你可以挑幾天進行 168 斷食法，透過間歇性斷食加強熱量限制，同時刺激

能量工廠生長。（這裡有個重點：有證據顯示禁食會損害日常表現，尤其是兒童。無論如何我都不建議孩子採行間歇性斷食，請牢記在心。）開關飲食法的減重效果較慢，但對許多人來說，可能比較容易忍受。

無論你選擇哪一種飲食法，每週有三、四天必須運動，每次至少持續一小時，重點是保持在第二區運動。（世界衛生組織等團體建議，除了輕度運動，每週進行 75 至 150 分鐘的高強度鍛鍊，可能帶來額外的好處。不過就我們的目的而言，這是附加選項，因為第二區運動對於能量工廠的增加和脂肪燃燒，具有最好的效果。）此外，可以考慮記錄你的步行距離和時間，觀察自己的自然步態是否改善，這意味著體內的能量工廠變得更健康。最後，如上一章我對開關飲食法的建議，每天要喝大量的水，並吃一盎司（約 30 公克）黑巧克力。

最後一點：我不建議透過**長期**禁食來減肥（雖然我認為這是大自然的現象，所以我也可能是錯的）。前面曾提過巴比里禁食了一年，雖然如此，巴比里開始禁食幾個月後，實驗室檢驗發現他的血糖濃度非常低，只有約 30 毫克／分升，有時會降至 20 毫克／分升。這樣低的葡萄糖濃度如果突然發生在你我身上，我們會陷入昏迷，而且有永久性腦損傷或死亡的風險。巴比里的醫師並未進行任何正式的測試，但認為巴比里還可以正常思考，他的大腦和其他組織可能使用脂

肪燃燒產生的酮做為主要的能量來源，因為周邊的葡萄糖很少。但是，儘管有研究顯示大腦可以使用酮當作燃料，但我相信身體更喜歡葡萄糖是有原因的，我個人希望將血糖濃度保持在正常範圍內。關於這個問題，還需要進行更多研究。

| 可減重的生存開關飲食法 | |
| --- | --- |
| **刺激脂肪燃燒** | |
| **飲食** | ·首選是低醣或生酮飲食，尤其是第一個月。<br>·可採用開關飲食或地中海飲食做為替代方案 (但要更嚴格的限制高升糖碳水化合物、鹹味和鮮味食物)。<br>·每天至少喝八杯水。<br>·鹽攝取量減少至每天五至六公克 (若運動過程中大量出汗，可能需要較多的鹽，若採用低醣飲食，鹽攝取量較有彈性)。<br>·可依照個人的耐受情況，每週進行一兩天的間歇性斷食，採用 168 斷食 (可選擇)。<br>·盡量減少飲酒或完全避免。 |
| **補充劑** | ·每天補充 500 毫克或更少的維生素 C。 |
| **重建你的能源工廠** | |
| **運動** | ·Z2 運動，每週三或四次，每次一小時。 |
| **飲食和補充劑(可選擇)** | ·黑巧克力或表兒茶素。<br>·綠茶。 |

我剛開始研究肥胖症和新陳代謝時,一般都只是把果糖
視為蔗糖和高果糖玉米糖漿的成分,是甜味的來源。儘管當
時已有證據指出,糖可能與肥胖症、胰島素抗性和三酸甘油
酯偏高有關,但許多人認為這些健康問題的主因,在於總熱
量攝取過多,糖不過是眾多貢獻因素的其中一項。

　過去 20 年掀起了一股非凡的研究旋風,徹底改變大眾
對這種單糖的看法。現在我們已經知道,果糖是自然界動物
的偉大救星,會在動物體內引發警報,啟動多種生存反應。
問題是,現代社會中的我們,每天啟動的都是沒有必要的警
報。但與「四眼天雞」(Chicken Little)的故事不同,對我
們人類來說,這次恐怕真的是大難臨頭了。生存開關長期而
過度的活化,導致當今許多疾病發生。幸好在研究多年後,
我們對這場大流行病已累積許多認識,足以發展出逆轉這股
自然力量的方法,重返健康與和諧。

　這本書介紹了我的實驗室和許多合作夥伴發現這道開關
的研究。整個研究過程遵循本納(Steven Benner)的概念和
創新思維。本納這位傑出的科學家,致力探索生命起源,他

認為解決科學問題的最佳策略，是利用各個學科和多種方法來進行研究，他稱這種策略為「行星生物學」（planetary biology）。

標準的科學調查有時容易導致缺漏，採用更廣的研究方法可提供彌補之道。深入鑽研特定的主題，能帶來不可思議的洞見，不過像「爬梯子」一樣一步一步往上，也能得到許多了解，並對研究主題有更全面的觀照。就拿我們的研究來說，除了經典的實驗室和臨床研究，也非常看重肥胖在大自然中的意義，並且從演化和歷史的角度切入，從而獲得不同的想法。

我想強調一點，生存開關是一個基於科學研究的假設。這個假設是一種提議，透過實驗的設計進行驗證。實驗會產生數據，若數據不支持假設，就回頭修改假設，並一再重複這個過程。我的重點是，其他科學家（或我們自己）的新數據，有可能與生存開關的假設相互矛盾。若發生這種現象，我們會回頭修改既有假設，並繼續這個循環。到目前為止，我相信我們所提議的生存開關，是解釋現有數據的最佳假設。儘管如此，身為科學家，我們必須抱持開放的心態。

我們的研究有一些限制。首先，大多是以實驗室動物為研究對象，特別是關於身體會產生果糖的研究。實驗動物不是人類，儘管可以將假設從實驗動物擴展到人類，但有許多研究並無法在人類身上進行，因為我們無法像處理小鼠那

樣來處理人類，不可能進行基因改造，剔除某些基因。要在人類身上檢驗這些假設，必須設計不同類型的研究。儘管如此，研究已經證實，軟性飲料不僅會直接提供身體果糖，還會在人體中製造三倍的果糖；人體研究的數據正在累積中。同樣的，關於尿酸在代謝疾病中的作用，也需要更多研究來釐清爭議。

若有安全且具臨床效果的果糖代謝抑制劑上市，就可以檢驗生存開關的重要性。目前有多家藥廠正在開發可阻斷果糖代謝的藥物。我們也發現有些保健品可以阻止果糖代謝，例如山竹和蛇床子素（osthol），但還需要更多研究，才能確定這些物質用在人類身上是否安全有效。

要將肥胖症、代謝症候群和第二型糖尿病送入歷史，前方還有漫漫長路要走，很多科學原理有待發現。這讓我想起一則故事，許多人都認為這是哲學家羅素（Bertrand Russell, 1872-1970）講的，不過最初的故事可能不是出自於他。羅素前往印度旅行時，遇到一位年老的占卜師，她說自己知道支撐世界的祕密。出於好奇，羅素請對方分享祕密。

「羅素，」占卜師老婦人說：「答案很簡單。地球就在一隻大烏龜的背上。」

羅素認為這沒什麼邏輯，於是問：「若烏龜真的背著地球，那烏龜自己呢？牠站在什麼上面？」

「你這招對我可不管用，羅素，」占卜師笑著回答：「烏

龜下面還是烏龜，一路下去都是。」

常有人拿這個故事為例，說明尋找某些類型的答案往往是徒勞，但這也凸顯科學中常見的挑戰：通常都必須抽絲剝繭，經過層層關卡，才能找到根本原因。這很像偵探故事或考古發掘，當發現某樣重要的東西，會帶來另一個重要的想法，再導致另一種見解，就這樣不斷循環下去，整個過程看似無窮無盡。

你可能會說，在肥胖科學中，仍有很多烏龜有待發現。我們得提出新的假設，蒐集更多證據，才可能解開不斷挑戰我們的許多謎團。正如福爾摩斯所言：「記住，一旦排除了不可能的事情，剩下的無論多麼不可能，就一定是真相。」

最後，我想以一首詩作結。這首詩是我有一天騎著自行車穿過公園時想到的，當中總結了我目前對糖的了解。

# 糖頌

甘蔗碾碎後得來香甜清澈的汁液，
煮沸過濾直至質地純淨，
原始的粉末，柔軟潔白，
晶瑩如雪花，透亮如夜星。

食物中加糖，享用時好比到天堂，
蓬鬆的餡餅、巧克力蛋糕，還有各式焦糖。
就像擺動白霜翅膀跳舞的仙女，
糖帶來快樂、幸福和夢想。
但欲望太多的人有禍相隨，
他們陷入麻煩，就像點石成金的麥達斯。
原本由欲求所驅動的，現在變成由需求所驅動。
出於愛而給予的，現在因貪婪而囤積。
曾經滿足心靈的，現在奪走靈魂；
曾經帶來情愛的，現在讓人心灰意冷。

身體憤怒的與黑暗力量爭鬥，
卻無力反轉詛咒。

血液中的糖創下新高，
心跟著腫脹；肝閃耀乳白光芒。
曾經潔白的牙齒腐爛、變色，
發炎的腎臟變得乾癟黯淡。
血管裡富含脂肪，隨時會塞住或破裂，
讓人虛弱、癱瘓、失智或陷入更糟的狀況。
邱比特的蜜箭曾帶來愛情和浪漫，
現在沾滿蜜糖的箭頭，卻刺穿心臟。

喔糖，我的愛，你必須放我離去，
讓我找回我的心和我的靈魂。
你給我的甜蜜痛苦已變得難以承受；
請給我力量拒絕你。
我永遠崇拜你甜蜜的嘴唇，
但為了活下去，
我需要再次找回健康。

誌謝

感謝我的經紀人珍赫雷拉（Jennifer Herrera）以及我的編輯威爾遜（Leah Wilson）、霍爾（Nancy Hall）和泰穆斯（Mary Ann Timeus）；沒有他們的協助，這本書就不可能問世。

本書提到的研究，是我的許多研究夥伴多年努力得出的成果，書中僅僅列出其中的一部分。我要特別感謝拉納斯帕（Miguel A. Lanaspa）、桑契斯洛薩達（Gaby Sánchez-Lozada）、中川貴彥（Takahiko Nakagawa）、姜德熙（Duk-Hee Kang）、索汀（Yuri Sautin）、石本卓司（Takuji Ishimoto）、羅德里格斯伊圖爾貝（Bernardo Rodriguez-Iturbe），已故的赫雷拉阿科斯塔（Jaime Herrera-Acosta），許瑞納（George Schreiner）和馬扎利（Marilda Mazzali），他們每個人都在許多重大的發現中扮演要角。我還要感謝我研究團隊中的安綴斯荷南杜（Ana Andres-Hernando）、韋穆（Wei Mu）、朗卡爾希門尼斯（Carlos Roncal-Jimenez）、里瓦德（Christopher Rivard）、奧利基（David Orlicky）、加西亞（Gabriela Garcia）、格沙科娃（Olena Glushakova）、歐陽曉森（Xiaosen Ouyang）、米拉格雷斯（Tamara Milagres）、高登（Katherine Gordon）、西塞奇（Christina

Cicerchi)、李南星（Nanxing Li）和宋志林（Zhilin Song）。我也感謝前來拜訪我們的客座科學家和研究員，包括卡內利斯（John Kanellis）、格施（Christine Gersch）、葛施（Michael Gersch）、西里洛（Pietro Cirillo）、海尼格（Marcelo Heinig）、朗格（David Long）、普萊斯（Karen Price）、科斯拉（Uday Khosla）、已故的佐藤偉一（Waichi Sato）、陳偉（Wei Chen）、笹井文彥（Fumihiko Sasai）、皮亞尼（Federica Piani）、田村芳草（Yoshifura Tamura）、田村芳富（Yoshifura Tamura）、喜多川涉（Wataru Kitagawa）、田邊勝幸（Katsuyuki Tanabe）、小杉智樹（Tomoki Kosugi）、沙菲烏（Mohamed Shafiu）、中山貴宏（Takahiro Nakayama）、傑森（Thomas Jensen）、佐藤由香（Yuka Sato）和桑原政成（Masanari Kuwabara）。

在臨床研究方面，我要感謝阿布德馬列克（Manal Abdelmalek）、阿薩德（Reem Asad）、比約恩斯塔德（Petter Bjornstad）、博爾吉（Claudio Borghi）、賈拉爾（Diana Jalal）、坎貝（Mehmet Kanbay）、庫馬爾（Ada Kumar）、馬赫斯（David Maahs）、馬德羅（Magdalena Madero）、龐特雷莫利（Roberto Pontremoli）、艾賈斯（A. Ahsan Ejaz）、斯內爾伯根（Janet Snell-Bergeon）、培瑞茲波索（Enrique Perez-Pozo）、馬尼修斯（Jacek Manitius）、阿爾奧扎伊里（Ebaa Al-Ozairi）、蘇利文（Jillian Sullivan）、桑達拉（Shikha Sundaram）、薩巴尤須（Guillermo Ceballos）、李美鳳（Myphuong Le）、俞雪

清（Xueqing Yu）以及已故的金（Chris King）；在基礎研究合作方面，我要感謝麥克林（Paul MacLean）、芬尼（Mehdi Fini）、加西亞阿羅約（Fernando Garcia-Arroyo）、拉比諾蒂茲（Joshua Rabinowtiz）、邦特隆（David Bonthron）、喬斯滕斯（Leo Joostens）、芬格（Thomas Finger）和金納蒙（Susan Kinammon）。還要感謝我在紐西蘭的研究夥伴：包括梅里曼（Tony Merriman）、桑德伯恩（Gerhard Sundborn）和索恩利（Simon Thornley）和佛羅里達州的西格爾（Mark Segal）、斯卡佩斯（Phil Scarpace）、莫罕達斯（Rajesh Mohandas）、達斯（Bhagwan Das）和扎里科夫（Sergei Zharikov）的合作者。在尿酸化學的研究，我要感謝安格霍費爾 （Alexander Angerhofer）、格施、女巫伊瑪拉姆 （Witcha Imaram） 和已故的亨德森 （George Henderson）。對於果糖抑制劑的開發工作，我特別感謝托蘭（Dean R. Tolan）、杜格（Sundeep Dugar）、馬菲德（Paul Maffuid）、格林利（William Greenlee）、哈恩（Kai Hahn）、庫瑪爾（Vijay Kumar）、裴素英（Soyoung Bae）、尼達姆（Chase Needham）、溫佩（Michael Wempe）、范戴克（Tim Van Dyke）和我的兄弟陶德（Todd Johnson）。我還要感謝布蘭德（Sondra Bland）、貝爾（Richard Bell）、洛茨（Esteban Loetz）和蒙托亞（Richard Montoya）在酒精依賴方面所做的研究工作。

我感謝在演化生物學和人類學方面具有專業知識的朋友，

特別是安德魯斯（Peter Andrews）、本納（Steven Benner）、卡恩（David Carn）、福克斯（John W. Fox）以及高徹（Eric Gaucher），和我在神經學和行為科學領域的同事，特別是戈梅茲皮尼拉（Fernando Gomez-Pinilla）、我的兄弟大衛（David Johnson），以及威爾森（William Wilson）。

我還要感謝研究自然和比較生理學的合夥伴：史坦文克爾（Peter Stenvinkel）、賴德奧特（Bruce Rideout）、佩納（Johanna Painer）、希爾斯（Paul Shiels）、班吉爾（Lise Bankir）、奈特森赫洛維茲（Barbara Natterson-Horowitz）、赫斯（Tanja Hess）、馬丁（Sandra Martin）和弗洛蘭特（Greg Florant）。

我還要感謝緊密生活（Living Closer）基金會投注心力，協助教育兒童認識糖，以及糖對肥胖症和糖尿病的作用。我特別感謝聖米蘭（Iñigo San Millán）讓我分享他透過運動改善粒線體功能的研究。

最後我要向阿提亞（Peter Attia）、戈蘭（Michael Goran）、魯斯提（Robert Lustig）、默科拉（Joseph Mercola）、博瑪特（David Perlmutter）和陶布斯（Gary Taubes）表示感謝，他們的著作和播客節目解釋了糖對健康的影響，在公眾教育上產生巨大影響。

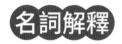

# 名詞解釋

**添加糖**（added sugars）：添加到食品中的糖，最常見的是蔗糖（食糖）和高果糖玉米糖漿（HFCS）。

**單磷酸腺苷**（adenosine monosphate, AMP）：為 ATP 分解產生的核苷酸，會進一步分解為 IMP 和尿酸，為打開生存開關的能量消耗途徑的一部分。與 IMP 一樣，也是可增強鮮味的食品添加物。

**三磷酸腺苷**（adenosine triphosphate, ATP）：身體運作時立即可用的能量。

**脂肪組織**（adipose）：體脂肪的醫學用語。代謝症候群患者身上，常可見到腹部脂肪組織肥厚的情況。

**異嘌呤醇**（allopurinol）：或稱別嘌醇、別嘌呤醇，是用來降低尿酸濃度的藥物，常用於痛風患者。

**澱粉酶**（amylase）：可分解澱粉的酵素，由唾腺和胰腺產生。生活在農業社群的人，唾液中澱粉酶的濃度往往較高。

**注意力缺陷過動症**（attention deficit/hyperactivity disorder, ADHD）：一種行為障礙，特徵是過動、注意力不集中和衝動，兒童或成人都可能罹患。

**躁鬱症**（bipolar disorder）：或稱雙極性情感障礙，是一種躁症和鬱症接連發作的疾病。

**身體質量指數**（body mass index, BMI）：根據體重和身高計算得出的測量值，用於測量一個人的相對肥胖程度。BMI在 20 至 25 之間為正常，在 25 至 30 之間為超重，大於 30 就算是肥胖症。但若是肌肉發達的人，BMI 可能無法反映真實的肥胖程度。

**卡路里**（calorie）：用來描述食物熱量的能量單位。一卡路里是將一公克水的溫度升高攝氏一度所需的能量。

**複合碳水化合物**（complex carbohydrate）：由多個糖分子形成的長鏈組合而成的碳水化合物，最後分解為葡萄糖。澱粉是其中一例。

**第一型糖尿病**（diabetes, type1）：由於胰臟無法產生胰島素而導致血糖濃度極高的疾病。是因為胰臟缺少可生成胰島素的 β 細胞所引發。

**第二型糖尿病**（diabetes, type 2）：由於胰臟無法產生胰島

素而導致血糖濃度極高的疾病，致病原因一開始是胰島素抗性，之後則是因為胰島素不足。糖為主要的風險因子。

**多巴胺**（dopamine）：大腦產生的一種物質，能引發愉悅感。不論是含熱量的天然糖或不含熱量的人工甜味劑，都會觸發多巴胺釋放。

**能量消耗途徑**（energy depletion pathway）：也稱腺嘌呤核苷酸轉化途徑（adenine nucleotide turnover pathway）。果糖代謝後發生的一系列化學反應，會導致細胞內 ATP 濃度下降。這個反應從 AMP 轉化為 IMP 開始，最終轉化為尿酸。

**表兒茶素**（epicatechin）：黑巧克力中的一種類黃酮，會刺激粒線體生長，因此可對抗果糖的作用。除了黑巧克力，瓜拉那果也含有表兒茶素。綠茶中則有相似的化合物：表沒食子兒茶素。

**本態性果糖尿症**（essential fructosuria）：或稱原發性果糖尿症，是一種罕見疾病，患者缺乏可分解果糖的酵素。患有此症的人食用果糖並沒有肥胖或代謝症候群的風險。

**夏眠**（estivation）：動物在炎熱氣候（通常是夏季）下的休眠行為。

**肥胖開關**（fat switch）：與生存開關相同。但這是指攝取過

多果糖，所以導致肥胖症和糖尿病等多種疾病。

**類黃酮**（flavonoid）：植物化合物，通常有益人體健康，許多都存在於蔬果中。

**覓食反應**（foraging response）：動物尋找食物的相關行為反應，包括願意前往陌生領域、承擔風險，並有能力進行快速評估。

**聚果糖**（fructan）：存在植物中的果糖分子鏈。人類無法分解聚果糖，但有些腸道細菌可將聚果糖轉化為果糖，相當於果糖的隱形來源。人類口腔中導致蛀牙的細菌，也能利用聚果糖。

**果糖激酶**（fructokinase）：果糖代謝過程中的第一個參與酵素，會觸發 ATP 消耗途徑的初始過程，從而刺激生存開關活化。

**果糖**（fructose）：水果和蜂蜜中的主要糖分，是觸發生存開關的糖。

**葡萄糖**（glucose）：做為身體燃料的主要糖類。血液中的葡萄糖也稱為血糖。血糖太低（低血糖）可能造成頭暈和意識混亂；血糖太高（高血糖）可能是胰島素抗性或糖尿病的徵兆，特別是長期偏高的情況。食物中的葡萄糖分子通常結合

在一起，在植物中形成澱粉，在動物中形成肝醣。

**升糖指數**（glycemic index）：這個指標以純化的葡萄糖為基準，衡量食物升高血糖的程度。純葡萄糖的升糖指數為100，70 以上則為高升糖食物。

**升糖負荷**（glycemic load）：概念與升糖指數類似，但將食物攝取量一併納入考量。例如，義大利麵的升糖指數可能適中，但通常會一次吃下大量，造成血糖顯著升高，因此升糖負荷很高。

**肝醣**（glycogen）：動物體內儲存碳水化合物的主要方式。與植物中的澱粉相似。

**糖解作用**（glycolysis）：身體中的能量大多由細胞內的能量工廠（粒線體）產生，但有些能量可透過糖解作用這套原始的系統產生。這套系統在製造 ATP 時不需要用到氧。

**痛風**（gout）：一種關節炎，通常由關節（好發於大腳趾）中的尿酸結晶引起。痛風與肥胖和代謝症候群有關，食用糖、鮮味食物和酒精（尤其是啤酒）都會引發痛風。

**健康壽命**（healthspan）：與壽命的概念類似，但指的是一個人保持健康的階段。

**冬眠**（hibernation）：動物儲存脂肪、並在冬季進入深度睡眠的特殊過程。動物在冬眠時新陳代謝會降低。

**高果糖玉米糖漿**（high-fructose corn syrup, HFCS）：由玉米製成的甜味劑，混合有果糖和葡萄糖。優點是可保持液態，便於混合到食物中，即使冷凍也不會結晶，而且價格通常很便宜。

**高升糖食物**（high-glycemic foods）：可快速分解為葡萄糖的食物，會導致餐後血糖升高。這類食物通常富含澱粉（例如馬鈴薯、白米飯、餅乾、麵包）或糖分（蔗糖或高果糖玉米糖漿）。

**高尿酸血症**（hyperuricemia）：血清中的尿酸濃度高，女性超過六毫克／分升，男性超過七毫克／分升，一般就視為患有此症。

**單磷酸肌苷**（inosine monophosphate, IMP）：AMP 產生的一種核苷酸，為能量消耗途徑的一部分。與 AMP 一樣，也可做為食品添加物，用於增強鮮味。

**胰島素**（insulin）：胰臟細胞釋放的一種荷爾蒙。主要作用是刺激肌肉、肝臟和脂肪對葡萄糖的吸收。

**胰島素抗性**（insulin resistance）：動物的一種生存反應，會

優先將葡萄糖輸送到大腦，而不是肌肉或肝臟。

**間歇性斷食**（intermittent fasting）：一種飲食方法，在一天內（如一天中的 16 個小時）或一週內（通常每週兩天）禁止攝食，或必須採行嚴格的飲食限制。

**酮**（ketone）：燃燒脂肪的過程中產生的分解產物，在缺乏葡萄糖時可做為大腦和其他組織的燃料。

**基因剔除**（knockout）：透過分子生物學技術刻意去除基因，通常用來排除動物體內特定的基因。例如，尿酸酶基因剔除小鼠會缺乏尿酸酶。

**瘦體素**（leptin）：一種由脂肪組織產生的荷爾蒙，會引發飽足感，讓人停止進食。

**瘦體素抗性**（leptin resistance）：生存開關活化的動物通常對瘦體素缺乏反應，多數肥胖者都有瘦體素抗性。儘管身體仍會產生瘦體素，但大腦卻沒有反應，因此持續感到飢餓。

**低度發炎**（low-grade inflammation）：在不受感染的狀況下，免疫系統卻部分啟動的狀態，可根據血液中 C 反應蛋白（C-reactive protein）濃度升高來判斷。免疫系統的低度活化，短期內可能有助於保護動物避免感染，但肥胖症和代謝症候群患者若一直處於低度發炎狀態，會增加腎臟病和心

臟病的風險。

**代謝症候群**（metabolic syndrome）：也稱脂肪儲存症候群（fat storage syndrome）和 X 症候群（syndrome X）。是與儲存脂肪相關的症候群，通常會出現血液中三酸甘油酯升高、腹部脂肪增加、血壓升高和胰島素抗性等症狀。許多患者的高密度脂蛋白膽固醇（好膽固醇）也較低。果糖會誘發代謝症候群。

**代謝水**（metabolic water）：每一公克脂肪燃燒時，大約會產生一公克的水，這種水稱為「代謝」水。

**粒線體**（mitochondria）：有細胞的能量工廠之稱，為細胞內大量生產 ATP 的胞器。粒線體需要氧才能產生 ATP，與原始的糖解作用不同，糖解作用即使在無氧狀態也可以產生能量。

**麩胺酸鈉**（monosodium glutamate, MSG）：一種胺基酸，也稱味精，通常添加在食物中以提升鮮味（甜、鹹、苦和酸之外的第五種味道）。

**單元不飽和脂肪**（monounsaturated fat）：植物油中的脂肪，如橄欖油、芥花油和花生油。一般認為比飽和脂肪更安全。

**核苷酸**（nucleotide）：DNA 和 RNA 的組成成分，ATP 就

是其中之一。核苷酸分解後會產生尿酸。

**ω-3 脂肪酸**（omega-3 fatty acid）：次亞麻油酸，一種多元不飽和脂肪成分，魚類、亞麻籽和核桃等食物內都富含這種脂肪酸。

**ω-6 脂肪酸**（omega-6 fatty acid）：亞麻油酸，存在於玉米油等植物油中的多元不飽和脂肪成分。這類脂肪酸的健康效益尚有爭議。可能引起發炎。

**氧化壓力**（oxidative stress）：氧分子具有高度活性，行化學反應時會對身體造成壓力。氧化壓力與發炎和組織損傷有關，並可能導致心臟病、高血壓、糖尿病和老化的風險提高。果糖代謝會產生氧化壓力，這是活化生存開關的必要條件。長期下來會損害粒線體。

**多元醇途徑**（polyol pathway）：由葡萄糖產生果糖的途徑，首先葡萄糖會轉化為山梨糖醇，山梨糖醇再轉化為果糖。

**多元不飽和脂肪**（polyunsaturated fat）：存在於許多食物中的脂肪，特別是植物油，如玉米油或紅花油，鮭魚和堅果也含有多元不飽和脂肪，主要由兩種成分組成：ω-3 和 ω-6 脂肪酸。

**嘌呤**（purine）：也稱普林，用於製造 DNA、ATP 和尿酸的

物質。尿酸會增加痛風和代謝症候群的風險。許多鮮味食物都富含嘌呤。

**飽足感**（satiety）：吃飽的感覺。

**飽和脂肪**（saturated fat）：奶油、椰子油和肥肉等食物中的脂肪，可能提高血液中膽固醇的含量。飽和脂肪富含氫（因此稱為「飽和」），在室溫下往往是固體或半固體。

**山梨糖醇**（sorbitol）：多元醇途徑製造的一種糖類，會在體內轉化為果糖。經常做為人工甜味劑。

**澱粉**（starch）：植物中儲存的碳水化合物，類似動物的肝醣，有兩大類，一種是直鏈澱粉（不易消化），另一種為支鏈澱粉（容易消化）。

**蔗糖**（sucrose）：食糖。蔗糖由果糖和葡萄糖分子鏈結而成。

**生存開關**（survival switch）：由果糖啟動的無熱量代謝途徑，是導致動物出現代謝症候群的原因，包括脂肪囤積、胰島素抗性、脂肪肝和高血壓。也可能與其他疾病有關，包括酗酒、癌症和失智。

**節儉基因**（thrifty gene）：這個基因在某種環境中可增加生存優勢，但在另一種環境中卻造成適應不良。通常是指這個

基因在飢餓環境中可增加生存機會，但在食物豐足的環境中卻可能增加肥胖風險。

**總糖量**（total sugars）：一份食物中所有的糖量，包括添加到食物中的糖和食物中原本就存在的糖（如牛奶中的乳糖或蘋果中的果糖）。

**反式脂肪**（trans fat）：一種不飽和脂肪，通常透過部分氫化（添加氫）植物油而製成，像奶油或豬油一樣呈固體。

**三酸甘油酯**（triglyceride）：存在於脂肪細胞、肝臟和血液中的主要脂肪類型。超重者身上經常可觀察到血液中的三酸甘油酯升高，這是代謝症候群的標準症狀。

**氧化三甲胺**（trimethylamine N-oxide, TMAO）：一種會增加心臟病風險的物質。來自於紅肉，主要是透過腸道細菌的作用而合成。

**鮮味**（umami）：第五味覺，也稱旨味（savory），與番茄醬、凱薩沙拉醬、大豆、海藻和啤酒的美味有關。

**尿酸**（uric acid）：果糖和鮮味食物代謝過程中，由嘌呤分解產生的物質。尿酸的溶解度很差，會形成結晶，尤其會累積在關節中，導致痛風。它也具有開啟生存開關的作用。

**尿酸酶**（uricase）：可降低尿酸濃度的古老酵素，人類沒有這種酵素。

**血管加壓素**（vasopressin）：在糖的作用下，由腦下垂體釋放的一種激素。已證明它會導致肥胖症發展。

**血管加壓素受體**（vasopressin receptors）：血管加壓素是透過與受體結合來發揮作用。當它與腎臟中的V2受體結合時，會導致尿液濃縮。然而，V1b受體才是加壓素引起代謝症候群的原因。具體機制仍在研究中。

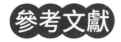

## 前言：一場流行病的誕生

### 引言

Dr. Seuss quote from *Oh, the Thinks You Can Think!* by Dr. Seuss. New York, Random House, 1975.

Sherlock Holmes quote from "The Adventure of the Priory School" by Sir Arthur Conan Doyle, *Strand Magazine*, February 1904.

### 肥胖症與糖尿病原本是罕見疾病

Johnson, R.J., Sanchez-Lozada, L.G., Andrews, P. and Lanaspa, M.A. (2017) Perspective: A historical and scientific perspective of sugar and its relation with obesity and diabetes. *Adv Nutr* 8: 412–422.

Helmchen, L.A. and Henderson, R.M. (2004) Changes in the distribution of body mass index of white US men, 1890–2000. *Ann Hum Biol* 31: 174–181.

Osler, W. (1893). *The Principles and Practice of Medicine*. New York, D. Appleton and Co.

Janeway, T.C. (1907). *The Clinical Study of Blood Pressure*. New York, D. Appleton and Co.

Emerson, H. and Larimore, L.D. (1924) Diabetes mellitus: A contribution to its epidemiology based chiefly on mortality statistics. *Arch Intern Med* 34: 585–630.

Johnson, R.J. (2012). *The Fat Switch*. Hoffman Estates, mercola.com.

### 肥胖症發生率在二十世紀攀升

Johnson, R.J., Perez-Pozo, S.E., Sautin, Y.Y., Manitius, J., Sanchez-Lozada, L.G., Feig, D.I., Shafiu, M., Segal, M., Glassock, R.J., Shimada, M., Roncal, C. and Nakagawa, T. (2009) Hypothesis: could excessive fructose intake and uric acid cause type 2 diabetes?

*Endocr Rev* 30: 96–116.

Johnson, R.J., Sanchez-Lozada, L.G., Andrews, P. and Lanaspa, M.A. (2017) Perspective: A historical and scientific perspective of sugar and its relation with obesity and diabetes. *Adv Nutr* 8: 412–422.

Johnson, R.J., Segal, M.S., Sautin, Y., Nakagawa, T., Feig, D.I., Kang, D.H., Gersch, M.S., Benner, S. and Sanchez-Lozada, L.G. (2007) Potential role of sugar (fructose) in the epidemic of hypertension, obesity and the metabolic syndrome, diabetes, kidney disease, and cardiovascular disease. *Am J Clin Nutr* 86: 899–906.

Johnson, R.J., Titte, S., Cade, J.R., Rideout, B.A. and Oliver, W.J. (2005) Uric acid, evolution and primitive cultures. *Semin Nephrol* 25: 3–8.

Mozaffarian D., Benjamin, E.J., Go, A.S., et al. (2016) Heart disease and stroke statistics—2016 update: a report from the American Heart Association. *Circulation* 133: e38–360.

# 第 1 部：大自然為什麼要我們變胖？

## 第 1 章 脂肪的力量

### 肥胖為動物提供能量來源

Johnson, R.J., Stenvinkel, P., Martin, S.L., Jani, A., Sanchez-Lozada, L.G., Hill, J.O. and Lanaspa, M.A. (2013) Redefining metabolic syndrome as a fat storage condition based on studies of comparative physiology. *Obesity (Silver Spring)* 21: 659–664.

Bairlein, F. (2002) How to get fat: nutritional mechanisms of seasonal fat accumulation in migratory songbirds. *Naturwissenschaften* 89: 1–10.

Junk, W.J. (1985) Temporary fat storage, an adaptation of some fish species to the waterlevel fluctuations and related environmental changes of the Amazon river. *Amazoniana* 9: 315–351.

Stenvinkel, P., Jani, A.H. and Johnson, R.J. (2013) Hibernating bears (Ursidae): metabolic magicians of define interest for the nephrologist. *Kidney Int* 83: 207–212.

Stenvinkel, P., Frobert, O., Anderstam, B., Palm, F., Eriksson, M., Bragfors-Helin, A.C., Qureshi, A.R., Larsson, T., Friebe, A., Zedrosser, A., Josefsson, J., Svensson, M., Sahdo, B., Bankir, L. and Johnson, R.J. (2013) Metabolic changes in summer active and anuric hibernating free-ranging brown bears (Ursus arctos). *PLoS One 8*: e72934.

Nelson, R.A. (1973) Winter sleep in the black bear. A physiologic and metabolic marvel. *Mayo Clin Proc* 48: 733–737.

Landys, M.M., Piersma, T., Guglielmo, C.G., Jukema, J., Ramenofsky, M. and Wingfield, J.C. (2005) Metabolic profile of long-distance migratory flight and stopover in a shorebird. *Proc Biol Sci* 272: 295–302.

Johnson, R.J. (2012). *The Fat Switch*. Hoffman Estates, mercola.com.


#### 有關禁食的研究

Stewart, W.K. and Fleming, L.W. (1973) Features of a successful therapeutic fast of 382 days' duration. *Postgrad Med J* 49: 203–209.

Thomson, T.J., Runcie, J. and Miller, V. (1966) Treatment of obesity by total fasting for up to 249 days. *Lancet* 2: 992–996.

Drenick, E.J., Swendseid, M.E., Blahd, W.H. and Tuttle, S.G. (1964) Prolonged starvation as treatment for severe obesity. *JAMA* 187: 100–105.


#### 輕微過重的人較長壽

Afzal, S., Tybjaerg-Hansen, A., Jensen, G.B. and Nordestgaard, B.G. (2016) Change in body mass index associated with lowest mortality in Denmark, 1976–2013. *JAMA* 315: 1989–1996.

Strulov Shachar, S. and Williams, G.R. (2017) The obesity paradox in cancer—moving beyond BMI. *Cancer Epidemiol Biomarkers Prev* 26: 13–16.

Flicker, L., McCaul, K.A., Hankey, G.J., Jamrozik, K., Brown, W.J., Byles, J.E. and Almeida, O.P. (2010) Body mass index and survival in men and women aged 70 to 75. *J Am Geriatr Soc* 58: 234–241.


#### 脂肪和懷孕

Frisch, R.E. (1997) Critical fatness hypothesis. *Am J Physiol* 273: E231–232.

Frisch, R.E., Wyshak, G. and Vincent, L. (1980) Delayed menarche and amenorrhea in ballet dancers. *N Engl J Med* 303: 17–19.

Frisch, R.E. (1978) Menarche and fatness: reexamination of the critical body composition hypothesis. *Science* 200: 1509–1513.

Stein, Z. and Susser, M. (1975) Fertility, fecundity, famine: food rations in the Dutch famine 1944/5 have a causal relation to fertility, and probably to fecundity. *Hum Biol* 47: 131–154.

Stein, Z. and Susser, M. (1975) The Dutch famine, 1944–1945, and the reproductive process. I. Effects on six indices at birth. *Pediatr Res* 9: 70–76.

### 熱量限制和長壽

Sohal, R.S. and Weindruch, R. (1996) Oxidative stress, caloric restriction, and aging. *Science* 273: 59–63.

Nisoli, E., Tonello, C., Cardile, A., Cozzi, V., Bracale, R., Tedesco, L., Falcone, S., Valerio, A., Cantoni, O., Clementi, E., Moncada, S. and Carruba, M.O. (2005) Calorie restriction promotes mitochondrial biogenesis by inducing the expression of eNOS. *Science* 310: 314–317.

Kagawa, Y. (1978) Impact of Westernization on the nutrition of Japanese: changes in physique, cancer, longevity and centenarians. *Prev Med.* 7:205–217.

Heilbronn, L.K. and Ravussin, E. (2003) Calorie restriction and aging: review of the literature and implications for studies in humans. *Am J Clin Nutr.* Sep;78:361–369.

### 女性雕像和肥胖症

Johnson, R.J., Lanaspa–Garcia, M.A. and Fox, J.W. (2021) Perspective: Upper Paleolithic figurines showing women with obesity may represent survival symbols of climatic change. *Obesity (Silver Spring)* 29:11–15.

Holt, B.M. and Formicola, V. (2008) Hunters of the Ice Age: The biology of Upper Paleolithic people. *Am J Phys Anthropol Suppl* 47: 70–99.

Maier, A. and Zimmermann, A. (2017) Populations headed south? The Gravettian from a palaeodemographic point of view. *Antiquity* 91: 573–588.

### 肥胖與美

Speke, J.H. (1864) *Journal of Discovery of the Source of the Nile.* London, Blackwood and Sons.

Darwin, C. (1871) *The Descent of Man, and Selection in Relation to Sex.* London, John Murray.

Wadd, W. (1816) *Cursory Remarks on Corpulence or Obesity Considered as a Disease with Critical Examination of Ancient and Modern Opinions Relative to the Causes and Cure.* London, Smith and Davy.

## 第 2 章 變胖有利生存！

### 缺水和氣候變遷

Kummu, M., Ward, P.J., de Moel, H. and Varis, O. (2010) Is physical water scarcity a new phenomenon? Global assessment of water shortage over the last two millennia. *Environ Res Lett* 5: 034006 (034010pp).

Fischer, E. and Knutti, R. (2015) Anthropogenic contribution to global occurrence of heavy-precipitation and high-temperature extremes. *Nature Clim Change* 5: 560–564.


## 脂肪為代謝水的來源

Johnson, R.J., Stenvinkel, P., Jensen, T., Lanaspa, M.A., Roncal, C., Song, Z., Bankir, L. and Sanchez-Lozada, L.G. (2016) Metabolic and kidney diseases in the setting of climate change, water shortage, and survival factors. *J Am Soc Nephrol* 27: 2247–2256.

Ortiz, R.M. (2001) Osmoregulation in marine mammals. *J Exp Biol* 204: 1831–1844.

Schmidt-Nielsen, K. (1959) The physiology of the camel. *Sci Am* 201: 140–151.

Williams, J.B., Ostrowski, S., Bedin, E., Ismail, K. (2001) Seasonal variation in energy expenditure, water flux and food consumption of Arabian oryx Oryx leucoryx. *J Exp Biol*. 204 (Pt 13): 2301–2311.


## 體重一般會受到嚴格調節

Keesey, R.E. and Hirvonen, M.D. (1997) Body weight set-points: determination and adjustment. *J Nutr* 127: 1875S–1883S.

Bessesen, D.H. (2011) Regulation of body weight: what is the regulated parameter? *Physiol Behav.* 104: 599–607.


## 脂肪儲存與動物的代謝症候群有關

Johnson, R.J., Stenvinkel, P., Martin, S.L., Jani, A., Sanchez-Lozada, L.G., Hill, J.O. and Lanaspa, M.A. (2013) Redefining metabolic syndrome as a fat storage condition based on studies of comparative physiology. *Obesity (Silver Spring)* 21: 659–664.

Rigano, K.S., Gehring, J.L., Evans Hutzenbiler, B.D., Chen, A.V., Nelson, O.L., Vella, C.A., Robbins, C.T. and Jansen, H.T. (2017) Life in the fat lane: seasonal regulation of insulin sensitivity, food intake, and adipose biology in brown bears. *J Comp Physiol B* 187: 649–676.

Reaven, G.M. (1999) Insulin resistance, the key to survival: a rose by any other name. *Diabetologia* 42: 384–385.

Sprengell, M., Kubera, B., Peters, A. (2021) Brain more resistant to energy restriction than body: a systematic review. *Front Neurosci.* 15: 639617.

## 營養過胖理論

Joslin, E.P., Dublin, L.I. and Marks, H.H. (1934) Studies in Diabetes mellitus. II. Its incidence and the factors underlying its variations. *Am J Med Sci* 187: 433–457.

Gortmaker, S.L., Must, A., Sobol, A.M., Peterson, K., Colditz, G.A. and Dietz, W.H. (1996) Television viewing as a cause of increasing obesity among children in the United States, 1986–1990. *Arch Pediatr Adolesc Med* 150: 356–362.

Austin, G.I., Ogden, L.G. and Hill, J.O. (2010) Trends in carbohydrate, fat, and protein intake and association with energy intake in normal-weight, overweight, and obese individuals: 1971–2006. *Am J Clin Nutr* 93: 836–843.

## 生物開關相關證據

Friedman, J.M. (2000) Obesity in the new millennium. *Nature* 404: 632–634.

Sahu, A. (2003) Leptin signaling in the hypothalamus: emphasis on energy homeostasis and leptin resistance. *Front Neuroendocrinol* 24: 225–253.

Robinson, T.N. (1999) Reducing children's television viewing to prevent obesity: a randomized controlled trial. *JAMA* 282: 1561–1567.

Mrosovsky, N. and Sherry, D.F. (1980) Animal anorexias. *Science* 207: 837–842.

# 第 3 章 生存開關

## 動物利用果糖增重

Johnson, R.J. (2012). *The Fat Switch*. Hoffman Estates, mercola.com.

Davis, D.E. (1976) Hibernation and circannual rhythms of food consumption in marmots and ground squirrels. *Q Rev Biol* 51: 477–514.

Hargrove, J.L. (2005) Adipose energy stores, physical work, and the metabolic syndrome: lessons from hummingbirds. *Nutr J* 4: 36.

Hartman, F.A. and Brownell, K.A. (1959) Liver lipids in hummingbirds. *The Condor* 61: 270–277.

Knott, C.D. (1998) Changes in orangutan caloric intake, energy balance, and ketones in response to fluctuating fruit availability. *Int J Primatol* 19: 1061–1079.

## 早期的果糖研究

Hill, R., Baker, N., Chaikoff, I.L. (1954) Altered metabolic patterns induced in the normal rat by feeding an adequate diet containing fructose as sole carbohydrate. *J Biol Chem*.

209(2): 705–716.

Bray, G.A., Nielsen, S.J. and Popkin, B.M. (2004) Consumption of high-fructose corn syrup in beverages may play a role in the epidemic of obesity. *Am J Clin Nutr* 79: 537–543.

Atkins, R. (1998). *Dr. Atkins' New Diet Revolution*. New York, Avon Books.

Elliott, S.S., Keim, N.L., Stern, J.S., Teff, K. and Havel, P.J. (2002) Fructose, weight gain, and the insulin resistance syndrome. *Am J Clin Nutr*. 76: 911–922.

Ackerman, Z., Oron-Herman, M., Grozovski, M., Rosenthal, T., Pappo, O., Link, G. and Sela, B.A. (2005) Fructose-induced fatty liver disease: hepatic effects of blood pressure and plasma triglyceride reduction. *Hypertension* 45: 1012–1018.

## 果糖和高果糖玉米糖漿

Ventura, E.E., Davis, J.N., Goran, M.I. (2011) Sugar content of popular sweetened beverages based on objective laboratory analysis: focus on fructose content. *Obesity (Silver Spring)* 19(4): 868–874.

## 關鍵的人類研究

Stanhope, K.L., Schwarz, J.M., Keim, N.L., Griffen, S.C., Bremer, A.A., Graham, J.L., Hatcher, B., Cox, C.L., Dyachenko, A., Zhang, W., McGahan, J.P., Seibert, A., Krauss, R.M., Chiu, S., Schaefer, E.J., Ai, M., Otokozawa, S., Nakajima, K., Nakano, T., Beysen, C., Hellerstein, M.K., Berglund, L. and Havel, P.J. (2009) Consuming fructose-sweetened, not glucose-sweetened, beverages increases visceral adiposity and lipids and decreases insulin sensitivity in overweight/obese humans. *J Clin Invest* 119: 1322–1334.

Perez-Pozo, S.E., Schold, J., Nakagawa, T., Sanchez-Lozada, L.G., Johnson, R.J. and Lillo, J.L. (2010) Excessive fructose intake induces the features of metabolic syndrome in healthy adult men: role of uric acid in the hypertensive response. *Int J Obes (Lond)* 34: 454–461.

Cox, C.L., Stanhope, K.L., Schwarz, J.M., Graham, J.L., Hatcher, B., Griffen, S.C., Bremer, A.A., Berglund, L., McGahan, J.P., Havel, P.J. and Keim, N.L. (2012) Consumption of fructose-sweetened beverages for 10 weeks reduces net fat oxidation and energy expenditure in overweight/obese men and women. *Eur J Clin Nutr* 66: 201–208.

**果糖導致動物罹患代謝症候群：機制**
*尿酸的角色*

Nakagawa, T., Tuttle, K.R., Short, R.A. and Johnson, R.J. (2005) Hypothesis: fructose-induced hyperuricemia as a causal mechanism for the epidemic of the metabolic syndrome. *Nat Clin Pract Nephrol* 1: 80–86.

Nakagawa, T., Hu, H., Zharikov, S., Tuttle, K.R., Short, R.A., Glushakova, O., Ouyang, X., Feig, D.I., Block, E.R., Herrera-Acosta, J., Patel, J.M. and Johnson, R.J. (2006) A causal role for uric acid in fructose-induced metabolic syndrome. *Am J Physiol Renal Physiol* 290: F625–631.

*熱量的角色*

Roncal-Jimenez, C.A., Lanaspa, M.A., Rivard, C.J., Nakagawa, T., Sanchez-Lozada, L.G., Jalal, D., Andres-Hernando, A., Tanabe, K., Madero, M., Li, N., Cicerchi, C., McFann, K., Sautin, Y.Y. and Johnson, R.J. (2011) Sucrose induces fatty liver and pancreatic inflammation in male breeder rats independent of excess energy intake. *Metabolism* 60: 1259–1270.

Reungjui S., Roncal C.A., Mu W., Srinivas T.R., Sirivongs D., Johnson R.J., and Nakagawa T. (2007) Thiazide diuretics exacerbate fructose-induced metabolic syndrome. *J Am Soc Nephrol.* 18: 2724–2731.

*瘦體素的角色*

Shapiro, A., Mu, W., Roncal, C., Cheng, K.Y., Johnson, R.J. and Scarpace, P.J. (2008) Fructose-induced leptin resistance exacerbates weight gain in response to subsequent high-fat feeding. *Am J Physiol Regul Integr Comp Physiol* 295: R1370–1375.

Shapiro, A., Tumer, N., Gao, Y., Cheng, K.Y. and Scarpace, P.J. (2011) Prevention and reversal of diet-induced leptin resistance with a sugar-free diet despite high fat content. *Br J Nutr* 106: 390–397.

*味覺的角色*

de Araujo, I.E., Oliveira-Maia, A.J., Sotnikova, T.D., Gainetdinov, R.R., Caron, M.G., Nicolelis, M.A., and Simon, S.A. (2008) Food reward in the absence of taste receptor signaling. *Neuron* 57(6): 930–941.

Andres-Hernando, A., Kuwabara, M., Orlicky, D.J., Vandenbeuch, A., Cicerchi, C., Kinnamon, S.C., Finger, T.E., Johnson, R.J. and Lanaspa, M.A. (2020) Sugar causes obesity and metabolic syndrome in mice independently of sweet taste. *Am J Physiol Endocrinol Metab* 319: E276–E290.

### 代謝的角色

Ishimoto, T., Lanaspa, M.A., Le, M.T., Garcia, G.E., Diggle, C.P., Maclean, P.S., Jackman, M.R., Asipu, A., Roncal-Jimenez, C.A., Kosugi, T., Rivard, C.J., Maruyama, S., Rodriguez-Iturbe, B., Sanchez-Lozada, L.G., Bonthron, D.T., Sautin, Y.Y. and Johnson, R.J. (2012) Opposing effects of fructokinase C and A isoforms on fructose-induced metabolic syndrome in mice. *Proc Natl Acad Sci U S A* 109: 4320–4325.

Softic, S., Gupta, M.K., Wang, G.X., Fujisaka, S., O'Neill, B.T., Rao, T.N., Willoughby, J., Harbison, C., Fitzgerald, K., Ilkayeva, O., Newgard, C.B., Cohen, D.E. and Kahn, C.R. (2018) Divergent effects of glucose and fructose on hepatic lipogenesis and insulin signaling. *J Clin Invest* 128: 1199.

Miller, C.O., Yang, X., Lu, K., Cao, J., Herath, K., Rosahl, T.W., Askew, R., Pavlovic, G., Zhou, G., Li, C. and Akiyama, T.E. (2018) Ketohexokinase knockout mice, a model for essential fructosuria, exhibit altered fructose metabolism and are protected from diet-induced metabolic defects. *Am J Physiol Endocrinol Metab* 315(3): E386–E393.

### 隔離渴望與代謝症候群

Andres-Hernando, A., Orlicky, D.J., Kuwabara, M., Ishimoto, T., Nakagawa, T., Johnson, R.J. and Lanaspa, M.A. (2020) Deletion of fructokinase in the liver or in the intestine reveals differential effects on sugar-induced metabolic dysfunction. *Cell Metab* 32(1): 117–127

## 生存開關如何運作？

### 能量消耗、氧化壓力和粒線體效能的改變

Maenpaa, P.H., Raivio, K.O. and Kekomaki, M.P. (1968) Liver adenine nucleotides: fructose-induced depletion and its effect on protein synthesis. *Science* 161: 1253–1254.

Bawden, S.J., Stephenson, M.C., Ciampi, E., Hunter, K., Marciani, L., Macdonald, I.A., Aithal, G.P., Morris, P.G. and Gowland, P.A. (2016) Investigating the effects of an oral fructose challenge on hepatic ATP reserves in healthy volunteers: A (31)P MRS study. *Clin Nutr* 35: 645–649.

Lanaspa, M.A., Cicerchi, C., Garcia, G., Li, N., Roncal-Jimenez, C.A., Rivard, C.J., Hunter, B., Andres-Hernando, A., Ishimoto, T., Sanchez-Lozada, L.G., Thomas, J., Hodges, R.S., Mant, C.T. and Johnson, R.J. (2012) Counteracting Roles of AMP Deaminase and AMP Kinase in the Development of Fatty Liver. *PLoS ONE* 7: e48801.

Lanaspa, M.A., Sanchez-Lozada, L.G., Choi, Y.J., Cicerchi, C., Kanbay, M., Roncal-Jimenez, C.A., Ishimoto, T., Li, N., Marek, G., Duranay, M., Schreiner, G., Rodriguez-

Iturbe, B., Nakagawa, T., Kang, D.H., Sautin, Y.Y. and Johnson, R.J. (2012) Uric acid induces hepatic steatosis by generation of mitochondrial oxidative stress: potential role in fructose-dependent and -independent fatty liver. *J Biol Chem* 287: 40732–40744.

Softic, S., Meyer, J.G., Wang, G.X., Gupta, M.K., Batista, T.M., Lauritzen, H., Fujisaka, S., Serra, D., Herrero, L., Willoughby, J., Fitzgerald, K., Ilkayeva, O., Newgard, C.B., Gibson, B.W., Schilling, B., Cohen, D.E. and Kahn, C.R. (2019) Dietary sugars alter hepatic fatty acid oxidation via transcriptional and post-translational modifications of mitochondrial proteins. *Cell Metab* 30: 735–753 e734.

Softic, S., Stanhope, K.L., Boucher, J., Divanovic, S., Lanaspa, M.A., Johnson, R.J. and Kahn, C.R. (2020) Fructose and hepatic insulin resistance. *Crit Rev Clin Lab Sci* 57: 1–15.

Johnson, R.J., Nakagawa, T., Sanchez-Lozada, L.G., Shafiu, M., Sundaram, S., Le, M., Ishimoto, T., Sautin, Y.Y. and Lanaspa, M.A. (2013) Sugar, uric acid, and the etiology of diabetes and obesity. *Diabetes* 62: 3307–3315.

Johnson, R.J. (2012). *The Fat Switch.* Hoffman Estates, mercola.com.

## 第 4 章 為什麼人會發胖？

### 紅毛猩猩利用果糖累積脂肪

Knott, C.D. (1998) Changes in orangutan caloric intake, energy balance, and ketones in response to fluctuating fruit availability. *Int J Primatol* 19: 1061–1079.

### 維生素 C 突變和恐龍滅絕

Tavare, S., Marshall, C.R., Will, O., Soligo, C. and Martin, R.D. (2002) Using the fossil record to estimate the age of the last common ancestor of extant primates. *Nature* 416: 726–729.

Pozzi, L., Hodgson, J.A., Burrell, A.S., Sterner, K.N., Raaum, R.L. and Disotell, T.R. (2014) Primate phylogenetic relationships and divergence dates inferred from complete mitochondrial genomes. *Mol Phylogenet Evol* 75: 165–183.

Schulte, P., Alegret, L., Arenillas, I., et al. (2010) The Chicxulub asteroid impact and mass extinction at the Cretaceous-Paleogene boundary. *Science* 327: 1214–1218.

Vellekoop, J., Sluijs, A., Smit, J., Schouten, S., Weijers, J.W., Sinninghe Damste, J.S. and Brinkhuis, H. (2014) Rapid short-term cooling following the Chicxulub impact at the Cretaceous-Paleogene boundary. *Proc Natl Acad Sci U S A* 111: 7537–7541.

Johnson, R.J., Gaucher, E.A., Sautin, Y.Y., Henderson, G.N., Angerhofer, A.J. and Benner, S.A. (2008) The planetary biology of ascorbate and uric acid and their relationship with the epidemic of obesity and cardiovascular disease. *Med Hypotheses* 71: 22–31.

### 尿酸酶和節儉基因假說

Neel, J.V. (1962) Diabetes mellitus: a "thrifty" genotype rendered detrimental by "progress"? *Am J Hum Genet* 14: 353–362.

Andrews, P. (2015) *An Ape's View of Human Evolution.* Cambridge, Cambridge University Press.

Cohen, R. (August 2013) Sugar love: a not so sweet story. *National Geographic*: 79–97.

Johnson, R.J. and Andrews, P. (2015) The fat gene: A genetic mutation in prehistoric apes may underlie today's pandemic of obesity and diabetes. *Scientific American* 313: 64–69.

Andrews, P. and Kelley, J. (2007) Middle Miocene dispersals of apes. *Folia Primatol (Basel)* 78: 328–343.

Begun, D.R. (2000) Middle Miocene hominoid origins. *Science* 287: 2375.

Johnson, R.J. and Andrews, P. (2010) Fructose, uricase, and the back-to-Africa hypothesis. *Evol Anthropol* 19: 250–257.

Kratzer, J.T., Lanaspa, M.A., Murphy, M.N., Cicerchi, C., Graves, C.L., Tipton, P.A., Ortlund, E.A., Johnson, R.J. and Gaucher, E.A. (2014) Evolutionary history and metabolic insights of ancient mammalian uricases. *Proc Natl Acad Sci USA* 111: 3763–3768.

Johnson, R.J., Titte, S., Cade, J.R., Rideout, B.A. and Oliver, W.J. (2005) Uric acid, evolution and primitive cultures. *Semin Nephrol* 25: 3–8.

Johnson, R.J., Stenvinkel, P., Andrews, P., Sanchez-Lozada, L.G., Nakagawa, T., Gaucher, E., Andres-Hernando, A., Rodriguez-Iturbe, B., Jimenez, C.R., Garcia, G., Kang, D.H., Tolan, D.R. and Lanaspa, M.A. (2020) Fructose metabolism as a common evolutionary pathway of survival associated with climate change, food shortage and droughts. *J Intern Med* 287: 252–262.

### 蛀牙與曝露於果糖的跡象

Hujoel, P. (2009) Dietary carbohydrates and dental-systemic diseases. *J Dent Res* 88: 490–502.

Burne, R.A., Chen, Y.Y., Wexler, D.L., Kuramitsu, H. and Bowen, W.H. (1996)

Cariogenicity of Streptococcus mutans strains with defects in fructan metabolism assessed in a program-fed specific-pathogen-free rat model. *J Dent Res* 75: 1572–1577.

## 古埃及的肥胖症

Saleem, S.N. and Hawass, Z. (2014) Ankylosing spondylitis or diffuse idiopathic skeletal hyperostosis in royal Egyptian mummies of 18th–20th Dynasties? CT and archaeology studies. *Arthritis Rheumatol* 66: 3311–3316.

Breasted, J.H. (1906) *Ancient Records of Egypt: The Eighteenth Dynasty.* Chicago, University of Chicago Press.

## 糖的歷史

Mintz, S. (1986) *Sweetness and Power.* New York: Penguin Books.

Deer N. (1949–50) *The History of Sugar.* London: Chapman and Hall.

Bhishagranta, K.K.L. (1907) *An English Translation of the Sushruta Samhita.* Calcutta, Mihir Press.

Rosner, F. (2002) The Life of Moses Maimonides, a Prominent Medieval Physician. *Einstein Quart J Biol Med* 19: 125–128.

Austen, R.A. and Smith, W.D. (1990) Private tooth decay as public economic virtue: The slave: sugar triangle, consumerism, and European industrialization. *Social Science History* 14: 95–115.

Smith, W.D. (1992) Complications of the commonplace: Tea, sugar and imperialism. *J Interdisciplinary History* 23: 259–278.

Rivard, C., Thomas, J., Lanaspa, M.A. and Johnson, R.J. (2013) Sack and sugar, and the aetiology of gout in England between 1650 and 1900. *Rheumatology (Oxford)* 52: 421–426.

Sugar. *The Penny Cyclopaedia of the Society for the Diffusion of Useful Knowledge*, Lord Brougham, ed. Charles Knight and Co, London, 1842, vol 23, pp 224–238.

Watts, W. (1848) On the symptoms, varieties, and remote causes of diabetes. *The Lancet* 51; 439–441 and 661–663.

Wadd, W. (1816) *Cursory remarks on corpulence or obesity considered as a disease with critical examination of ancient and modern opinions relative to the causes and cure.* Smith and Davy, London.

## 糖對少數族裔的影響

Diamond, J. (2003) The double puzzle of diabetes. *Nature* 423: 599–602.

Christie, T. (1811) Notes on diabetes mellitus, as it occurs in Ceylon. *Edinb Med Surg* J. 7: 285–299.

Saab, K.R., Kendrick, J., Yracheta, J.M., Lanaspa, M.A., Pollard, M. and Johnson, R.J. (2015) New insights on the risk for cardiovascular disease in African Americans: the role of added sugars. *J Am Soc Nephrol* 26: 247–257.

Johnson, R.J., Lanaspa, M.A., Sanchez-Lozada, L.G., Rivard, C.J., Rodriguez-Iturbe, B., Merriman, T.R. and Sundborn, G. (2014) Fat storage syndrome in Pacific peoples: a combination of environment and genetics? *Public Health Dialogue* 20: 11–16.

Yracheta, J.M., Alfonso, J., Lanaspa, M.A., Roncal-Jimenez, C., Johnson, S.B., Sanchez-Lozada, L.G. and Johnson, R.J. (2015) Hispanic Americans living in the United States and their risk for obesity, diabetes and kidney disease: Genetic and environmental considerations. *Postgrad Med* 127: 503–510.

Yracheta, J.M., Lanaspa, M.A., Le, M.T., Abdelmalak, M.F., Alfonso, J., Sanchez-Lozada, L.G. and Johnson, R.J. (2015) Diabetes and kidney disease in American Indians: potential role of sugar-sweetened beverages. *Mayo Clin Proc* 90: 813–823.

## 糖消耗量下降與肥胖症和糖尿症盛行率趨緩的關係

Statistical Abstract of the United States, 2011. Table 217. United States Census Bureau, https://www.census.gov/library/publications/2011/compendia/statab/131ed.html.

Geiss, L.S., Wang, J., Cheng, Y.J., Thompson, T.J., Barker, L., Li, Y., Albright, A.L. and Gregg, E.W. (2014) Prevalence and incidence trends for diagnosed diabetes among adults aged 20 to 79 years, United States, 1980–2012. *JAMA* 312: 1218–1226.

Flegal, K.M., Carroll, M.D., Kit, B.K. and Ogden CL. (2012) Prevalence of obesity and trends in the distribution of body mass index among US adults, 1999–2010. *JAMA* 307: 491–497.

## 果糖（或蔗糖）對人類代謝症候群的作用

Stanhope, K.L., Schwarz, J.M., Keim, N.L., Griffen, S.C., Bremer, A.A., Graham, J.L., Hatcher, B., Cox, C.L., Dyachenko, A., Zhang, W., McGahan, J.P., Seibert, A., Krauss, R.M., Chiu, S., Schaefer, E.J., Ai, M., Otokozawa, S., Nakajima, K., Nakano, T., Beysen, C., Hellerstein, M.K., Berglund, L. and Havel, P.J. (2009) Consuming fructose-sweetened, not glucose-sweetened, beverages increases visceral adiposity and lipids and decreases insulin sensitivity in overweight/obese humans. *J Clin Invest* 119: 1322–1334.

Perez-Pozo, S.E., Schold, J., Nakagawa, T., Sánchez-Lozada, L.G., Johnson, R.J. and Lillo, J.L. (2010) Excessive fructose intake induces the features of metabolic syndrome in healthy adult men: role of uric acid in the hypertensive response. *Int J Obes (Lond)* 34: 454–461.

Maersk, M., Belza, A., Stødkilde-Jørgensen, H., Ringgaard, S., Chabanova, E., Thomsen, H., Pedersen, S.B., Astrup, A. and Richelsen, B. (2012) Sucrose-sweetened beverages increase fat storage in the liver, muscle, and visceral fat depot: a 6-mo randomized intervention study. *Am J Clin Nutr* 95: 283–289.

Lustig, R.H., Mulligan, K., Noworolski, S.M., Tai, V.W., Wen, M.J., Erkin-Cakmak, A., Gugliucci, A. and Schwarz, J.M. (2016) Isocaloric fructose restriction and metabolic improvement in children with obesity and metabolic syndrome. *Obesity (Silver Spring)* 24: 453–460.

Schwimmer, J.B., Ugalde-Nicalo, P., Welsh, J.A., Angeles, J.E., Cordero, M., Harlow, K.E., Alazraki, A., Durelle, J., Knight-Scott, J., Newton, K.P., Cleeton, R., Knott, C., Konomi, J., Middleton, M.S., Travers, C., Sirlin, C.B., Hernandez, A., Sekkarie, A., McCracken, C. and Vos, M.B. (2019) Effect of a low free sugar diet vs usual diet on nonalcoholic fatty liver disease in adolescent boys: a randomized clinical trial. *JAMA* 321: 256–265.

## 第 5 章 令人不快的意外：不只果糖有罪

### 低果糖飲食可能治療肥胖症

Johnson, R.J. (with Tim Gower). (2008) *The Sugar Fix. The High-Fructose Fallout That Is Making You Fat and Sick.* New York, Rodale Press.

### 多元醇途徑以及葡萄糖產生果糖的過程

Andres-Hernando, A., Johnson, R.J. and Lanaspa, M.A. (2019) Endogenous fructose production: what do we know and how relevant is it? *Curr Opin Clin Nutr Metab Care* 22: 289–294.

Lanaspa, M.A., Ishimoto, T., Li, N., Cicerchi, C., Orlicky, D.J., Ruzycki, P., Rivard, C., Inaba, S., Roncal-Jimenez, C.A., Bales, E.S., Diggle, C.P., Asipu, A., Petrash, J.M., Kosugi, T., Maruyama, S., Sanchez-Lozada, L.G., McManaman, J.L., Bonthron, D.T.,

Sautin, Y.Y. and Johnson, R.J. (2013) Endogenous fructose production and metabolism in the liver contributes to the development of metabolic syndrome. *Nat Commun* 4: 2434.

Andres-Hernando, A., Orlicky, D.J., Kuwabara, M., Ishimoto, T., Nakagawa, T., Johnson, R.J. and Lanaspa, M.A. (2020) Deletion of fructokinase in the liver or in the intestine reveals differential effects on sugar-induced metabolic dysfunction. *Cell Metab* 32(1): 117–127.

Francey, C., Cros, J., Rosset, R., Creze, C., Rey, V., Stefanoni, N., Schneiter, P., Tappy, L. and Seyssel, K. (2019) The extra-splanchnic fructose escape after ingestion of a fructose-glucose drink: An exploratory study in healthy humans using a dual fructose isotope method. *Clin Nutr ESPEN* 29: 125–132.

## 高升糖碳水化合物和肥胖症

Taubes, G. (2007) Good Calories, Bad Calories. New York, Alfred A. Knopf.

Ludwig, D.S. and Ebbeling, C.B. (2018) The carbohydrate-insulin model of obesity: beyond "calories in, calories out." *JAMA Intern Med* 178: 1098–1103.

## 澱粉酶和遺傳學

Patin, E. and Quintana-Murci, L. (2008) Demeter's legacy: rapid changes to our genome imposed by diet. *Trends Ecol Evol* 23: 56–59.

Perry, G.H., Dominy, N.J., Claw, K.G., Lee, A.S., Fiegler, H., Redon, R., Werner, J., Villanea, F.A., Mountain, J.L., Misra, R., Carter, N.P., Lee, C. and Stone, A.C. (2007) Diet and the evolution of human amylase gene copy number variation. *Nat Genet* 39: 1256–1260.

## 脫水和鹽

Joyce, J.P. and Brunswick, C.F. (1975) Sodium supplementation of sheep and cattle fed lucerne. *New Zealand Journal of Experimental Agriculture* 3: 299–304.

Lanaspa, M.A., Kuwabara, M., Andres-Hernando, A., Li, N., Cicerchi, C., Jensen, T., Orlicky, D.J., Roncal-Jimenez, C.A., Ishimoto, T., Nakagawa, T., Rodriguez-Iturbe, B., MacLean, P.S. and Johnson, R.J. (2018) High salt intake causes leptin resistance and obesity in mice by stimulating endogenous fructose production and metabolism. *Proc Natl Acad Sci USA* 115: 3138–3143.

Donovan, D.S., Solomon, C.G., Seely, E.W., Williams, G.H. and Simonson, D.C. (1993)

Effect of sodium intake on insulin sensitivity. *Am J Physiol.* 264(5 Pt 1): E730–734.

Libuda, L., Kersting, M. and Alexy, U. (2012) Consumption of dietary salt measured by urinary sodium excretion and its association with body weight status in healthy children and adolescents. *Public Health Nutr* 15: 433–441.

Larsen, S.C., Ängquist, L., Sørensen, T.I. and Heitmann, B.L. (2013) 24h urinary sodium excretion and subsequent change in weight, waist circumference and body composition. *PLoS One* 8(7): e69689.

Hu, G., Jousilahti, P., Peltonen, M., Lindström, J. and Tuomilehto, J. (2005) Urinary sodium and potassium excretion and the risk of type 2 diabetes: a prospective study in Finland. *Diabetologia* 48: 1477–1483

Stookey, J.D., Barclay, D., Arieff, A. and Popkin, B.M. (2007) The altered fluid distribution in obesity may reflect plasma hypertonicity. *Eur J Clin Nutr* 61: 190–199.

Stookey, J.D., Kavouras, S., Suh, H. and Lang, F. (2020) Underhydration is associated with obesity, chronic diseases, and death within 3 to 6 years in the U.S. population aged 51–70 Years. *Nutrients* 12 (6): 905.

## 肥胖荷爾蒙血管升壓素和水的力量

Andres-Hernando, A., Jensen, T.J., Kuwabara, M., Orlicky, D.J., Cicerchi, C,. Li, N., Roncal-Jimenez, C.A., Garcia, G.E., Ishimoto, T., Maclean, P.S., Bjornstad, P., Sanchez-Lozada, L.G., Kanbay, M., Nakagawa, T., Johnson, R.J. and Lanaspa, M.A. (2021) Vasopressin mediates fructose-induced metabolic syndrome by activating the V1b receptor. *JCI Insight* 6: e140848.

Enhörning, S., Bankir, L., Bouby, N., Struck, J., Hedblad, B., Persson, M., Morgenthaler, N.G., Nilsson, P.M. and Melander, O. (2013) Copeptin, a marker of vasopressin, in abdominal obesity, diabetes and microalbuminuria: the prospective Malmo Diet and Cancer Study cardiovascular cohort. *Int J Obes (Lond)* 37: 598–603.

Enhörning, S., Struck, J., Wirfalt, E., Hedblad, B., Morgenthaler, N.G. and Melander, O. (2011) Plasma copeptin, a unifying factor behind the metabolic syndrome. *J Clin Endocrinol Metab* 96: E1065–1072.

Song, Z., Roncal-Jimenez, C.A., Lanaspa-Garcia, M.A., Oppelt, S.A., Kuwabara, M., Jensen, T., Milagres, T., Andres-Hernando, A., Ishimoto, T., Garcia, G.E., Johnson, G., MacLean, P.S., Sanchez-Lozada, L.G., Tolan, D.R. and Johnson, R.J. (2017) Role of fructose and fructokinase in acute dehydration-induced vasopressin gene expression and secretion in mice. *J Neurophysiol* 117: 646–654.

Chapman, C.L., Johnson, B.D., Sackett, J.R., Parker, M.D. and Schlader, Z.J. (2019) Soft drink consumption during and following exercise in the heat elevates biomarkers of acute kidney injury. *Am J Physiol Regul Integr Comp Physiol* 316: R189–R198.

Kanbay, M., Guler, B., Ertgulu, L.A., Dagel, T., Afsar, B., Incir, S., Baygul, A., Covic, A., Andres-Hernando, A., Sanchez-Lozada, L.G., Lanaspa, M.A. and Johnson, R.J. (2021) The speed of ingestion of a sugary beverage has an effect on the acute metabolic response to fructose. *Nutrients* 3: 1916.

Bouby, N., Bachmann, S., Bichet, D. and Bankir, L. (1990) Effect of water intake on the progression of chronic renal failure in the 5/6 nephrectomized rat. *Am J Physiol* 258(4 Pt 2): F973–979.

Taveau, C., Chollet, C., Waeckel, L., Desposito, D., Bichet, D.G., Arthus, M.F., Magnan, C., Philippe, E., Paradis, V., Foufelle, F., Hainault, I., Enhörning, S., Velho, G., Roussel, R., Bankir, L., Melander, O. and Bouby, N. (2015) Vasopressin and hydration play a major role in the development of glucose intolerance and hepatic steatosis in obese rats. *Diabetologia* 58: 1081–1090.

Stookey, J.D., Constant, F., Popkin, B.M. and Gardner, C.D. (2008) Drinking water is associated with weight loss in overweight dieting women independent of diet and activity. *Obesity (Silver Spring)* 16: 2481–2488.

Enhörning, S., Brunkwall, L., Tasevska, I., Ericson, U., Persson Tholin, J., Persson, M., Lemetais, G., Vanhaecke, T., Dolci, A., Perrier, E.T. and Melander, O. (2019) Water supplementation reduces copeptin and plasma glucose in adults with high copeptin: the H2O metabolism pilot study. *J Clin Endocrinol Metab* 104: 1917–1925.

Patel, A.I. and Hampton, K.E. (2011) Encouraging consumption of water in school and child care settings: access, challenges, and strategies for improvement. *Am J Public Health* 101: 1370–1379.

Schwartz, A.E., Leardo, M., Aneja, S. and Elbel, B. (2016) Effect of a school-based water intervention on child body mass index and obesity. *JAMA* Pediatr 170: 220–226.

Jones, S.J., Gonzalez, W. and Frongillo, E.A. (2010) Policies that restrict sweetened beverage availability may reduce consumption in elementary-school children. *Public Health Nutr* 13: 589–595.

Muckelbauer, R., Libuda, L., Clausen, K., Toschke, A.M., Reinehr, T. and Kersting, M. (2009) Promotion and provision of drinking water in schools for overweight prevention: randomized, controlled cluster trial. *Pediatrics* 123: e661–667.

### 鮮味是肥胖症的風險因子

Andres-Hernando, A., Cicerchi, C., Kuwabara, M., Orlicky, D.J., Sanchez Lozada, L.G., Nakagawa, T., Johnson, R.J. and Lanaspa-Garcia, M.A. (2021) Umami-induced obesity and metabolic syndrome is mediated by nucleotide degradation and uric acid generation. *Nature Metabolism* 3: 1189–1201.

Johnson, R.J., Nakagawa, T., Sanchez-Lozada, L.G., Lanaspa, M.A., Tamura, Y., Tanabe, K., Ishimoto, T., Thomas, J., Inaba, S., Kitagawa, W. and Rivard, C.J. (2013) Umami: the taste that drives purine intake. *J Rheumatol* 40: 1794–1796.

Ninomiya, K. (1998) Natural occurrence. Food Rev Int 14: 177–211.

He, K., Du, S., Xun, P., Sharma, S., Wang, H., Zhai, F. and Popkin, B. (2011) Consumption of monosodium glutamate in relation to incidence of overweight in Chinese adults: China Health and Nutrition Survey (CHNS). *Am J Clin Nutr* 93: 1328–1336.

# 第 2 部：脂肪開關與疾病

## 第 6 章 從生存到生病

### 痛風

Singh, G., Lingala, B. and Mithal A. (2019) Gout and hyperuricaemia in the USA: prevalence and trends. *Rheumatology (Oxford)* 58(12): 2177–2180.

Johnson, R.J., Bakris, G.L., Borghi, C., Chonchol, M.B., Feldman, D., Lanaspa, M.A., Merriman, T.R., Moe, O.W., Mount, D.B., Sanchez Lozada, L.G., Stahl, E., Weiner, D.E. and Chertow, G.M. (2018) Hyperuricemia, acute and chronic kidney disease, hypertension, and cardiovascular disease: report of a scientific workshop organized by the National Kidney Foundation. *Am J Kidney Dis* 71: 851–865.

Feig, D.I., Soletsky, B. and Johnson, R.J. (2008) Effect of allopurinol on blood pressure of adolescents with newly diagnosed essential hypertension: a randomized trial. *JAMA* 300(8): 924–932.

Soletsky, B. and Feig, D.I. (2012) Uric acid reduction rectifies prehypertension in obese adolescents. *Hypertension* 60: 1148–1156.

Takir, M., Kostek, O., Ozkok, A., Elcioglu, O.C., Bakan, A., Erek, A., Mutlu, H.H., Telci, O., Semerci, A., Odabas, A.R., Afsar, B., Smits, G.A., Lanaspa, M., Sharma, S., Johnson, R.J. and Kanbay, M. (2015) Lowering uric acid with allopurinol improves insulin resistance and systemic inflammation in asymptomatic hyperuricemia. *J Investig Med*

63(8): 924–929.

King, C., Lanaspa, M.A., Jensen, T., Tolan, D.R., Sánchez-Lozada, L.G. and Johnson, R.J. (2018) Uric acid as a cause of the metabolic syndrome. *Contrib Nephrol* 192: 88–102.

Kanbay, M., Ozkara, A., Selcoki, Y., Isik, B., Turgut, F., Bavbek, N., Uz, E., Akcay, A., Yigitoglu, R. and Covic, A. (2007) Effect of treatment of hyperuricemia with allopurinol on blood pressure, creatinine clearence, and proteinuria in patients with normal renal functions. *Int Urol Nephrol* 39: 1227–1233.

Kuwabara, M., Niwa, K., Hisatome, I., Nakagawa, T., Roncal-Jimenez, C.A., Andres-Hernando, A., Bjornstad, P., Jensen, T., Sato, Y., Milagres, T., Garcia, G., Ohno, M., Lanaspa, M.A. and Johnson, R.J. (2017) Asymptomatic hyperuricemia without comorbidities predicts cardiometabolic diseases: five-year Japanese cohort study. *Hypertension*. 69: 1036–1044.

Madero, M., Rodríguez Castellanos, F.E., Jalal, D., Villalobos-Martín, M., Salazar, J., Vazquez-Rangel, A., Johnson, R.J. and Sanchez-Lozada, L.G. (2015) A pilot study on the impact of a low fructose diet and allopurinol on clinic blood pressure among overweight and prehypertensive subjects: a randomized placebo controlled trial. *J Am Soc Hypertens*. 9: 837–844.

McMullan, C.J., Borgi, L., Fisher, N., Curhan, G. and Forman, J. (2017) Effect of uric acid lowering on renin-angiotensin-system activation and ambulatory BP: a randomized controlled trial. *Clin J Am Soc Nephrol* 12: 807–816.

Klauser, A.S., Halpern, E.J., Strobl, S., Gruber, J., Feuchtner, G., Bellmann-Weiler, R., Weiss, G., Stofferin, H. and Jaschke, W. (2019) Dual-energy computed tomography detection of cardiovascular monosodium urate deposits in patients with gout. *JAMA Cardiol* 4: 1019–1028.

Khanna, P., Johnson, R.J., Marder, B., LaMoreaux, B. and Kumar, A. (2020) Systemic urate deposition: an unrecognized complication of gout? *J Clin Med* 9:(10): 3204.

**糖尿病**

Lancereaux, E. (1880) Le Diabete maigre et le Diabete gras. *L'Union Mid*.

Wadd, W. (1816) *Cursory Remarks on Corpulence or Obesity Considered as a Disease with Critical Examination of Ancient and Modern Opinions Relative to the Causes and Cure*. London, Smith and Davy.

Charles, R. (1907) Diabetes in the tropics. *Br Med J* 19: 1051–1064.

Emerson, H. and Larimore, L.D. (1924) Diabetes mellitus: a contribution to its epidemiology based chiefly on mortality statistics. *Arch Intern Med* 34: 585–630.

Banting, F. (1929) The history of insulin. *Edin Med J* 36: 2–6.

Mills, C.A. (1930) Diabetes mellitus: Sugar consumption in its etiology. *Arch Int Med* 30: 582–584.

Spiegelman M. and Marks H.H. (1946) Age and sex variations in the prevalence and onset of diabetes mellitus. *Am J Public Health Nation's Health* 36(1): 26–33.

Joslin, E.P., Dubin, L.I. and Marks, H.H. (1934) Studies in diabetes mellitus II. Its incidene and the factors underling its variations. *Am J Med Sci* 187: 433–457.

Malik, V.S., Popkin, B.M., Bray, G.A., Després, J.P., Willett, W.C. and Hu, F.B. (2010) Sugar-sweetened beverages and risk of metabolic syndrome and type 2 diabetes: a meta-analysis. *Diabetes Care* 33: 2477–2483.

Willett, W., Manson, J. and Liu, S. (2002) Glycemic index, glycemic load, and risk of type 2 diabetes. *Am J Clin Nutr* 76: 274S–280S.

Aeberli, I., Hochuli, M., Gerber, P.A., Sze, L., Murer, S.B., Tappy, L., Spinas, G.A. and Berneis, K. (2013) Moderate amounts of fructose consumption impair insulin sensitivity in healthy young men: a randomized controlled trial. *Diabetes Care* 36: 150–156.

Stanhope, K.L., Schwarz, J.M., Keim, N.L. et al. (2009) Consuming fructose-sweetened, not glucose-sweetened, beverages increases visceral adiposity and lipids and decreases insulin sensitivity in overweight/obese humans. *J Clin Invest* 119: 1322–1334.

Lustig, R.H., Mulligan, K., Noworolski, S.M., Tai, V.W., Wen, M.J., Erkin-Cakmak, A., Gugliucci, A. and Schwarz, JM. (2016) Isocaloric fructose restriction and metabolic improvement in children with obesity and metabolic syndrome. *Obesity (Silver Spring)* 24: 453–460.

Hu, E.A., Pan, A., Malik, V. and Sun, Q. (2012) White rice consumption and risk of type 2 diabetes: meta-analysis and systematic review. *BMJ* 344: e1454.

Muraki, I., Rimm, E.B., Willett, W.C., Manson, J.E., Hu, F.B. and Sun, Q. (2016) Potato consumption and risk of type 2 diabetes: results from three prospective cohort studies. *Diabetes Care* 39: 376–384.

Song, Y., Manson, J.E., Buring, J.E. and Liu, S. (2004) A prospective study of red meat consumption and type 2 diabetes in middle-aged and elderly women: the Women's Health Study. *Diabetes Care* 27(9): 2108–2115.

## 高血壓

Brown, C.M., Dulloo, A.G., Yepuri, G. and Montani, J.P. (2008) Fructose ingestion acutely elevates blood pressure in healthy young humans. *Am J Physiol Regul Integr Comp Physiol* 294: R730–737.

Jalal, D.I., Smits, G., Johnson, R.J. and Chonchol, M. (2010) Increased fructose associates with elevated blood pressure. *J Am Soc Nephrol* 21: 1543–1549.

Kanbay, M., Aslan, G., Afsar, B., Dagel, T., Siriopol, D., Kuwabara, M., Incir, S., Camkiran, V., Rodriguez-Iturbe, B., Lanaspa, M.A., Covic, A. and Johnson, R.J. (2018) Acute effects of salt on blood pressure are mediated by serum osmolality. *J Clin Hypertens (Greenwich)* 20: 1447–1454.

Kuwabara, M., Kanbay, M., Niwa, K., Ae, R., Andres-Hernando, A., Roncal-Jimenez, C.A., Garcia, G., Sanchez-Lozada, L.G., Rodriguez-Iturbe, B., Hisatome, I., Lanaspa, M.A. and Johnson, R.J. (2020) Hyperosmolarity and increased serum sodium concentration are risks for developing hypertension regardless of salt intake: a five-year cohort study in Japan. *Nutrients* 12: 1422.

Perez-Pozo, S.E., Schold, J., Nakagawa, T., Sanchez-Lozada, L.G., Johnson, R.J. and Lillo, J.L. (2010) Excessive fructose intake induces the features of metabolic syndrome in healthy adult men: role of uric acid in the hypertensive response. *Int J Obes (Lond)* 34: 454–461.

Brymora, A., Flisiński, M., Johnson, R.J., Goszka, G., Stefańska, A. and Manitius, J. (2012) Low-fructose diet lowers blood pressure and inflammation in patients with chronic kidney disease. *Nephrol Dial Transplant* 27: 608–612.

Rodriguez-Iturbe, B., Pons, H. and Johnson, R.J. (2017) Role of the immune system in hypertension. *Physiol Rev* 97: 1127–1164.

## 脂肪肝

Jensen, T., Abdelmalek, M.F., Sullivan, S., Nadeau, K.J., Green, M., Roncal, C., Nakagawa, T., Kuwabara, M., Sato, Y., Kang, D.H., Tolan, D.R., Sanchez-Lozada, L.G., Rosen, H.R., Lanaspa, M.A., Diehl, A.M. and Johnson, R.J. (2018) Fructose and sugar: A major mediator of non-alcoholic fatty liver disease. *J Hepatol* 68: 1063–1075.

Schwimmer, J.B., Ugalde-Nicalo, P., Welsh, J.A., Angeles, J.E., Cordero, M., Harlow, K.E., Alazraki, A., Durelle, J., Knight-Scott, J., Newton, K.P., Cleeton, R., Knott, C., Konomi, J., Middleton, M.S., Travers, C., Sirlin, C.B., Hernando, A., Sekkarie, A., McCracken, C. and Vos, M.B. (2019) Effect of a low free sugar diet vs usual diet on nonalcoholic fatty liver disease in adolescent boys: a randomized clinical trial. *JAMA* 321: 256–265.

Ouyang, X., Cirillo, P., Sautin, Y., McCall, S., Bruchette, J.L., Diehl, A.M., Johnson, R.J. and Abdelmalek, M.F. (2008) Fructose consumption as a risk factor for non-alcoholic fatty liver disease. *J Hepatol* 48: 993–999.

Sánchez-Lozada, L.G., Mu, W., Roncal, C., Sautin, Y.Y., Abdelmalek, M., Reungjui, S., Le, M., Nakagawa, T., Lan, H.Y., Yu, X. and Johnson, R.J. (2010) Comparison of free fructose and glucose to sucrose in the ability to cause fatty liver. *Eur J Nutr* 49: 1–9.

Abdelmalek, M.F., Lazo, M., Horska, A., Bonekamp, S., Lipkin, E.W., Balasubramanyam, A., Bantle, J.P., Johnson, R.J., Diehl, A.M. and Clark, J.M. (2012) Higher dietary fructose is associated with impaired hepatic adenosine triphosphate homeostasis in obese individuals with type 2 diabetes. *Hepatology* 56: 952–960.

Maersk, M., Belza, A., Stodkilde-Jorgensen, H., Ringgaard, S., Chabanova, E., Thomsen, H., Pedersen, S.B., Astrup, A. and Richelsen, B. (2012) Sucrose-sweetened beverages increase fat storage in the liver, muscle, and visceral fat depot: a 6-mo randomized intervention study. *Am J Clin Nutr* 95: 283–289.

## 慢性腎臟病

Gersch, M.S., Mu, W., Cirillo, P., Reungjui, S., Zhang, L., Roncal, C., Sautin, Y.Y., Johnson, R.J. and Nakagawa, T. (2007) Fructose, but not dextrose, accelerates the progression of chronic kidney disease. *Am J Physiol Renal Physiol* 293: F1256–1261.

Nakayama, T., Kosugi, T., Gersch, M., Connor, T., Sanchez-Lozada, L.G., Lanaspa, M.A., Roncal, C., Perez-Pozo, S.E., Johnson, R.J. and Nakagawa, T. (2010) Dietary fructose causes tubulointerstitial injury in the normal rat kidney. *Am J Physiol Renal Physiol* 298(3): F712–F720.

Cirillo, P., Gersch, M.S., Mu, W., Scherer, P.M., Kim, K.M., Gesualdo, L., Henderson, G.N., Johnson, R.J. and Sautin, Y.Y. (2009) Ketohexokinase-dependent metabolism of fructose induces proinflammatory mediators in proximal tubular cells. *J Am Soc Nephrol* 20(3): 545–553.

Sato, Y., Feig, D.I., Stack, A.G., Kang, D.H., Lanaspa, M.A., Ejaz, A.A., Sánchez-Lozada, L.G., Kuwabara, M., Borghi, C. and Johnson, R.J. (2019) The case for uric acid-lowering treatment in patients with hyperuricaemia and CKD. *Nat Rev Nephrol* 15(12): 767–775.

Badve, S.V., Pascoe, E.M., Tiku, A., Boudville, N., Brown, F.G., Cass, A., Clarke, P.,

Dalbeth, N., Day, R.O., de Zoysa, J.R., Douglas, B., Faull, R., Harris, D.C., Hawley, C.M., Jones, G.R.D., Kanellis, J., Palmer, S.C., Perkovic, V., Rangan, G.K., Reidlinger, D., Robison, L., Walker, R.J., Walters, G., Johnson, D.W. and CKD-FIX Study Investigators. (2020) Effects of allopurinol on the progression of chronic kidney disease. *N Engl J Med* 382: 2504–2513.

Doria, A., Galecki, A.T., Spino, C., et al. (2020) Serum urate lowering with allopurinol and kidney function in type 1 diabetes. *N Engl J Med* 382: 2493–2503.

Lanaspa, M.A., Ishimoto, T., Cicerchi, C., Tamura, Y., Roncal-Jimenez, C.A., Chen, W., Tanabe, K., Andres-Hernando, A., Orlicky, D.J., Finol, E., Inaba, S., Li, N., Rivard, C.J., Kosugi, T., Sanchez-Lozada, L.G., Petrash, J.M., Sautin, Y.Y., Ejaz, A.A., Kitagawa, W., Garcia, G.E., Bonthron, D.T., Asipu, A., Diggle, C.P., Rodriguez-Iturbe, B., Nakagawa, T. and Johnson, R.J. (2014) Endogenous fructose production and fructokinase activation mediate renal injury in diabetic nephropathy. *J Am Soc Nephrol* 25: 2526–2538.

## 心臟病

Yang, Q., Zhang, Z., Gregg, E.W., Flanders, W.D., Merritt, R. and Hu, F.B. (2014) Added sugar intake and cardiovascular diseases mortality among US adults. *JAMA Intern Med.* 174(4): 516–524.

Patetsios, P., Song, M., Shutze, W.P., Pappas, C., Rodino, W., Ramirez, J.A. and Panetta T.F. (2001) Identification of uric acid and xanthine oxidase in atherosclerotic plaque. *Am J Cardiol* 88: 188–191.

## 癌症

Nakagawa, T., Lanaspa, M.A., Millan, I.S., Fini, M., Rivard, C.J., Sanchez-Lozada, L.G., Andres-Hernando, A., Tolan, D.R. and Johnson, R.J. (2020) Fructose contributes to the Warburg effect for cancer growth. *Cancer Metab* 8: 16.

Goncalves, M.D., Lu, C., Tutnauer, J., Hartman, T.E., Hwang, S.K., Murphy, C.J., Pauli, C., Morris, R., Taylor, S., Bosch, K., Yang, S., Wang, Y., Van Riper, J., Lekaye, H.C., Roper, J., Kim, Y., Chen, Q., Gross, S.S., Rhee, K.Y., Cantley, L.C. and Yun, J. (2019) High-fructose corn syrup enhances intestinal tumor growth in mice. *Science* 363: 1345–1349.

Park, T.J., Reznick, J., Peterson, B.L., Blass, G., Omerbasic, D., Bennett, N.C., Kuich, P., Zasada, C., Browe, B.M., Hamann, W., Applegate, D.T., Radke, M.H., Kosten, T.,

Lutermann, H., Gavaghan, V., Eigenbrod, O., Begay, V., Amoroso, V.G., Govind, V., Minshall, R.D., Smith, E.S.J., Larson, J., Gotthardt, M., Kempa, S. and Lewin, G.R. (2017) Fructose-driven glycolysis supports anoxia resistance in the naked mole-rat. *Science* 356: 307–311.

San Millán, I. and Brooks, G.A. (2017) Reexamining cancer metabolism: lactate production for carcinogenesis could be the purpose and explanation of the Warburg Effect. *Carcinogenesis* 38: 119–133.

Fini, M.A., Lanaspa, M.A., Gaucher, E.A., Boutwell, B., Nakagawa. T., Wright, R.M., Sanchez-Lozada, L.G., Andrews, P., Stenmark, K. and Johnson, R.J. (2021) Brief report: The uricase mutation in humans increases our risk for cancer growth. *Cancer Metab.* 15;9(1): 32.

## 第 7 章 對心智和行為的影響

### 酒精

Avena, N.M., Rada, P. and Hoebel, B.G. (2008) Evidence for sugar addiction: behavioral and neurochemical effects of intermittent, excessive sugar intake. *Neurosci Biobehav Rev* 32: 20–39.

Lustig, R.H. (2013) Fructose: it's "alcohol without the buzz." *Adv Nutr* 4: 226–235.

Bouhlal, S., Farokhnia, M., Lee, M.R., Akhlaghi, F. and Leggio, L. (2018) Identifying and characterizing subpopulations of heavy alcohol drinkers via a sucrose preference test: a sweet road to a better phenotypic characterization? *Alcohol* 53: 560–569.

Fortuna, J.L. (2010) Sweet preference, sugar addiction and the familial history of alcohol dependence: shared neural pathways and genes. *J Psychoactive Drugs* 42: 147–151.

Andres-Hernando, A., Garcia, G.E., Orlicky, D.J., Loetz, E.C., Kumar, V., Effinger, D., Kuwabara, M., Bae, S.Y., Bell, R.L., Grahame, N.J., Kim, H., Dugar, S., Maffuid, P., Nakagawa, T., Wempe, M.F., Tolan, D.R., Bland, S.T., Johnson, R.J. and Lanaspa-Garcia, M.A. (2021) Alcohol preference and liver disease are dependent on sugar (fructose) metabolism. *Cell Metab* (submitted).

Wang, M., Chen, W.Y., Zhang, J., Gobejishvili, L., Barve, S.S., McClain, C.J. and Joshi-Barve, S. (2020) Elevated fructose and uric acid through aldose reductase contribute to experimental and human alcoholic liver disease. *Hepatology* 72: 1617–1637.

Barrio-Lopez, M.T., Bes-Rastrollo, M., Sayon-Orea, C., Garcia-Lopez, M., Fernandez-Montero, A., Gea, A. and Martinez-Gonzalez, M.A. (2013) Different types of alcoholic beverages and incidence of metabolic syndrome and its components in a Mediterranean cohort. *Clin Nutr* 32: 797–804.

Kotronen, A., Yki-Järvinen, H., Männistö, S., Saarikoski, L., Korpi-Hyövälti, E., Oksa, H., Saltevo, J., Saaristo, T., Sundvall, J., Tuomilehto, J. and Peltonen, M. (2010) Non-alcoholic and alcoholic fatty liver disease—two diseases of affluence associated with the metabolic syndrome and type 2 diabetes: the FIN-D2D survey. *BMC Public Health* 10: 237.

Shi, C., Wang, Y., Gao, J., Chen, S., Zhao, X., Cai, C., Guo, C. and Qiu, L. (2017) Inhibition of aldose reductase ameliorates alcoholic liver disease by activating AMPK and modulating oxidative stress and inflammatory cytokines. *Mol Med Rep* 16: 2767–2772.

Carn, D., Lanaspa, M., Benner, S., Andrews, P., Dudley, R., Andres-Hernando, A., Tolan, D.R. and Johnson, R.J. (2021) The role of thrifty genes in the origin of alcoholism: a narrative review and hypothesis. *Alcoholism: Clinical and Experimental Research* 45(8): 1519–1526.

Carrigan, M.A., Uryasev, O., Frye, C.B., Eckman, B.L., Myers, C.R., Hurley, T.D. and Benner, S.A. (2015) Hominids adapted to metabolize ethanol long before human-directed fermentation. *Proc Natl Acad Sci USA* 112: 458–463.

Duncan, B.B., Chambless, L.E., Schmidt, M.I., Folsom, A.R., Szklo, M., Crouse, J.R., 3rd and Carpenter, M.A. (1995) Association of the waist-to-hip ratio is different with wine than with beer or hard liquor consumption. Atherosclerosis Risk in Communities Study Investigators. *Am J Epidemiol* 142: 1034–1038.

## 果糖、尿酸和覓食行為

Johnson, R.J., Wilson, W.H., Bland, S.T. and Lanaspa, M.A. (2021) Fructose and uric acid as drivers of a hyperactive foraging response: A clue to behavioral disorders associated with impulsivity or mania? *Evolution and Human Behavior* 42: 194–203.

Luo, S., Monterosso, J.R., Sarpelleh, K. and Page, K.A. (2015) Differential effects of fructose versus glucose on brain and appetitive responses to food cues and decisions for food rewards. *Proc Natl Acad Sci USA* 112: 6509–6514.

Purnell, J.Q., Klopfenstein, B.A., Stevens, A.A., Havel, P.J., Adams, S.H., Dunn, T.N., Krisky, C. and Rooney, W.D. (2011) Brain functional magnetic resonance imaging response to glucose and fructose infusions in humans. *Diabetes Obes Metab* 13: 229–234.

Sutin, A.R., Cutler, R.G., Camandola, S., Uda, M., Feldman, N.H., Cucca, F., Zonderman, A.B., Mattson, M.P., Ferrucci, L., Schlessinger, D. and Terracciano, A. (2014) Impulsivity is associated with uric acid: evidence from humans and mice. *Biol Psychiatry* 75: 31–37.

Cutler, R.G., Camandola, S., Feldman, N.H., Yoon, J.S., Haran, J.B., Arguelles, S. and Mattson, M.P. (2019) Uric acid enhances longevity and endurance and protects the brain against ischemia. *Neurobiol Aging* 75: 159–168.

Lane, M.D. and Cha, S.H. (2009) Effect of glucose and fructose on food intake via malonyl-CoA signaling in the brain. *Biochem Biophys Res Commun* 382: 1–5.

Barrera, C.M., Ruiz, Z.R. and Dunlap, W.P. (1988) Uric acid: a participating factor in the symptoms of hyperactivity. *Biol Psychiatry* 24: 344–347.

Lorenzi, T.M., Borba, D.L., Dutra, G. and Lara, D.R. (2010) Association of serum uric acid levels with emotional and affective temperaments. *J Affect Disord* 121: 161–164.

Robin, J.P., Boucontet, L., Chillet, P. and Groscolas, R. (1998) Behavioral changes in fasting emperor penguins: evidence for a "refeeding signal" linked to a metabolic shift. *Am J Physiol* 274(3): R746–753.

### 過動和 ADHD

Johnson, R.J., Gold, M.S., Johnson, D.R., Ishimoto, T., Lanaspa, M.A., Zahniser, N.R. and Avena, N.M. (2011) Attention-deficit/hyperactivity disorder: is it time to reappraise the role of sugar consumption? *Postgrad Med.* 123(5): 39–49.

Visser, S.N., Danielson, M.L., Bitsko, R.H., Holbrook, J.R., Kogan, M.D., Ghandour, R.M., Perou, R. and Blumberg, S.J. (2014) Trends in the parent-report of health care provider-diagnosed and medicated attention-deficit/hyperactivity disorder: United States, 2003–2011. *J Am Acad Child Adolesc Psychiatry* 53: 34–46 e32.

Hoerr, J., Fogel, J. and Van Voorhees, B. (2017) Ecological correlations of dietary food intake and mental health disorders. *J Epidemiol Glob Health* 7: 81–89.

Lien, L., Lien, N., Heyerdahl, S., Thoresen, M. and Bjertness, E. (2006) Consumption of soft drinks and hyperactivity, mental distress, and conduct problems among adolescents in Oslo, Norway. *Am J Public Health* 96: 1815–1820.

Barrera, C.M., Ruiz, Z.R. and Dunlap, W.P. (1988) Uric acid: a participating factor in the symptoms of hyperactivity. *Biol Psychiatry* 24: 344–347.

Van den Driessche, C., Chevrier, F., Cleeremans, A. and Sackur, J. (2019) Lower attentional skills predict increased exploratory foraging patterns. *Sci Rep* 9: 10948.

DiBattista, D. and Shepherd, M.L. (1993) Primary school teachers'beliefs and advice to parents concerning sugar consumption and activity in children. *Psychol Rep* 72(1): 47–55.

O'Reilly, G.A., Belcher, B.R., Davis, J.N., Martinez, L.T., Huh, J., Antunez-Castillo, L., Weigensberg, M., Goran, M.I. and Spruijt-Metz, D. (2015) Effects of high-sugar and high-fiber meals on physical activity behaviors in Latino and African American adolescents. *Obesity (Silver Spring)* 23: 1886–1894.

Wolraich, M.L., Lindgren, S.D., Stumbo, P.J., Stegink, L.D., Appelbaum, M.I. and Kiritsy, M.C. (1994) Effects of diets high in sucrose or aspartame on the behavior and cognitive performance of children. *N Engl J Med* 330: 301–307.

Franco-Perez, J., Manjarrez-Marmolejo, J., Ballesteros-Zebadua, P., Neri-Santos, A., Montes, S., Suarez-Rivera, N., Hernandez-Ceron, M. and Perez-Koldenkova, V. (2018) Chronic consumption of fructose induces behavioral alterations by increasing orexin and dopamine levels in the rat brain. *Nutrients* 10: 1722.

Hill, S.E., Prokosch, M.L., Morin, A. and Rodeheffer, C.D. (2014) The effect of non-caloric sweeteners on cognition, choice, and post-consumption satisfaction. *Appetite* 83: 82–88.

Ptacek, R., Kuzelova, H., Stefano, G.B., Raboch, J., Sadkova, T., Goetz, M. and Kream, R.M. (2014) Disruptive patterns of eating behaviors and associated lifestyles in males with ADHD. *Med Sci Monit* 20: 608–613.

Pagoto, S.L., Curtin, C., Lemon, S.C., Bandini, L.G., Schneider, K.L., Bodenlos, J.S. and Ma, Y. (2009) Association between adult attention deficit/hyperactivity disorder and obesity in the US population. *Obesity (Silver Spring)* 17: 539–544.

Agranat-Meged, A.N., Deitcher, C., Goldzweig, G., Leibenson, L., Stein, M. and Galili-Weisstub, E. (2005) Childhood obesity and attention deficit/hyperactivity disorder: a newly described comorbidity in obese hospitalized children. *Int J Eat Disord* 37: 357–359.

Altfas, J.R. (2002) Prevalence of attention deficit/hyperactivity disorder among adults in obesity treatment. *BMC Psychiatry* 2: 9.

### 躁鬱症

Blader, J.C. and Carlson, G.A. (2007) Increased rates of bipolar disorder diagnoses among U.S. child, adolescent, and adult inpatients, 1996–2004. *Biol Psychiatry* 62: 107–114.

Kessing, L.V., Vradi, E. and Andersen, P.K. (2014) Are rates of pediatric bipolar disorder increasing? Results from a nationwide register study. *Int J Bipolar Disord* 2: 10.

Elmslie, J.L., Mann, J.I., Silverstone, J.T., Williams, S.M. and Romans, S.E. (2001) Determinants of overweight and obesity in patients with bipolar disorder. *J Clin Psychiatry* 62: 486–491; quiz 492–483.

Kesebir, S., Tatlıdil Yaylacı, E., Süner. O. and Gültekin, B.K. (2014) Uric acid levels may be a biological marker for the differentiation of unipolar and bipolar disorder: the role of affective temperament. *J Affect Disord* 165: 131–134.

Shorter, E. (2009) The history of lithium therapy. *Bipolar Disord* 11 Suppl 2: 4–9.

Akhondzadeh, S., Milajerdi, M.R., Amini, H. and Tehrani-Doost, M. (2006) Allopurinol as an adjunct to lithium and haloperidol for treatment of patients with acute mania: a double-blind, randomized, placebo-controlled trial. *Bipolar Disord* 8: 485–489.

Fan, A., Berg, A., Bresee, C., Glassman, L.H. and Rapaport, M.H. (2012) Allopurinol augmentation in the outpatient treatment of bipolar mania: a pilot study. *Bipolar Disord* 14: 206–210.

Jahangard, L., Soroush, S., Haghighi, M., Ghaleiha, A., Bajoghli, H., Holsboer-Trachsler, E. and Brand, S. (2014) In a double-blind, randomized and placebo-controlled trial, adjuvant allopurinol improved symptoms of mania in in-patients suffering from bipolar disorder. *Eur Neuropsychopharmacol* 24: 1210–1221.

Machado-Vieira, R., Soares, J.C., Lara, D.R., Luckenbaugh, D.A., Busnello, J.V., Marca, G., Cunha, A., Souza, D.O., Zarate, C.A., Jr. and Kapczinski, F. (2008) A double-blind, randomized, placebo-controlled 4-week study on the efficacy and safety of the purinergic agents allopurinol and dipyridamole adjunctive to lithium in acute bipolar mania. *J Clin Psychiatry* 69: 1237–1245.

Regenold, W.T., Hisley, K.C., Phatak, P., Marano, C.M., Obuchowski, A., Lefkowitz, D.M., Sassan, A., Ohri, S., Phillips, T.L., Dosanjh, N., Conley, R.R. and Gullapalli, R. (2008) Relationship of cerebrospinal fluid glucose metabolites to MRI deep white matter hyperintensities and treatment resistance in bipolar disorder patients. *Bipolar Disord* 10: 753–764.

Regenold, W.T., Phatak, P., Kling, M.A. and Hauser, P. (2004) Post-mortem evidence from human brain tissue of disturbed glucose metabolism in mood and psychotic disorders. *Mol Psychiatry* 9: 731–733.

Knuppel, A., Shipley, M.J., Llewellyn, C.H. and Brunner, E.J. (2017) Sugar intake from sweet food and beverages, common mental disorder and depression: prospective findings from the Whitehall II study. *Sci Rep* 7: 6287.

Westover, A.N. and Marangell, L.B. (2002) A cross-national relationship between sugar consumption and major depression? *Depress Anxiety* 16: 118–120.

Sanchez-Lozada, L.G., Andres-Hernando, A., Garcia-Arroyo, F.E., Cicerchi, C., Li, N., Kuwabara, M., Roncal-Jimenez, C.A., Johnson, R.J. and Lanaspa, M.A. (2019) Uric acid activates aldose reductase and the polyol pathway for endogenous fructose and fat production causing development of fatty liver in rats. *J Biol Chem* 294: 4272–4281.

## 攻擊行為

Solnick, S.J. and Hemenway, D. (2012) The "Twinkie Defense": the relationship between carbonated non-diet soft drinks and violence perpetration among Boston high school students. *Inj Prev* 18: 259–263.

Solnick, S.J. and Hemenway, D. (2014) Soft drinks, aggression and suicidal behaviour in US high school students. *Int J Inj Contr Saf Promot* 21: 266–273.

Moore, S.C., Carter, L.M. and van Goozen, S. (2009) Confectionery consumption in childhood and adult violence. *Br J Psychiatry* 195: 366–367.

Spitz, R.T., Hillbrand, M. and Foster, H.G. (1995) Uric acid levels and severity of aggression. *Psychol Rep* 76: 130.

Grover, C.D., Kay, A.D., Monson, J.A., Marsh, T.C. and Holway, D.A. (2007) Linking nutrition and behavioural dominance: carbohydrate scarcity limits aggression and activity in Argentine ants. *Proc Biol Sci* 274: 2951–2957.

Carroll, C.R. and Janzen, D.H. (1973) Ecology of foraging by ants. *Annual Review of Ecology and Systematics* 4: 231–257.

## 阿茲海默症

Johnson, R.J., Gomez-Pinilla, F., Nagel, M., Nakagawa, T., Rodriguez-Iturbe, B., Sanchez-Lozada, L.G., Tolan, D.R. and Lanaspa, M.A. (2020) Cerebral fructose metabolism as a potential mechanism driving Alzheimer's disease. *Front Aging Neurosci* 12: 560865.

Neth, B.J. and Craft, S. (2017) Insulin resistance and Alzheimer's disease: bioenergetic linkages. *Front Aging Neurosci* 9: 345.

Cenini, G. and Voos, W. (2019) Mitochondria as potential targets in Alzheimer Disease therapy: an update. *Front Pharmacol* 10: 902.

Kendig, M.D., Boakes, R.A., Rooney, K.B. and Corbit, L.H. (2013) Chronic restricted access to 10% sucrose solution in adolescent and young adult rats impairs spatial memory and alters sensitivity to outcome devaluation. *Physiol Behav* 120: 164–172.

Agrawal, R., Noble, E., Vergnes, L., Ying, Z., Reue, K. and Gomez-Pinilla, F. (2016) Dietary fructose aggravates the pathobiology of traumatic brain injury by influencing energy homeostasis and plasticity. *J Cereb Blood Flow Metab* 36: 941–953.

Xu, J., Begley, P., Church, S.J., Patassini, S., McHarg, S., Kureishy, N., Hollywood, K.A., Waldvogel, H.J., Liu, H., Zhang, S., Lin, W., Herholz, K., Turner, C., Synek, B.J., Curtis, M.A., Rivers-Auty, J., Lawrence, C.B., Kellett, K.A., Hooper, N.M., Vardy, E.R., Wu, D., Unwin, R.D., Faull, R.L., Dowsey, A.W. and Cooper, G.J. (2016) Elevation of brain glucose and polyol-pathway intermediates with accompanying brain-copper deficiency in patients with Alzheimer's disease: metabolic basis for dementia. *Sci Rep* 6: 27524.

Sims, B., Powers, R.E., Sabina, R.L. and Theibert, A.B. (1998) Elevated adenosine monophosphate deaminase activity in Alzheimer's disease brain. *Neurobiol Aging* 19: 385–391.

Hoyer, S. (1994) Possible role of ammonia in the brain in dementia of Alzheimer type. *Adv Exp Med Biol* 368: 197–205.

Roberts, R.O., Roberts, L.A., Geda, Y.E., Cha, R.H., Pankratz, V.S., O'Connor, H.M., Knopman, D.S. and Petersen, R.C. (2012) Relative intake of macronutrients impacts risk of mild cognitive impairment or dementia. *J Alzheimers Dis* 32: 329–339.

Ge, Q., Wang, Z., Wu, Y., Huo, Q., Qian, Z., Tian, Z., Ren, W., Zhang, X. and Han, J. (2017) High salt diet impairs memory-related synaptic plasticity via increased oxidative stress and suppressed synaptic protein expression. *Mol Nutr Food Res* 61(10): 1700134.

Pase, M.P., Himali, J.J., Jacques, P.F., DeCarli, C., Satizabal, C.L., Aparicio, H., Vasan, R.S., Beiser, A.S. and Seshadri, S. (2017) Sugary beverage intake and preclinical Alzheimer's disease in the community. *Alzheimers Dement* 13: 955–964.

Burrows, T., Goldman, S., Olson, R.K., Byrne, B. and Coventry, W.L. (2017) Associations between selected dietary behaviours and academic achievement: A study of Australian school aged children. *Appetite* 116: 372–380.

Cao, D., Lu, H., Lewis, T.L. and Li, L. (2007) Intake of sucrose-sweetened water induces insulin resistance and exacerbates memory deficits and amyloidosis in a transgenic mouse model of Alzheimer disease. *J Biol Chem* 282: 36275–36282.

Simopoulos, A.P. (2013) Dietary omega-3 fatty acid deficiency and high fructose intake in the development of metabolic syndrome, brain metabolic abnormalities, and non-alcoholic fatty liver disease. *Nutrients* 5: 2901–2923.

Singh, J.A. and Cleveland, J.D. (2018) Comparative effectiveness of allopurinol versus febuxostat for preventing incident dementia in older adults: a propensity-matched analysis. *Arthritis Res Ther* 20: 167.

Schretlen, D.J., Inscore, A.B., Jinnah, H.A., Rao, V., Gordon, B. and Pearlson, G.D. (2007) Serum uric acid and cognitive function in community-dwelling older adults. *Neuropsychology* 21: 136–140.

## 尿酸悖論

Orowan, E. (1955) The origin of man. *Nature* 175: 683–684.

Kasl, S.V. (1974) Are there any promising biochemical correlates of achievement behavior and motivation? The evidence for serum uric acid and serum cholesterol. *Review of Educational Research* 44: 447–462.

Brooks, G.W. and Mueller, E. (1966) Serum urate concentrations among university professors; relation to drive, achievement, and leadership. *JAMA* 195: 415–418.

# 第 3 部：智勝自然

## 第 8 章 認識飲食中的糖

### 對糖的攝取與建議

Ng, S.W., Slining, M.M. and Popkin, B.M. (2012) Use of caloric and noncaloric sweeteners in US consumer packaged foods, 2005–2009. *J Acad Nutr Diet* 112: 1828–1834.

Special Issue: U.S. beverage results for 2011. (2012) Beverage Digest 61: 2.

World Health Organization. (2015). Guideline: Sugars intake for adults and children. Geneva, Switzerland: World Health Organization: 1–59.

Johnson, R.K., Appel, L.J., Brands, M., Howard, B.V., Lefevre, M., Lustig, R.H., Sacks, F., Steffen, L.M. and Wylie-Rosett, J. (2009) Dietary sugars intake and cardiovascular health: a scientific statement from the American Heart Association. *Circulation* 120: 1011–1020.

### 水果和糖

Jang, C., Hui, S., Lu, W., Cowan, A.J., Morscher, R.J., Lee, G., Liu, W., Tesz, G.J., Birnbaum, M.J. and Rabinowitz, J.D. (2018) The small intestine converts dietary fructose into glucose and organic acids. *Cell Metab* 27: 351–361.

Jang, C., Wada, S., Yang, S., Gosis, B., Zeng, X., Zhang, Z., Shen, Y., Lee, G., Arany, Z. and Rabinowitz, J.D. (2020) The small intestine shields the liver from fructose-induced steatosis. *Nat Metab* 2: 586–593.

Andres-Hernando, A., Orlicky, D.J., Kuwabara, M., Ishimoto, T., Nakagawa, T., Johnson, R.J. and Lanaspa, M.A. (2020) Deletion of fructokinase in the liver or in the intestine reveals differential effects on sugar-induced metabolic dysfunction. *Cell Metab* 32(1): 117–127.

García-Arroyo, F.E., Gonzaga-Sánchez, G., Tapia, E., Muñoz-Jiménez, I., Manterola-Romero, L., Osorio-Alonso, H., Arellano-Buendía, A.S., Pedraza-Chaverri, J., Roncal-Jiménez, C.A., Lanaspa, M.A., Johnson, R.J. and Sánchez-Lozada, L.G. (2021) Osthol ameliorates kidney damage and metabolic syndrome induced by a high-fat/high-sugar diet. *Int J Mol Sci.* 22: 2431.

Zhang, J., Zhao, L., Cheng, Q., Ji, B., Yang, M., Sanidad, K.Z., Wang, C. and Zhou, F. (2018) Structurally different flavonoid subclasses attenuate high-fat and high-fructose diet induced metabolic syndrome in rats. *J Agric Food Chem* 66(46): 12412–12420.

Reungjui, S., Roncal, C.A., Mu, W., Srinivas, T.R., Sirivongs, D., Johnson, R.J., Nakagawa, T. (2007) Thiazide diuretics exacerbate fructose-induced metabolic syndrome. *J Am Soc Nephrol* 18: 2724–2731.

Madero, M., Arriaga, J.C., Jalal, D., Rivard, C., McFann, K., Perez-Mendez, O., Vazquez, A., Ruiz, A., Lanaspa, M.A., Jimenez, C.R., Johnson, R.J. and Lozada, L.G. (2011) The effect of two energy-restricted diets, a low-fructose diet versus a moderate natural fructose diet, on weight loss and metabolic syndrome parameters: a randomized controlled trial. *Metabolism* 60: 1551–1559.

American Academy of Pediatrics. (2001) The use and misuse of fruit juice in pediatrics. *Pediatrics* 107: 1210–1213.

Johnson, R.J. and Gower, T. (2008). *The Sugar Fix. The High-Fructose Fallout That Is Making You Fat and Sick.* New York, Rodale.

## 含糖飲料與含糖食物的比較

Sundborn, G., Thornley, S., Merriman, T.R., Lang, B., King, C., Lanaspa, M.A. and Johnson, R.J. (2019) Are liquid sugars different from solid sugar in their ability to cause metabolic syndrome? *Obesity (Silver Spring)* 27: 879–887.

Togo, J., Hu, S., Li, M., Niu, C. and Speakman, J.R. (2019) Impact of dietary sucrose on adiposity and glucose homeostasis in C57BL/6J mice depends on mode of ingestion:

liquid or solid. *Mol Metab* 27: 22–32.

Kanbay, M., Guler, G., Ertuglu, L.A., Dagel, T., Afsar, B., Incir, S., Baygul, A., Covic, A., Andres-Hernando, A., Sanchez-Lozada, L.G., Lanaspa, M.A. and Johnson, R.J. (2021) The speed of ingestion of a sugary beverage has an effect on the acute metabolic response to fructose. *Nutrients* 13(6): 1916.

DiMeglio, D.P. and Mattes, R.D. (2000) Liquid versus solid carbohydrate: effects on food intake and body weight. *Int J Obes Relat Metab Disord* 24: 794–800.

### 果糖可調節吸收與代謝

Roncal-Jimenez, C.A., Lanaspa, M.A., Rivard, C.J., Nakagawa, T., Sanchez-Lozada, L.G., Jalal, D., Andres-Hernando, A., Tanabe, K., Madero, M., Li, N., Cicerchi, C., Mc Fann, K., Sautin, Y.Y. and Johnson, R.J. (2011) Sucrose induces fatty liver and pancreatic inflammation in male breeder rats independent of excess energy intake. *Metabolism* 60: 1259–1270.

Lanaspa, M.A., Sanchez-Lozada, L.G., Cicerchi, C., Li, N., Roncal-Jimenez, C.A., Ishimoto, T., Le, M., Garcia, G.E., Thomas, J.B., Rivard, C.J., Andres-Hernando, A., Hunter, B., Schreiner, G., Rodriguez-Iturbe, B., Sautin, Y.Y. and Johnson, R.J. (2012) Uric acid stimulates fructokinase and accelerates fructose metabolism in the development of fatty liver. *PLoS One.* 7(10): e47948.

Sanchez-Lozada, L.G., Andres-Hernando, A., Garcia-Arroyo, F.E., Cicerchi, C., Li, N., Kuwabara, M., Roncal-Jimenez, C.A., Johnson, R.J. and Lanaspa, M.A. (2019) Uric acid activates aldose reductase and the polyol pathway for endogenous fructose and fat production causing development of fatty liver in rats. *J Biol Chem* 294: 4272–4281.

Burant, C.F. and Saxena, M. (1994) Rapid reversible substrate regulation of fructose transporter expression in rat small intestine and kidney. *Am J Physiol* 267: G71–79.

Garcia-Arroyo, F.E., Monroy-Sanchez, F., Munoz-Jimenez, I., Gonzaga, G., Andres-Hernando, A., Zazueta, C., Juarez-Rojas, J.G., Lanaspa, M.A., Johnson, R.J. and Sanchez-Lozada, L.G. (2019) Allopurinol prevents the lipogenic response induced by an acute oral fructose challenge in short-term fructose fed rats. *Biomolecules* 9: 601.

Sullivan, J.S., Le, M.T., Pan, Z., Rivard, C., Love-Osborne, K., Robbins, K., Johnson, R.J., Sokol, R.J. and Sundaram, S.S. (2015) Oral fructose absorption in obese children with non-alcoholic fatty liver disease. *Pediatr Obes* 10: 188–195.

**人工甜味劑**

Choudhary, A.K. and Lee, Y.Y. (2018) Neurophysiological symptoms and aspartame: What is the connection? *Nutr Neurosci* 21: 306–316.

Abdel-Salam, O.M., Salem, N.A., El-Shamarka, M.E., Hussein, J.S., Ahmed, N.A. and El-Nagar, M.E. (2012) Studies on the effects of aspartame on memory and oxidative stress in brain of mice. *Eur Rev Med Pharmacol Sci* 16: 2092–2101.

Sylvetsky, A.C., Figueroa, J., Zimmerman, T., Swithers, S.E. and Welsh, J.A. (2019) Consumption of low-calorie sweetened beverages is associated with higher total energy and sugar intake among children, NHANES 2011–2016. *Pediatr Obes* 14: e12535.

Hill, S.E., Prokosch, M.L., Morin, A. and Rodeheffer, C.D. (2014) The effect of non-caloric sweeteners on cognition, choice, and post-consumption satisfaction. *Appetite* 83: 82–88.

Andres-Hernando, A., Kuwabara, M., Orlicky, D.J., Vandenbeuch, A., Cicerchi, C., Kinnamon, S.C., Finger, T.E., Johnson, R.J. and Lanaspa, M.A. (2020) Sugar causes obesity and metabolic syndrome in mice independently of sweet taste. *Am J Physiol Endocrinol Metab.* 319: E276–E290.

Suez, J., Korem, T., Zeevi, D., Zilberman-Schapira, G., Thaiss, C.A., Maza, O., Israeli, D., Zmora, N., Gilad, S., Weinberger, A., Kuperman, Y., Harmelin, A., Kolodkin-Gal, I., Shapiro, H., Halpern, Z., Segal, E. and Elinav, E. (2014) Artificial sweeteners induce glucose intolerance by altering the gut microbiota. *Nature* 514: 181–186.

Johnson, R.J., Rivard, C., Lanaspa, M.A., Otabachian-Smith, S., Ishimoto, T., Cicerchi, C., Cheeke, P.R., Macintosh, B. and Hess, T. (2013) Fructokinase, fructans, intestinal permeability, and metabolic syndrome: an equine connection? *J Equine Vet Science* 33: 120–126.

**運動飲料**

Cade, J.R., Free, H.J., De Quesada, A.M., Shires, D.L. and Roby, L. (1971) Changes in body fluid composition and volume during vigorous exercise by athletes. *J Sports Med Phys Fitness* 11: 172–178.

Johnson, R.J. and Murray, R. (2010) Fructose, exercise, and health. *Curr Sports Med Rep* 9: 253–258.

Dougherty, K.A., Baker, L.B., Chow, M. and Kenney, W.L. (2006) Two percent dehydration impairs and six percent carbohydrate drink improves boys basketball skills. *Med Sci Sports Exerc* 38: 1650–1658.

## 葡萄糖與認知表現

Owen, L., Scholey, A.B., Finnegan, Y., Hu, H. and Sunram-Lea, S.I. (2012) The effect of glucose dose and fasting interval on cognitive function: a double-blind, placebo-controlled, six-way crossover study. *Psychopharmacology (Berl)* 220: 577–589.

Rampersaud, G.C., Pereira, M.A., Girard, B.L., Adams, J. and Metzl, J.D. (2005) Breakfast habits, nutritional status, body weight, and academic performance in children and adolescents. *J Am Diet Assoc* 105: 743–760; quiz 761–762.

Cooper, S.B., Bandelow, S., Nute, M.L., Morris, J.G. and Nevill, M.E. (2012) Breakfast glycaemic index and cognitive function in adolescent school children. *Br J Nutr* 107: 1823–1832.

Benton, D. and Parker, P.Y. (1998) Breakfast, blood glucose, and cognition. *Am J Clin Nutr.* 67: 772S–778S.

## 抗糖性

Pontzer, H. (2017) The exercise paradox. *Sci Am* 316: 26–31.

Marlowe, F.W., Berbesque, J.C., Wood, B., Crittenden, A., Porter, C. and Mabulla, A. (2014) Honey, Hadza, hunter-gatherers, and human evolution. *J Hum Evol* 71: 119–128.

Crittenden, A.N., Sorrentino, J., Moonie, S.A., Peterson, M., Mabulla, A. and Ungar, P.S. (2017) Oral health in transition: The Hadza foragers of Tanzania. *PLoS One* 12: e0172197.

Leonidas, J.C. (1965) Essential fructosuria. *N Y State J Med* 65: 2257–2259.

Bayard, V., Chamorro, F., Motta, J. and Hollenberg, N.K. (2007) Does flavanol intake influence mortality from nitric oxide-dependent processes? Ischemic heart disease, stroke, diabetes mellitus, and cancer in Panama. *Int J Med Sci* 4: 53–58.

Hollenberg, N.K., Rivera, A., Meinking, T., Martinez, G., McCullough, M., Passan, D., Preston, M., Taplin, D. and Vicaria-Clement, M. (1999) Age, renal perfusion and function in island-dwelling indigenous Kuna Amerinds of Panama. *Nephron* 82: 131–138.

Gutiérrez-Salmeán, G., Meaney, E., Lanaspa, M.A., Cicerchi, C., Johnson, R.J., Dugar, S., Taub, P., Ramírez-Sánchez, I., Villarreal, F., Schreiner, G. and Ceballos, G. (2016) A randomized, placebo-controlled, double-blind study on the effects of (-)-epicatechin on the triglyceride/HDLc ratio and cardiometabolic profile of subjects with hypertriglyceridemia: Unique in vitro effects. *Int J Cardiol* 223: 500–506.

## 第 9 章 關閉脂肪開關的最佳飲食法

### 升糖指數和營養素

Atkinson, F.S., Foster-Powell, K. and Brand-Miller, J.C. (2008) International tables of glycemic index and glycemic load values. *Diabetes Care* 31: 2281–2283.

Foster-Powell, K., Holt, S.H. and Brand-Miller, J.C. (2002) International table of glycemic index and glycemic load values. *Am J Clin Nutr* 76: 5–56.

Mozaffarian, D., Hao, T., Rimm, E.B., Willett, W.C. and Hu, F.B. (2011) Changes in diet and lifestyle and long-term weight gain in women and men. *N Engl J Med* 364: 2392–2404.

Bendsen, N.T., Christensen, R., Bartels, E.M. and Astrup, A. (2011) Consumption of industrial and ruminant trans fatty acids and risk of coronary heart disease: a systematic review and meta-analysis of cohort studies. *Eur J Clin Nutr* 65: 773–783.

Shapiro, A., Tümer, N., Gao, Y., Cheng, K.Y. and Scarpace, P.J. (2011) Prevention and reversal of diet-induced leptin resistance with a sugar-free diet despite high fat content. *Br J Nutr* 106(3): 390–397.

Simopoulos, A.P. (2016) An increase in the omega-6/omega-3 fatty acid ratio increases the risk for obesity. *Nutrients* 8: 128.

Infante, J.P., Kirwan, R.C. and Brenna, J.T. (2001) High levels of docosahexaenoic acid (22:6n-3)-containing phospholipids in high-frequency contraction muscles of hummingbirds and rattlesnakes. *Comp Biochem Physiol B Biochem Mol Biol* 130: 291–298.

Schwingshackl, L., Hoffmann, G., Schwedhelm, C., Kalle-Uhlmann, T., Missbach, B., Knuppel, S. and Boeing, H. (2016) Consumption of dairy products in relation to changes in anthropometric variables in adult populations: a systematic review and meta-analysis of cohort studies. *PLoS One* 11: e0157461.

Thorning, T.K., Raben, A., Tholstrup, T., Soedamah-Muthu, S.S., Givens, I. and Astrup, A. (2016) Milk and dairy products: good or bad for human health? An assessment of the totality of scientific evidence. *Food Nutr Res* 60: 32527.

Wang, Y. and Beydoun, M.A. (2009) Meat consumption is associated with obesity and central obesity among US adults. *Int J Obes (Lond)* 33: 621–628.

**飲食研究**

Andrews, P. and Johnson, R.J. (2020) Evolutionary basis for the human diet: consequences for human health. *J Intern Med* 287: 226–237.

Mozaffarian, D. (2016) Dietary and policy priorities for cardiovascular disease, diabetes, and obesity: a comprehensive review. *Circulation* 133: 187–225.

Ballard, K.D., Quann, E.E., Kupchak, B.R., Volk, B.M., Kawiecki, D.M., Fernandez, M.L., Seip, R.L., Maresh, C.M., Kraemer, W.J. and Volek, J.S. (2013) Dietary carbohydrate restriction improves insulin sensitivity, blood pressure, microvascular function, and cellular adhesion markers in individuals taking statins. *Nutr Res.* 33: 905–912.

Hyde, P.N., Sapper, T.N., Crabtree, C.D., LaFountain, R.A., Bowling, M.L., Buga, A., Fell, B., McSwiney, F.T., Dickerson, R.M., Miller, V.J., Scandling, D., Simonetti, O.P., Phinney, S.D., Kraemer, W.J., King, S.A., Krauss, R.M. and Volek, J.S. (2019) Dietary carbohydrate restriction improves metabolic syndrome independent of weight loss. *JCI Insight* 4: e128308.

Foster, G.D., Wyatt, H.R., Hill, J.O., Makris, A.P., Rosenbaum, D.L., Brill, C., Stein, R.I., Mohammed, B.S., Miller, B., Rader, D.J., Zemel, B., Wadden, T.A., Tenhave, T., Newcomb, C.W. and Klein, S. (2010) Weight and metabolic outcomes after 2 years on a low-carbohydrate versus low-fat diet: a randomized trial. *Ann Intern Med* 153: 147–157.

Samaha, F.F., Iqbal, N., Seshadri, P., Chicano, K.L., Daily, D.A., McGrory, J., Williams, T., Williams, M., Gracely, E.J. and Stern, L. (2003) A low-carbohydrate as compared with a low-fat diet in severe obesity. *N Engl J Med* 348: 2074–2081.

Mellberg, C., Sandberg, S., Ryberg, M., Eriksson, M., Brage, S., Larsson, C., Olsson, T. and Lindahl, B. (2014) Long-term effects of a Palaeolithic-type diet in obese postmenopausal women: a 2-year randomized trial. *Eur J Clin Nutr* 68: 350–357.

Sacks, F.M., Bray, G.A., Carey, V.J., Smith, S.R., Ryan, D.H., Anton, S.D., McManus, K., Champagne, C.M., Bishop, L.M., Laranjo, N., Leboff, M.S., Rood, J.C., de Jonge, L., Greenway, F.L., Loria, C.M., Obarzanek, E. and Williamson, D.A. (2009) Comparison of weight-loss diets with different compositions of fat, protein, and carbohydrates. *N Engl J Med* 360: 859–873.

Trichopoulou, A., Costacou, T., Bamia, C. and Trichopoulos, D. (2003) Adherence to a Mediterranean diet and survival in a Greek population. *N Engl J Med* 348: 2599–2608.

Mazidi, M., Katsiki, N., Mikhailidis, D.P., Sattar, N. and Banach, M. (2019) Lower carbohydrate diets and all-cause and cause-specific mortality: a population-based cohort study and pooling of prospective studies. *Eur Heart J* 40: 2870–2879.

Jospe, M.R., Roy, M., Brown, R.C., Haszard, J.J., Meredith-Jones, K., Fangupo, L.J., Osborne, H., Fleming, E.A. and Taylor, R.W. (2020) Intermittent fasting, Paleolithic, or Mediterranean diets in the real world: exploratory secondary analyses of a weight-loss trial that included choice of diet and exercise. *Am J Clin Nutr* 111: 503–514.

Volek, J.S., Phinney, S.D., Krauss, R.M., Johnson, R.J., Saslow, L.R., Gower, B., Yandy, W.W., King, J., Hecht, F.M., Teicholz, N., Bistrian, B.R., Hamdy, O. (2021) lternative dietary patterns for Americans: Low-carbohydrate diet. *Nutrients* 13: 3299.

### 睡眠

Chaput, J.P., Tremblay, M.S., Katzmarzyk, P.T., Fogelholm, M., Hu, G., Maher, C., Maia, J., Olds, T., Onywera, V., Sarmiento, O.L., Standage, M., Tudor-Locke, C., Sampasa-Kanyinga, H. and Group, I.R. (2018) Sleep patterns and sugar-sweetened beverage consumption among children from around the world. *Public Health Nutr* 21: 2385–2393.

Markwald, R.R., Melanson, E.L., Smith, M.R., Higgins, J., Perreault, L., Eckel, R.H. and Wright, K.P., Jr. (2013) Impact of insufficient sleep on total daily energy expenditure, food intake, and weight gain. *Proc Natl Acad Sci USA* 110: 5695–5700.

Chen, X., Beydoun, M.A. and Wang, Y. (2008) Is sleep duration associated with childhood obesity? A systematic review and meta-analysis. *Obesity (Silver Spring)* 16: 265–274.

### 持續監控血糖的潛在好處

Zeevi, D., Korem, T., Zmora, N., Israeli, D., Rothschild, D., Weinberger, A., Ben-Yacov, O., Lador, D., Avnit-Sagi, T., Lotan-Pompan, M., Suez, J., Mahdi, J.A., Matot, E., Malka, G., Kosower, N., Rein, M., Zilberman-Schapira, G., Dohnalová, L., Pevsner-Fischer, M., Bikovsky, R., Halpern, Z., Elinav, E. and Segal, E. (2015) Personalized nutrition by prediction of glycemic responses. *Cell* 163: 1079–1094.

Hall, H., Perelman, D., Breschi, A., Limcaoco, P., Kellogg, R., McLaughlin, T. and Snyder, M. (2018) Glucotypes reveal new patterns of glucose dysregulation. *PLoS Biol.* 16: e2005143.

### 補水

Stookey, J.J. (2016) Negative, null and beneficial effects of drinking water on energy intake, energy expenditure, fat oxidation and weight change in randomized trials: a qualitative review. *Nutrients* 8: 19.

Stookey, J.D., Kavouras, S., Suh, H. and Lang, F. (2020) Underhydration is associated with obesity, chronic diseases, and death within 3 to 6 years in the U.S. population aged 51–70 years. *Nutrients* 12(4): 905.

Stookey, J.D. (2017) Under what conditions do water-intervention studies significantly improve child body weight? *Ann Nutr Metab* 70 Suppl 1: 62–67.

### 降低尿酸

Ejaz, A.A., Nakagawa, T., Kanbay, M., Kuwabara, M., Kumar, A., Garcia Arroyo, F.E., Roncal-Jimenez, C., Sasai, F., Kang, D.H., Jensen, T., Hernando, A.A., Rodriguez-Iturbe, B., Garcia, G., Tolan, D.R., Sanchez-Lozada, L.G., Lanaspa, M.A. and Johnson, R.J. (2020) Hyperuricemia in kidney disease: a major risk factor for cardiovascular events, vascular calcification, and renal damage. *Semin Nephrol* 40: 574–585.

Piani, F., Sasai F, Bjornstad, P., Borghi, C., Yoshimura, A., Sanchez-Lozada, L.G., Roncal-Jimenez, C., Garcia, G.E., Hernando, A.A., Fuentes, G.C., Rodriguez-Iturbe, B., Lanaspa, M.A., Johnson, R.J. (2021) Hyperuricemia and chronic kidney disease: to treat or not to treat. *J Bras Nefrol* S0101- 28002021005026301.

Johnson, R.J., Bakris, G.L., Borghi, C., Chonchol, M.B., Feldman, D., Lanaspa, M.A., Merriman, T.R., Moe, O.W., Mount, D.B., Sanchez Lozada, L.G., Stahl, E., Weiner, D.E. and Chertow, G.M. (2018) Hyperuricemia, acute and chronic kidney disease, hypertension, and cardiovascular disease: report of a scientific workshop organized by the National Kidney Foundation. A*m J Kidney Dis* 71: 851–865.

## 第 10 章 恢復初始體重與延長健康壽命

### 步態測試

Hills, A.P. and Parker, A.W. (1991) Gait characteristics of obese children. *Arch Phys Med Rehabil* 72: 403–407.

Santanasto, A.J., Coen, P.M., Glynn, N.W., Conley, K.E., Jubrias, S.A., Amati, F., Strotmeyer, E.S., Boudreau, R.M., Goodpaster, B.H. and Newman, A.B. (2016) The relationship between mitochondrial function and walking performance in older adults with a wide range of physical function. *Exp Gerontol* 81: 1–7.

Luk, T.H., Dai, Y.L., Siu, C.W., Yiu, K.H., Li, S.W., Fong, B., Wong, W.K., Tam, S. and Tse, H.F. (2012) Association of lower habitual physical activity level with mitochondrial and endothelial dysfunction in patients with stable coronary artery disease. *Circ J* 76: 2572–2578.

Apabhai, S., Gorman, G.S., Sutton, L., Elson, J.L., Plotz, T., Turnbull, D.M. and Trenell, M.I. (2011) Habitual physical activity in mitochondrial disease. *PLoS One* 6: e22294.

Coen, P.M., Jubrias, S.A., Distefano, G., et al. (2013) Skeletal muscle mitochondrial energetics are associated with maximal aerobic capacity and walking speed in older adults. *J Gerontol A Biol Sci Med Sci* 68: 447–455.

Jerome, G.J., Ko, S.U., Chiles Shaffer, N.S., Studenski, S.A., Ferrucci, L. and Simonsick, E.M. (2016) Cross-sectional and longitudinal associations between adiposity and walking endurance in adults age 60–79. *J Gerontol A Biol Sci Med Sci* 71: 1661–1666.

Studenski, S., Perera, S., Patel, K., et al. (2011) Gait speed and survival in older adults. *JAMA* 305: 50–58.

## 改善粒線體功能

San Millán, I. and Brooks, G.A. (2018) Assessment of metabolic flexibility by means of measuring blood lactate, fat, and carbohydrate oxidation responses to exercise in professional endurance athletes and less-fit individuals. *Sports Med* 48: 467–479.

Achten, J. and Jeukendrup, A.E. (2004) Optimizing fat oxidation through exercise and diet. *Nutrition* 20: 716–727.

de Cabo, R. and Mattson, M.P. (2019) Effects of intermittent fasting on health, aging, and disease. *N Engl J Med* 381: 2541–2551.

Bourguignon, A., Rameau, A., Toullec, G., Romestaing, C. and Roussel, D. (2017) Increased mitochondrial energy efficiency in skeletal muscle after long-term fasting: its relevance to animal performance. *J Exp Biol* 220: 2445–2451.

Miller, B., Hamilton, K., Boushel, R., Williamson, K., Laner, V., Gnaiger, E. and Davis, M. (2017) Mitochondrial respiration in highly aerobic canines in the non-raced state and after a 1600-km sled dog race. *PLoS One* 12: e0174874.

Sies, H., Hollman, P.C., Grune, T., Stahl, W., Biesalski, H.K. and Williamson, G. (2012) Protection by flavanol-rich foods against vascular dysfunction and oxidative damage: 27th Hohenheim Consensus Conference. *Adv Nutr* 3: 217–221.

## 老化

van Dam, E., van Leeuwen, L.A.G., Dos Santos, E., James, J., Best, L., Lennicke, C., Vincent, A.J., Marinos, G., Foley, A., Buricova, M., Mokochinski, J.B., Kramer, H.B.,

Lieb, W., Laudes, M., Franke, A., Kaleta, C. and Cocheme, H.M. (2020) Sugar-induced obesity and insulin resistance are uncoupled from shortened survival in drosophila. *Cell Metab* 31: 710–725 e717.

Roncal-Jimenez, C.A., Ishimoto, T., Lanaspa, M.A., Milagres, T., Hernando, A.A., Jensen, T., Miyazaki, M., Doke, T., Hayasaki, T., Nakagawa, T., Marumaya, S., Long, D.A., Garcia, G.E., Kuwabara, M., Sánchez-Lozada, L.G., Kang, D.H., Johnson, R.J. (2016) Aging-associated renal disease in mice is fructokinase dependent. *Am J Physiol Renal Physiol* 311(4): F722–F730.

Lai, J.Y., Atzmon, G., Melamed, M.L., Hostetter, T.H., Crandall, J.P., Barzilai, N. and Bitzer, M. (2012) Family history of exceptional longevity is associated with lower serum uric acid levels in Ashkenazi Jews. *J Am Geriatr Soc* 60: 745–750.

### 補充劑和維生素

Le, M.T., Lanaspa, M.A., Cicerchi, C.M., et al. (2016) Bioactivity-guided identification of botanical inhibitors of ketohexokinase. *PLoS One* 11: e0157458.

Gutiérrez-Salmeán, G., Meaney, E., Lanaspa, M.A., Cicerchi, C., Johnson, R.J., Dugar, S., Taub, P., Ramírez-Sánchez, I., Villarreal, F., Schreiner, G. and Ceballos, G. (2016) A randomized, placebo-controlled, double-blind study on the effects of (-)-epicatechin on the triglyceride/HDLc ratio and cardiometabolic profile of subjects with hypertriglyceridemia: Unique in vitro effects. *Int J Cardiol* 223: 500–506.

Gomez-Cabrera, M.C., Domenech, E., Romagnoli, M., et al. (2008) Oral administration of vitamin C decreases muscle mitochondrial biogenesis and hampers training-induced adaptations in endurance performance. *American Journal of Clinical Nutrition* 87: 142–149.

García-Arroyo, F.E., Gonzaga-Sánchez, G., Tapia, E., Muñoz-Jiménez, I., Manterola-Romero, L., Osorio-Alonso, H., Arellano-Buendía, A.S., Pedraza-Chaverri, J., Roncal-Jiménez, C.A., Lanaspa, M.A., Johnson, R.J. and Sánchez-Lozada, L.G. (2021) Osthol ameliorates kidney damage and metabolic syndrome induced by a high-fat/high-sugar diet. *Int J Mol Sci* 22: 2431.

### 後記

Benner, S. (2017) Uniting natural history with the molecular sciences. The ultimate multidisciplinarity. *Acc Chem Res* 50: 498–502.

Benner, S.A., Caraco, M.D., Thomson, J.M. and Gaucher, E.A. (2002) Planetary biology—

paleontological, geological, and molecular histories of life. *Science* 296: 864–868.

Francey, C., Cros, J., Rosset, R., Crézé, C., Rey, V., Stefanoni, N., Schneiter, P., Tappy, L. and Seyssel, K. (2019) The extra-splanchnic fructose escape after ingestion of a fructose-glucose drink: An exploratory study in healthy humans using a dual fructose isotope method. *Clin Nutr ESPEN* 29: 125–132.

Sherlock Holmes quote from Arthur Conan Doyle. (1890) *The Sign of the Four.* London, Spencer Blackett.

科學文化 235

# 大自然就是要你胖！
## 揪出肥胖關鍵機制，逆轉代謝困境
NATURE WANTS US TO BE FAT:
The Surprising Science Behind Why We Gain Weight and How We Can— Preventand Reverse— It

原著 —— 理查・強森（Richard J. Johnson）
譯者 —— 王惟芬
科學叢書顧問群 —— 林和（總策劃）、牟中原、李國偉、周成功

總編輯 —— 吳佩穎
編輯顧問 —— 林榮崧
副總編輯暨責任編輯 —— 陳雅茜
封面暨版型設計 —— 趙璦

出版者 —— 遠見天下文化出版股份有限公司
創辦人 —— 高希均、王力行
遠見・天下文化　事業群榮譽董事長 —— 高希均
遠見・天下文化　事業群董事長 —— 王力行
天下文化社長 —— 王力行
天下文化總經理 —— 鄧瑋羚
國際事務開發部兼版權中心總監 —— 潘欣
法律顧問 —— 理律法律事務所陳長文律師
著作權顧問 —— 魏啟翔律師
社址 —— 台北市 104 松江路 93 巷 1 號 2 樓
讀者服務專線 —— 02-2662-0012｜傳真 —— 02-2662-0007；02-2662-0009
電子郵件信箱 —— cwpc@cwg v.com.tw
直接郵撥帳號 —— 1326703-6 號 遠見天下文化出版股份有限公司

電腦排版 —— 趙璦、吳慧妮
製版廠 —— 東豪印刷事業有限公司
印刷廠 —— 祥峰印刷事業有限公司
裝訂廠 —— 聿成裝訂股份有限公司
登記證 —— 局版台業字第 2517 號
總經銷 —— 大和書報圖書股份有限公司｜電話 —— 02-8990-2588
出版日期 —— 2024 年 6 月 14 日第一版第 1 次印行
　　　　　　2024 年 8 月 15 日第一版第 2 次印行

Copyright © 2022 by Richard Johnson.
Complex Chinese Edition Copyright © 2024 by
Commonwealth Publishing Co., Ltd., a division of
Global Views - Commonwealth Publishing Group
Published by arrangement with BenBella Books, Inc.,
Folio Literary Management, LLC,
and The Grayhawk Agency
ALL RIGHTS RESERVED

定價 —— NTD 480 元
書號 —— BCS235
ISBN —— 9786263558113
EISBN —— 9786263558090（EPUB）；9786263558083（PDF）

天下文化官網 — bookzone.cwgv.com.tw

國家圖書館出版品預行編目 (CIP) 資料

大自然就是要你胖！: 揪出肥胖關鍵機制, 逆轉代
謝困境 / 理查. 強森 (Richard J. Johnson) 著 ; 王
惟芬譯 . -- 第一版 . -- 臺北市 : 遠見天下文化出版
股份有限公司 , 2024.06 面 ; 公分 . -- ( 科學文化 ;
235) 譯自 : Nature wants us to be fat : the surprising
science behind why we gain weight and how we can
prevent-- and reverse--it
ISBN 978-626-355-811-3( 平裝 )
1.CST: 肥胖症 2.CST: 預防醫學 3.CST: 保健常識
415.599　　　　　　　　　　　　113007921

天下文化
Believe in Reading